U0382792

国家出版基金项目
NATIONAL PUBLICATION FOUNDATION

生物材料科学与工程丛书

王迎军　总主编

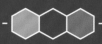

生物材料的生物相容性

尹光福　张胜民 等　著

科学出版社

北　京

内 容 简 介

本书为"生物材料科学与工程丛书"之一。生物医学材料生物相容性是指生命体组织与非生命材料交互影响而产生合乎要求响应的性能，是贯穿生物医学材料研究的主题。本书以生物医学材料与机体的表面界面行为以及植入材料释放物与机体成分的相互作用与应答为主线，系统介绍生物医学材料在生理环境下的材料反应与宿主反应，重点分析生物医学材料血液反应、组织反应和免疫反应产生的机制及对机体的影响。为便于读者理解和掌握，全书分九章从生物医学材料应用的生理环境、材料在体内的物质释放与代谢、材料表面蛋白质吸附与细胞黏附、材料导致的凝血与溶血、材料的毒性及免疫反应作用原理、分子信号异常激活等角度进行分析与阐述，既强调内容的基础性与规范性，更注重对最新研究成果的吸收和介绍，以期对生物材料的生物相容性进行深入的理解。

本书可作为从事生物医学材料研究、检测、生产的科研人员及企事业相关工作人员的重要参考书，也可作为高校相关专业课程教学的参考教材。

图书在版编目（CIP）数据

生物材料的生物相容性 / 尹光福等著. —北京：科学出版社，2023.1

（生物材料科学与工程丛书/王迎军总主编）
国家出版基金项目
ISBN 978-7-03-074727-3

Ⅰ. ①生… Ⅱ. ①尹… Ⅲ. ①生物材料—研究 Ⅳ. ①R318.08

中国版本图书馆 CIP 数据核字（2023）第 005004 号

丛书策划：翁靖一
责任编辑：翁靖一 杨新改 / 责任校对：杜子昂
责任印制：师艳茹 / 封面设计：东方人华

科学出版社 出版
北京东黄城根北街 16 号
邮政编码：100717
http://www.sciencep.com

北京九天鸿程印刷有限责任公司 印刷
科学出版社发行 各地新华书店经销

*

2023 年 1 月第 一 版 开本：B5（720 × 1000）
2023 年 1 月第一次印刷 印张：15 1/2
字数：300 000

定价：168.00 元

（如有印装质量问题，我社负责调换）

生物材料科学与工程丛书

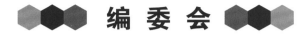

编　委　会

学术顾问：周　廉　张兴栋　Kam W. Leong　付小兵　丁传贤

总　主　编：王迎军

常务副总主编：王　均

丛书副总主编（按姓氏汉语拼音排序）：

曹谊林　常　江　陈学思　顾忠伟　刘昌胜　奚廷斐

丛书编委（按姓氏汉语拼音排序）：

陈　红　　陈晓峰　　崔福斋　　丁建东　　杜　昶

樊瑜波　　高长有　　顾　宁　　憨　勇　　计　剑

刘宣勇　　孙　皎　　孙　伟　　万怡灶　　王春仁

王云兵　　翁　杰　　徐福建　　杨　柯　　尹光福

张胜民　　张先正　　郑玉峰　　郑裕东　　周长忍

总　序

生物材料科学与工程是与人类大健康息息相关的学科领域，随着社会发展和人们对健康水平要求的不断提高，作为整个医疗器械行业基础的生物材料，愈来愈受到各国政府、科学界、产业界的高度关注。

生物材料及其制品在临床上的应用不仅显著降低了心血管疾病、重大创伤等的死亡率，也大大改善了人类的健康状况和生活质量。因此，以医治疾病、增进健康、提高生命质量、造福人类为宗旨的生物材料也是各国竞争的热点领域之一。我国政府高度重视生物材料发展，制定了一系列生物材料发展战略规划。2017 年科技部印发的《"十三五"医疗器械科技创新专项规划》将生物材料领域列为国家前沿和颠覆性技术重点发展方向之一，并将骨科修复与植入材料及器械、口腔种植修复材料与系统、新型心脑血管植介入器械及神经修复与再生材料列为重大产品研发重点发展方向，要求重点开展生物材料的细胞组织相互作用机制、不同尺度特别是纳米尺度与不同物理因子的生物学效应等基础研究，加快发展生物医用材料表面改性、生物医用材料基因组学、植入材料及组织工程支架的个性化 3D 打印等新技术，促进生物材料的临床应用，并从国家政策层面和各种形式的经费投入为生物材料的大力发展保驾护航。

生物材料的发展经历了从二十世纪的传统生物材料到基于细胞和分子水平的新型生物材料，以及即将突破的如生物 3D 打印、材料基因组等关键技术的新一代生物材料，其科学内容、研究范围和应用效果都发生了很大的变化。在科技快速迭代的今天，生物材料领域现有的重要专著，已经很难满足我国生物材料科学与工程领域科研工作者、教师、医生、学生和企业家的最新需求。因此，对生物材料科学与工程这一国际重点关注领域的科学基础、研究进展、最新技术、行业发展以及未来展望等进行系统而全面地梳理、总结和思考，形成完整的知识体系，对了解我国生物材料从基础到应用发展的全貌，推动我国生物材料研究与医疗器械行业发展，促进其在生命健康领域的应用，都具有重要的指导意义和社会价值。

　　为此，我接受科学出版社的邀请，组织活跃在科研第一线的生物材料领域刘昌胜、陈学思、顾宁等院士、教育部"长江学者"特聘教授，国家杰出青年科学基金获得者等近四十位优秀科学家撰写了这套"生物材料科学与工程丛书"。丛书内容涵盖了纳米生物材料、可降解医用高分子材料、自适应性生物材料、生物医用金属材料、生物医用高分子材料、生物材料三维打印技术及应用、生物材料表界面与表面改性、生物医用材料力学、生物医用仿生材料、生物活性玻璃、生物材料的生物相容性、基于生物材料的药物递送系统、海洋生物材料、细菌纤维素生物材料、生物医学材料评价方法与技术、生物材料的生物适配性、生物医用陶瓷、生物医用心血管材料与器械等生物材料科学与工程的主要发展方向。

　　本套丛书具有原创性强、涵盖面广、实用性突出等特点，希望不仅能全面、新颖地反映出该领域研究的主流和发展趋势，还能为生物科学、材料科学、医学、生物医学工程等多学科交叉领域的广大科技工作者、教育工作者、学生、企业家及政府部门提供权威、宝贵的参考资料，引领对此领域感兴趣的广大读者对生物材料发展前沿进行深入学习和研究，实现科技成果的推广与普及，也为推动学科发展、促进产学研融合发挥桥梁作用。

　　在本套丛书付梓之际，我衷心感谢参与撰写、编审工作的各位科学家和行业专家。感谢参与丛书组织联系的工作人员，并诚挚感谢科学出版社各级领导和编辑为这套丛书的策划和出版所做出的一切努力。

中国工程院院士
亚太材料科学院院士
华南理工大学教授

●● 前 言 ●●

生物医学材料在应用过程中，会与活体组织或生物学流体接触并相互作用而发挥特定的功能且产生特定的生物学效应。因此，材料与活体的交互作用包括材料反应和宿主反应。一方面，生物环境会对材料产生腐蚀和降解，可能使材料性质蜕变甚至破坏；另一方面，材料与机体作用可能引起机体局部和全身反应，包括血液反应、组织反应和免疫反应。其中，有益的宿主反应将在机体内提供适宜的环境或支撑，促进病变的消除和组织的修复或重构，而有害的宿主反应将导致对机体的毒副作用和机体对材料的排斥，包括凝血、溶血、细胞毒性、全身毒性、炎症、致敏、致癌、致畸等。

生物医学材料的生物相容性是指生命体组织与非生命材料交互影响而产生合乎要求响应的一种性能，既取决于材料的本性，又与植入目的和应用环境密切相关。由于生物医学材料种类繁多，植入目的及植入环境各不相同，期望的生物学效应亦大相径庭，致使材料的生物相容性研究具有影响因素的复杂性与评判阈值的多样性。

随着对材料生物相容性研究的不断扩展，对材料与活体的相互作用及作用效应的认识和理解也不断地深入，生物相容性研究的手段也日臻完善，为材料生物相容性的研究奠定了坚实的基础。但无论生物医学材料发展到何种阶段，材料的生物相容性永远是其在活体应用的基础，也是生物医学材料研究中贯穿始终的主题。

本书在借鉴数十年来诸多学者对材料生物相容性研究成果的基础上，结合作者在相应领域长期的研究实践，以生物医学材料与机体的表面界面行为以及植入材料释放物与机体成分的相互作用与应答为主线，从生物医学材料应用的生理环境、材料在体内的物质释放与代谢、材料表面蛋白质吸附与细胞黏附、材料导致的凝血与溶血、材料的毒性作用原理、免疫反应作用原理、分子信号异常激活等角度，分析总结了生物材料与活体的相互作用及作用效应，既强调内容的基础性与规范性，更注重对最新研究成果的吸收和介绍，以期对生物材料的生物相容性进行深入的理解。本书可作为生物医学材料相关专业的课程教材，也可作为从事生物医学材料研究、检测、生产的科研人员的重要参考书。

本书撰写过程中参考和引用了众多学者的研究成果，所参阅的主要文献资料均已在每章章后列出，在此向相关研究者表示衷心的感谢。

本书在综合该领域众多专家教授意见和建议的基础上，由国内多所高校生物医学材料领域的研究人员共同撰写而成。全书共 9 章，第 1 章由四川大学尹光福教授、吴江教授、蒲曦鸣博士和尹星博士撰写，第 2 章由四川大学尹光福教授、蒲曦鸣博士和尹星博士撰写，第 3 章由重庆理工大学陈忠敏教授撰写，第 4 章由福建医科大学杨达云副教授和华侨大学陈爱政教授撰写，第 5 章由重庆大学王贵学教授和邱菊辉研究员撰写，第 6 章由四川大学蒲曦鸣博士和尹星博士撰写，第 7 章由四川大学梁洁教授、袁暾研究员和李娜工程师撰写，第 8 章由四川大学吴江教授、苗娅莉主任医师、蒲曦鸣博士、赵志伟副教授、王艳霞馆员和文继锐助理研究员撰写，第 9 章由重庆大学王贵学教授、邱菊辉研究员及四川大学吴江教授、文继锐助理研究员和王艳霞馆员撰写，全书由四川大学尹光福教授和华中科技大学张胜民教授负责全书框架结构的设定和统稿。全体撰写和审定人员为本书的最后定稿工作付出了辛勤的劳动，在此表示衷心的感谢。

由于水平及眼界的限制，对材料生物相容性所涉及的内涵及影响因素等的理解和认识难免挂一漏万，本书不足之处在所难免，敬请各位同行及读者批评指正！

尹光福　张胜民

2022 年 9 月

目 录

总序
前言
第1章 生物材料的生物相容性概述 ··················· 1
  1.1 生物医学材料概述 ····························· 1
    1.1.1 生物医学材料定义 ······················ 1
    1.1.2 生物医学材料分类 ······················ 2
    1.1.3 生物医学材料应用 ······················ 7
  1.2 生物医学材料应用的生理环境 ················ 10
    1.2.1 细胞与细胞内液 ······················· 10
    1.2.2 血液与组织间隙液 ····················· 13
  1.3 生物医学材料基本性能要求 ·················· 15
    1.3.1 生物医学材料的生物功能性 ············· 15
    1.3.2 生物医学材料的生物相容性 ············· 16
  1.4 生物医学材料宿主反应概述 ·················· 18
    1.4.1 血液反应 ····························· 19
    1.4.2 组织反应 ····························· 20
    1.4.3 免疫反应 ····························· 20
  参考文献 ······································ 21
第2章 生物材料的表面界面行为 ··················· 23
  2.1 材料表面结构与表面性质 ···················· 23
    2.1.1 固体表面结构 ························· 24
    2.1.2 固体表面性质 ························· 29
    2.1.3 固体表面间力 ························· 35
  2.2 材料表面吸附与界面黏附 ···················· 38
    2.2.1 吸附现象与吸附类型 ··················· 38

2.2.2 固体表面吸附理论 ·· 39

2.2.3 固液吸附与固固黏附 ·· 42

2.3 生物材料表面特征与界面行为 ··· 44

2.3.1 材料表面性能与生物相容性 ····································· 44

2.3.2 材料表面特征及生物学意义 ····································· 45

参考文献 ··· 48

第3章 植入材料在生理环境中的物质释放 ································· 49

3.1 生物材料体内降解及物质释放机制 ····································· 49

3.1.1 金属材料的腐蚀与磨损 ·· 50

3.1.2 无机材料的溶解与降解 ·· 52

3.1.3 高分子材料的降解途径 ·· 53

3.2 生物材料降解的影响因素 ··· 55

3.2.1 生理环境因素 ·· 55

3.2.2 材料属性因素 ·· 57

3.3 典型植入材料在生理环境中的降解 ····································· 61

3.3.1 典型金属生物材料的体内磨损与腐蚀行为 ························· 61

3.3.2 典型无机生物材料的体内溶解与离子交换 ························· 65

3.3.3 典型医用高分子材料在生理环境中的降解 ························· 67

3.3.4 生理环境中复合生物医学材料的降解行为 ························· 75

3.4 植入材料释放物在体内的代谢 ··· 77

3.4.1 机体正常识别物质的体内代谢行为 ······························ 77

3.4.2 非机体必须溶出物的体内代谢行为 ······························ 82

参考文献 ··· 85

第4章 生物材料表面对血浆蛋白的吸附 ··································· 87

4.1 材料表面的蛋白质吸附过程 ··· 87

4.1.1 单一蛋白质吸附 ·· 88

4.1.2 蛋白质竞争吸附 ·· 89

4.2 材料表面蛋白质吸附的影响因素 ······································· 90

4.2.1 材料表面性质对蛋白质吸附的影响 ······························ 91

4.2.2 蛋白质性质对材料表面吸附的影响 ······························ 95

4.3 材料表面蛋白质吸附的研究方法 ······································· 96

4.3.1 常用的研究方法 ·· 96

4.3.2 蛋白质组学分析 ·· 97

4.3.3 分子模拟 ·· 99

4.4 蛋白质吸附对材料生物相容性的影响 ·································· 101

　　　4.4.1 蛋白质吸附对细胞黏附和生长的影响 ·· 101
　　　4.4.2 蛋白质吸附对材料血液相容性的影响 ·· 102
　　　4.4.3 蛋白质吸附对材料免疫反应的影响 ·· 103
　　参考文献 ··· 104
第 5 章　生物材料表面的细胞黏附与铺展 ··· 109
　5.1　材料表面细胞黏附与铺展的生物学意义 ··· 109
　　　5.1.1 细胞黏附与黏附分子 ·· 110
　　　5.1.2 细胞铺展与骨架形变 ·· 110
　　　5.1.3 细胞黏附与铺展的力学参数测量 ·· 111
　　　5.1.4 细胞在材料表面黏附与铺展的生物学意义 ··· 112
　5.2　材料表面特性对细胞黏附与铺展的影响 ··· 113
　　　5.2.1 表面拓扑形貌的影响 ·· 114
　　　5.2.2 材料表面电荷的影响 ·· 115
　　　5.2.3 材料表面润湿性影响 ·· 116
　5.3　材料表面细胞黏附与铺展的分子基础 ··· 117
　　　5.3.1 细胞外基质 ··· 117
　　　5.3.2 细胞黏附分子 ·· 118
　　　5.3.3 材料表面细胞黏附的分子效应及过程 ·· 121
　5.4　基于细胞黏附与铺展理论的表面改性技术 ·· 122
　　　5.4.1 材料表面改性的分类 ·· 123
　　　5.4.2 表面改性对细胞黏附与铺展的影响 ·· 124
　　参考文献 ··· 127
第 6 章　凝血、溶血与血栓 ··· 129
　6.1　血液成分及其生理特性 ··· 129
　　　6.1.1 血液的组成与生理功能 ··· 129
　　　6.1.2 血液的理化特性 ·· 133
　6.2　正常机体凝血与抗凝血平衡 ·· 134
　　　6.2.1 凝血系统 ·· 135
　　　6.2.2 体内生理凝血机制 ··· 136
　　　6.2.3 抗凝血系统 ··· 137
　　　6.2.4 纤溶系统 ·· 138
　　　6.2.5 凝血与抗凝血平衡调节 ··· 138
　6.3　血液与材料的相互作用 ··· 139
　　　6.3.1 生物材料对凝血的影响 ··· 139
　　　6.3.2 生物材料对溶血的影响 ··· 140

6.3.3 血栓形成 ·· 141

参考文献 ·· 143

第7章 生物材料的毒性效应 ································ 144

7.1 生物材料的毒性作用 ······························· 144

7.1.1 生物材料毒性概述 ····························· 144

7.1.2 材料与组织相互作用 ··························· 146

7.1.3 材料与血液相互作用 ··························· 147

7.1.4 材料与免疫系统相互作用 ······················ 148

7.2 医用金属的潜在毒性 ······························· 149

7.2.1 金属剂量与毒性效应的关系 ···················· 150

7.2.2 医用金属的毒性分子机制 ······················ 150

7.2.3 人体必需金属元素的功能与毒性 ················ 152

7.2.4 金属对机体不同系统的潜在毒性 ················ 154

7.2.5 可降解医用金属材料的潜在毒性效应 ············ 157

7.3 生物陶瓷的潜在毒性 ······························· 158

7.3.1 生物陶瓷毒性的产生途径 ······················ 158

7.3.2 生物陶瓷的毒性机制 ··························· 159

7.3.3 常见医用生物陶瓷的毒性效应 ·················· 160

7.4 医用聚合物的潜在毒性 ····························· 160

7.4.1 聚合物毒性的来源 ····························· 160

7.4.2 常用医用聚合物的毒性 ························· 161

7.5 生物材料毒性评价的依据和方法 ···················· 165

7.5.1 生物学评价的基本原则和风险管理 ·············· 165

7.5.2 生物学试验项目选择及生物风险评估中需要考虑的终点 ······ 167

参考文献 ·· 170

第8章 生物材料的免疫学反应 ···························· 176

8.1 人体免疫系统与免疫反应 ··························· 176

8.1.1 免疫系统 ····································· 176

8.1.2 免疫反应 ····································· 177

8.2 生物医学材料免疫应答的基本过程 ·················· 179

8.2.1 生物医学材料免疫机制 ························· 179

8.2.2 生物医学材料免疫应答过程 ···················· 180

8.3 炎症与异物反应 ·································· 182

8.3.1 炎症的概念 ··································· 182

8.3.2 炎症的病理变化 ······························· 184

　　　8.3.3　炎症的表现与分类 ························· 186
　　　8.3.4　炎症的结局 ···························· 187
　　　8.3.5　生物材料引起的异物反应 ··················· 189
　8.4　致畸与致瘤反应 ······························ 189
　　　8.4.1　致畸性 ······························· 189
　　　8.4.2　材料致瘤的基本发展过程 ··················· 192
　8.5　针对免疫反应的生物材料改性策略 ················· 196
　　　8.5.1　基于表面粗糙度和刚度的生物医学材料改性 ········ 196
　　　8.5.2　基于材料表面形貌的生物医学材料改性 ·········· 196
　　　8.5.3　基于材料大小形状的生物医学材料改性 ·········· 197
　　　8.5.4　基于材料表面化学的生物医学材料改性 ·········· 198
　8.6　生物医学材料的免疫调节作用 ···················· 199
　　　8.6.1　生物材料免疫调节在肿瘤治疗中的应用 ·········· 199
　　　8.6.2　生物材料免疫调节在器官移植中的应用 ·········· 201
　参考文献 ·································· 202
第9章　生物材料的力学相容性 ······················ 207
　9.1　生物医学材料的力学性能 ······················ 207
　　　9.1.1　生物材料力学性能及其评价方式 ··············· 208
　　　9.1.2　不可降解金属材料的力学性能 ················ 210
　　　9.1.3　可降解金属材料的力学性能 ················· 214
　　　9.1.4　聚合物的力学性能 ······················ 218
　9.2　植入材料力学性能的生物学意义 ··················· 221
　　　9.2.1　心血管系统植入材料力学性能的生物学意义 ········ 221
　　　9.2.2　骨修复材料力学性能的生物学意义 ············· 222
　9.3　力刺激信号传导与细胞反应机制 ··················· 223
　　　9.3.1　细胞骨架系统及其力学稳定性 ················ 224
　　　9.3.2　细胞基质和细胞间的相互作用 ················ 224
　　　9.3.3　细胞应力调控的信号转导 ·················· 224
　参考文献 ·································· 225
关键词索引 ···································· 230

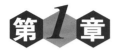

生物材料的生物相容性概述

　　生物材料是取自天然或融合生物学、医学和材料学的原理和方法而设计、合成的，应用于人类疾病的预防、诊断、治疗与康复领域中，构建各种医用器具、人工器官与植入器械等的一类具有特殊性能和特种功能的材料，亦称为生物医学材料或生物医用材料。根据不同的生物医学应用目的，生物医学材料的应用环境以及对生物医学材料的性能要求均有很大的不同，但除了要求生物医学材料在应用条件下能正常地发挥预定功能外，其与生命体之间交互作用而产生的对生命体的不良影响还必须保持在可接受的安全水平，同时产生的生物学效应利于改善临床治疗效果。因此，生物相容性是生物医学材料研究与应用中贯穿始终的主题。

1.1　生物医学材料概述

1.1.1　生物医学材料定义

　　生物医学材料的应用源远流长，并在临床需求的驱动下不断发展。从古埃及人使用马鬃及棉花纤维缝合伤口，到现代使用的聚乙二醇酸或胶原蛋白可降解可吸收缝合线；从墨西哥印第安部落使用薄木片遮盖受伤的头颅，到现代可诱导骨再生的骨修复材料；从玛雅人用贝壳制作假牙，到目前临床广泛应用的钛合金种植体及全瓷牙冠；从始于 18 世纪的骨折内固定金属材料，到现在的聚乳酸、镁基合金等可降解吸收骨折内固定器件，从人类历史上第一个具有实用意义的人工器官——英格兰曼彻斯特的 John Charnley 利用超高分子量聚乙烯构建的全髋关节，到人工心脏、人工肺、人工肾等全功能人工器官的临床应用。随着生物医学材料及相应植入器械研究与应用的不断发展，人们对材料生物学原理和生物学行为的认识不断深化，生物医学材料的定义也在不断地演变和拓展。

　　在生物医学材料研究的早期，由于对材料与机体的相互作用与应答认识尚浅，生物医学材料研究追求的方向是尽可能地降低材料与机体的相互作用，最好呈现完全的化学惰性和生物惰性，以避免机体对材料的植入产生应答而引起不良反应。因此，在 1974 年第六届国际生物材料研讨会上将生物材料定义为 "A biomaterial is a systemically，pharmacologically inert substance designed for implantation within or incorporation with living system（植入活体内或与活体结合而设计的与活体系统不起药物反应的惰性物质）"[1]，要求生物医学材料在活体内呈化学惰性和生物惰性，且不具有药理功能。

随着临床对植入材料的抑菌、消炎、镇痛及其他辅助治疗功能需求的不断增长，组织修复中植入体与特定组织整合、避免植入材料在完成功能后仍长期存在于体内带来不良反应等临床需求日益凸显，载药生物材料、表面活性生物材料、可降解可吸收生物材料等相继出现，生物医学材料的功能特征和适用范围极大扩展。欧洲生物材料学会于 1986 年将生物材料定义为 "A nonviable material used in a device，intended to interact with biological systems（用于医学装置并能与活体系统起作用的非生命材料）"[2]。

在随后的生物医学材料研究与应用进程中，生物医学材料的定义被不断更新，标志着对生物医学材料的认识和理解的持续深化。Black 于 1992 年将生物医学材料描述为"用于取代、修复活体组织的天然或人造材料"，Williams 于 1999 年提出 "A material intended to interface with biological system to evaluate，treat，augment，or replace any tissue，organ，or function of the body（生物材料是用以和生物系统结合以诊断、治疗或替换机体中的组织、器官或增进其功能的材料）"[3]。Agrawal 则将生物医学材料定义为 "Use implants to rapidly restore organ and/or tissue function，influent the long term viability of implants by better designing the biomaterial-biology interface，and drive the inevitable biological response in desired directions（利用植入材料迅速恢复器官或组织功能，通过优化设计材料-生物作用产生预期的生物学效应）"[4]，关注重点从避免产生机体应答转移到有目的地设计材料与生命系统作用的生物学效应。

尽管生物医学材料的产品种类繁多、应用范围广泛，但其功能特点、应用范畴和作用效应等仍有其共同属性，对生物医学材料的定义也更加清晰。目前被相关领域较为认同的定义是："生物医学材料是应用于人类疾病预防、诊断、治疗与康复以及病损组织和器官修复、替换及功能重建，能发挥特定的生物功能并产生特定的生物学效应的生物相容性材料。"该定义对生物医学材料的生物相容性的内涵有了极大的丰富与扩展。

1.1.2　生物医学材料分类

生物医学材料种类繁多，产品构成与功能复杂。材料组成涉及无机非金属材料、金属与合金材料、高分子材料、各类复合材料，甚至是生命物质与非生命物质的杂化材料；应用部位涉及感觉和神经系统、心脏和心血管系统、骨骼-关节系统、口腔和颌面系统以及各种软组织修复以及体外循环系统的人工器官等。在生物医学材料的研究和应用中，其分类方法也比较繁杂，常用的分类方法主要包括：按照材料化学组分分类、按照材料获取来源分类、按照材料应用要求分类和按照材料应用部位分类等。

1.1.2.1　按照材料的化学组分分类

按照材料的化学组分，生物医学材料可以分为无机生物医学材料、金属生物医学材料、高分子生物医学材料、复合生物医学材料以及杂化生物医学材料等五种基本类型。

1）无机生物医学材料

无机生物医学材料（inorganic biomedical materials）包括生物玻璃、生物陶瓷、生物玻璃陶瓷和生物碳素材料等无机非金属材料，习惯上统称为生物陶瓷（bioceramics）。绝大多数的无机生物医学材料的化学性能稳定，强度和硬度高，具有良好的生物相容性；也有的在生理环境中表现出能与特定组织形成键合的表面活性，还有的在生理环境中能够发生降解进而被机体所吸收和代谢。

根据其在生物环境下的行为特征，生物陶瓷又可分为惰性生物陶瓷（nearly bioinert ceramics）、表面活性生物陶瓷（surfacial bioactive ceramics）和可降解吸收生物陶瓷（biodegradable and absorbent ceramics）等不同类型。其中，氧化铝陶瓷、氧化锆陶瓷、单相铝酸钙陶瓷和碳素材料等是惰性生物陶瓷的典型代表，在宿主内能维持其物理、化学和力学性能，无毒、非致癌、不致敏且不引起炎症，并长期地维持其生物功能，主要用作骨片、骨螺钉、髋关节等结构-支撑植入体，亦可用作消毒装置、给药装置等非结构-支撑体，还可用于牙科修复材料及药物载体。磷灰石-硅灰石（apatite-wollastonite，AW）生物玻璃、钙镁硅系生物活性陶瓷和羟基磷灰石（hydroxyapatite，HAp）生物陶瓷等是表面活性生物陶瓷的典型代表，在材料界面上能诱发出特殊生物反应，导致组织与陶瓷材料间形成键合[5]，主要用于脊椎假体、中耳小骨置换、颌面、脊椎和牙槽硬组织修复等。磷酸三钙（tricalcium phosphate，TCP）生物陶瓷则是可降解吸收生物陶瓷的典型代表，在生理环境下能逐渐发生降解，降解产物钙离子和磷酸根可为新骨的生成提供丰富的钙磷源，广泛应用于骨缺损修复材料、组织工程支架及药物载体等。

2）金属生物医学材料

金属生物医学材料（metallic biomedical materials）是指医学临床中应用的金属或合金材料。常用的金属生物医学材料主要有：不锈钢、镍基合金、钴基合金、钛及钛合金、镁合金等合金材料及钽、铂等贵金属材料。

由于金属材料具有较高的强度和韧性，尤其是具有良好的可加工性，适用于人体硬组织的修复及各种人工植入体和人工器官如人工关节、骨折内固定器件、血管支架、牙种植体、矫形器件等以及其他人工器官和手术器械构建。但在植入器械的构建中，金属材料耐腐蚀、耐磨损能力较差的问题一直是制约其应用的瓶颈，尤其是在生理环境下易于发生腐蚀，不仅降低材料的机械性能，导致断裂，腐蚀产物还可能对人体产生刺激性和毒性。

3）高分子生物医学材料

高分子生物医学材料（polymeric biomedical materials/biomedical polymers）是医学临床诊断和治疗中使用的高分子材料，亦称为医用高分子材料，是生物医学材料中种类最多、应用最广和用量最大的材料。目前已研究开发的医用高分子材料有数百种，构建的制品有 2000 多种。

根据高分子生物医学材料在生理环境下的行为特征，可将其划分为可降解高分子医用材料（degradable biomedical polymers）和非降解高分子医用材料（non-degradable biomedical polymers）；而按照其来源又可将其分为天然医用高分子材料（natural biomedical polymers）和合成医用高分子材料（synthetic biomedical polymers）。超高分子量聚乙烯（UHMWPE）、聚甲基丙烯酸甲酯（PMMA）、聚四氟乙烯（PTFE）、聚丙烯腈（PAN）等是非降解高分子医用材料的典型代表，可用于人体硬组织修复体、人造血管、接触眼镜、医用薄膜、医用黏结剂和管腔制品等；聚乳酸（PLA）、聚碳酸酯（PC）、聚乙二醇酸（PGA）、聚己内酯（PCL）、聚氨基酸[poly(α-amino acid)]等是可降解高分子医用材料的典型代表，广泛应用于人体软硬组织修复体、组织工程支架材料、人造皮肤、手术缝合线、药物缓释载体等。除各种合成高分子生物医学材料外，胶原（collagen）、纤维素（cellulose）和壳聚糖（chitosan，CS）、海藻酸钠（sodium alginate，SA）等天然高分子材料在人体软硬组织修复体、组织工程支架、药物载体等生物医学领域中亦有较多的应用。

4）复合生物医学材料

复合生物医学材料（composite biomedical materials）是指由两种或两种以上不同类型材料或由同类型中不同材料，通过各种方法组合而成的具有生物相容性的材料。随着医学临床对生物医学材料功能要求的不断提高，单一组分的生物医学材料已很难满足医学临床应用的诸多要求，通过复合组分的优化可以使材料的综合性能大幅提升，甚至赋予材料新的功能，因而在生物医学领域中具有广阔的应用前景，这也是生物医学材料发展的方向。

复合生物医学材料多组分复合的目的主要包括材料增强、材料改性及材料功能化等，其复合方式包括表面复合、整体复合及多层复合等不同方式。根据应用目的和性能要求的不同，复合生物医学材料的复合组分及构成方式多种多样。从复合体系来讲，包括有机-有机复合材料、有机-无机复合材料、无机-无机复合材料、无机-金属复合材料等复合体系。如不锈钢或钛合金表面喷涂羟基磷灰石涂层可用作人工骨和人工关节；聚甲基丙烯酸甲酯或超高分子量聚乙烯等用羟基磷灰石陶瓷粉末等增强后可用于制作人工关节或用作骨水泥；磷酸三钙、介孔硅磷酸钙生物活性玻璃粉末等与聚己内酯、聚乳酸或聚乳酸-羟基乙酸共聚物（PLGA）等复合可作为可降解人骨修复材料或骨组织工程支架；超顺磁氧化铁纳米颗粒（superparamagnetic iron oxide nanoparticles，SPMIONPs）表面包覆温敏聚 N-异丙基丙烯酰胺（NIPAM）可用作磁热响应药物控释载体等。

5）杂化生物医学材料

杂化生物医学材料（hybrid biomedical materials）是将某些生物活性分子如酶、抗体、抗原、多糖类、酯类等或将药物、细胞等固定在材料表面或内部而构成的具有特殊生理功能的生物医学材料。在特定靶点识别、特殊生理环境形成、组织生长诱导等方面具有其他材料不可比拟的优势。

例如，将经成骨诱导的骨髓间充质干细胞（bone marrow mesenchymal stem cells，BMSCs）种植于聚乳酸多孔组织工程支架而构建的骨修复材料具有可生物降解、可诱导成骨的性能，可促进骨缺损的迅速再生；经细胞膜包被的纳米药物载体可大幅减少被内皮网状组织清除而实现血液中的长循环，并可促进靶细胞的胞吞；经特异性配体修饰的药物纳米载体可实现机体内的主动靶向递送和肿瘤微环境的干预等。

1.1.2.2　按照材料的获取来源分类

按照生物医学材料的来源，可将其分为天然生物医学材料与合成生物医学材料两个大类。

1）天然生物医学材料

天然生物医学材料（natural biomedical materials）是来自人体自身组织、同种或异种动物器官与组织的材料。其中取自于人类和动物皮肤、肌肉和器官的蛋白质、多糖和核酸核糖等天然高分子材料由于其多功能性、生物相容性和生物降解性，是人类最早使用的医用材料之一；而源自于贝壳、珊瑚及动物骨的碳酸钙、羟基磷灰石等天然无机材料也在生物医学材料中有所应用。在天然生物医学材料应用的早期，只是对其进行简单的固定、灭菌和消除抗原性等轻微处理。随着生物医学材料的不断发展，为避免直接使用天然生物材料可能引起的免疫反应，需要拆散天然生物材料原有构型，重建新的物理化学形态，由此获得的生物医学材料称为生物衍生材料（biological derived materials）或称为生物再生材料（bio-regenerative materials），如再生胶原（regenerative collagen）、弹性蛋白（elastin）、硫酸软骨素（chondroitin sulfate，CS）、透明质酸（hyaluronic acid，HA）等。生物衍生材料虽然是无生命的材料，但具有类似于自然组织的构型和功能，在人体组织修复中具有重要作用。

2）合成生物医学材料

合成生物医学材料（synthetic biomedical materials）是指采用各种物理化学方法人为合成加工而获得的各种生物医学材料。根据应用要求，可以通过材料分子设计而赋予材料特定的性能以满足临床应用的需求，如具有高强度的聚甲基丙烯酸甲酯、超高分子量聚乙烯、氧化锆陶瓷等材料，在生理条件下可降解的聚乳酸、聚己内酯、磷酸三钙等材料，在生理环境下具有高耐磨损性能的氧化铝陶瓷、具有温度响应性的聚 N-异丙基丙烯酰胺、具有磁热效应的纳米四氧化三铁、具有近红外光热转换功能的聚多巴胺、具有形状记忆效应的钛合金等。

1.1.2.3 按照材料的使用要求及应用环境分类

根据临床使用要求，可将生物医学材料分为：体内植入材料，如磷酸三钙骨修复材料、氧化铝陶瓷人工髋关节、钛合金牙种植体等；非体内植入材料，如膜式人工肺中的聚醚砜（PES）中空纤维；血液接触材料，如涤纶（PET）人造血管、聚醚砜血液透析膜等；一次性使用材料，如聚氨酯（PU）创口敷料与介入导管等；生物活性材料，如生物活性的磷酸三钙陶瓷、生物活性玻璃等；生物惰性材料，如生物碳素材料、医用不锈钢等；生物降解材料，如可降解的医用镁合金、聚乳酸等；非生物降解材料，如钛合金、氧化铝陶瓷等不同的类型。

根据临床应用环境，可将生物医学材料分为：硬组织修复材料，如用于骨修复的羟基磷灰石陶瓷及聚甲基丙烯酸甲酯、用于牙冠的氧化锆陶瓷与氧化铝陶瓷等；软组织修复材料，如聚氨酯人造皮肤、用于软骨修复的聚乙烯醇水凝胶（PVA hydrogel）与透明质酸水凝胶（HA hydrogel）、聚乳酸-聚吡咯（PLLA-PPy）神经修复材料等；心血管材料，如维纶（PVA）或涤纶人造血管、钛合金血管支架、低温热解碳人工心脏瓣膜等；齿科材料，如钛合金牙种植体、银汞合金及树脂类充填材料、氧化铝陶瓷齿冠等；膜透析材料，如聚醚砜中空纤维膜血液透析器；药物/基因载体，如用于药物负载的树枝状大分子（dendrimer）载体与脂质体（liposome）、聚乙烯亚胺（PEI）基因转染载体、聚 N-异丙基丙烯酰胺温敏控释载体等不同类型。

1.1.3　生物医学材料应用

近 20 年，生物医学材料及其制品飞速发展并形成规模性产业，将成为 21 世纪国际经济的主要支柱产业之一。目前已开发应用的医用植入体和人工器官 300 余类逾千种制品，几乎涵盖了人类疾病预防、诊断、治疗和康复等所有领域。生物医学材料很少单独使用，通常是结合在医学装置中替代发生病变或失去功能的生命体器官，这是生物医学材料应用的显著特征。因此，按国际惯例将生物医学材料的管理划属医疗器械范畴。

按照在医学临床中应用的目的、行使的功能和发挥的作用，可以把生物医学材料的应用领域分为组织缺损修复、植入器械构建、药物/基因载体及医学诊疗介质等四个大类（图 1-1）。

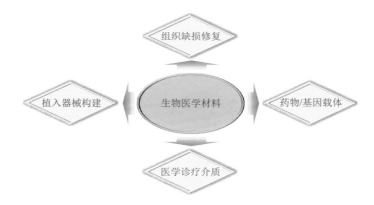

图 1-1　生物医学材料的主要应用领域

1）组织缺损修复（tissue defect repair）

因病变、手术或创伤导致局部组织缺损或缺失后，用具有特定功能的生物医学材料修复或替代受损的组织，以恢复或部分恢复原有组织的形态和功能。临床中最常见的有骨及软骨修复、皮肤修复、神经修复、肌腱修复等。

例如，有研究采用钒掺杂介孔硅磷酸钙生物活性玻璃粉末与聚乳酸-羟基乙酸共聚物（V-MBG/PLGA）复合构建骨缺损修复多孔支架，在生理环境下，溶出的硅、钒等离子进入质膜后，与 Itga 2b 受体结合，增强 *Itga 2b* 基因与蛋白的表达，激活 FAK 和 p-FAK，进而激活 MAPK/pERK1/2 信号通路，启动细胞核成骨基因的表达，并诱导 rBMSCs 向成骨方向分化（见图 1-2）。骨缺损修复试验结果表明，该复合支架能诱导和促进骨缺损区的新骨形成[6]。

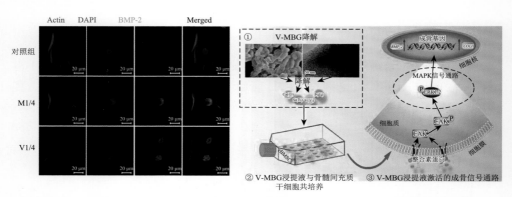

图 1-2   V-MBG/PLGA 溶出离子促进 BMSCs 成骨基因表达及其作用机理示意图[6]

2）植入器械构建（implantable devices）

植入器械构建是指将具有特定结构与特定功能的装置植入机体，辅助受损组织与功能衰减器官的复原，或替代功能丧失的器官行使功能。临床中常见的植入器械（含人工器官）有骨折内固定器件、牙种植体、血管支架、人工关节、人工心脏瓣膜、血液透析器、膜式人工肺等。

例如，有研究者利用金属镁合金良好的力学性能和生物降解性，构建了可生物降解血管支架，可避免非降解支架长期存在可能导致的急性血栓形成或支架内晚期再狭窄的发生[7]。

3）药物/基因载体（drug carriers/gene vectors）

药物载体（drug carriers）是为了改变药物在体内的递送方式和组织分布、控制药物的释放速度与释放时序，用以装载药物的材料体系，如药物缓释胶囊、环境敏感药物控释载体等。

基因载体（gene vectors）是用于装配基因、导入到靶细胞或相应的宿主细胞，使基因得以复制和表达，以促进疾病的治疗或组织的修复所必需的介质。常用的基因载体包括质粒载体、噬菌体载体、病毒载体等。

例如，有研究者通过引入有机-无机杂化磷脂在脂质体表面形成 Si—O—Si 网络结构，并利用温敏磷脂的组合调整脂质体的相转变温度，经肿瘤靶向配体修饰，制备了一种形态结构稳定并对温度变化敏感、能实现药物控释的肿瘤靶向阿霉素脂质体 DOX@c-LIP-WSG（图 1-3），从而实现载药脂质体的主动靶向递送和温度控制释放[8]。

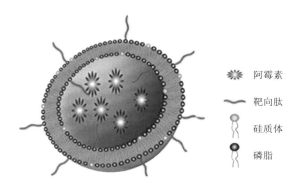

阿霉素

靶向肽

硅质体

磷脂

图 1-3　具有肿瘤主动靶向功能的温敏脂质体药物载体结构示意图[8]

4）医学诊疗介质（diagno-therapic media）

为获取机体生理信息或获得治疗效应，在体内注入特定功能的介质材料，在与机体组织的相互作用下或在某种外场作用下，产生易于检测的信号或对组织细胞的调控，从而实现对疾病的诊断或治疗。医学诊疗介质在临床中应用很多，如肿瘤磁热疗磁性介质、肿瘤近红外光热治疗介质、磁共振成像造影剂等。

例如，有研究者以 F127 为模板剂，利用胶束限域反应调控合成超顺磁性四氧化三铁纳米颗粒，经卵巢癌靶向配体 WSG 肽修饰，作为具有肿瘤主动靶向的磁共振成像 T_2 加权成像造影剂。T_2 弛豫率为 278.15 L/(mmol·s)，进行 T_2 加权成像可显著降低肿瘤组织亮度，提高病灶区域图像对比度（见图 1-4）[9]。

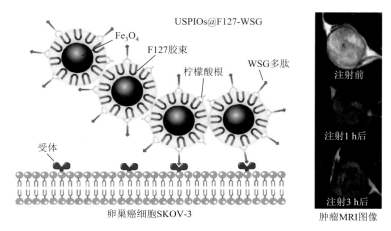

USPIOs@F127-WSG

Fe₃O₄

F127胶束

柠檬酸根

WSG多肽

受体

卵巢癌细胞SKOV-3

注射前

注射 1 h 后

注射 3 h 后

肿瘤MRI图像

图 1-4　超顺磁纳米四氧化三铁 MRI 造影剂及 T_2 成像增强效果[9]

1.2　生物医学材料应用的生理环境

　　根据生物医学材料植入部位和行使功能的不同，其应用环境有很大的不同，引起的机体响应和材料响应也有很大差异。不同的使用环境会对植入材料的形态结构产生不同的影响，有的条件下会造成材料的腐蚀、磨损而产生物质释放，甚至会造成材料的破坏。而不同材料与机体细胞、组织、血液等的相互作用也会引起机体响应，产生不同的宿主反应，甚至带来严重的毒副效应。因此，生物医学材料应用的生理环境也是决定其生物相容性的重要因素。

　　根据应用目的的不同，生物医学材料或其构成的植入器械可能行使截然不同的功能，如空间占位与支撑功能、载荷承受或传递功能、体液流动控制功能、物质分离功能、信号转导与转换功能、外场信号响应功能等。而根据其植入部位的不同，其外场条件和物质环境亦有很大的不同。从外场条件来讲，绝大多数情况下生物医学材料所处的温度场相对温和，基本恒定在 36.5～37.7℃的机体温度；而所处的应力场则可能是无应力或有应力、恒定应力或交变应力、压应力或张应力或剪应力，与其应用目的密切相关。而从物质环境来讲，植入材料可能与人体组织（由细胞及细胞间质构成）接触，也可能处于机体生物流体（细胞外液和细胞内液）中，包括血液、唾液、淋巴液、骨液、脑脊液、消化液等。而生物材料在被细胞摄取后，就会和细胞组成成分及细胞内液接触并发生反应。因此，细胞外液、细胞组成成分和细胞内液构成了生物材料应用的生理环境[10]。

1.2.1　细胞与细胞内液

1.2.1.1　细胞与细胞构成

　　细胞是构成组织和器官的基本单位。细胞及细胞间质形成组织，根据构成组织的细胞不同，可分为上皮组织、结缔组织、肌肉组织、神经组织等；不同组织以特定形态构成具有特定生理功能的器官，功能相似的器官组成系统，不同功能的系统一起构成人的机体。因此，细胞也是构成生命活动的和生命功能的最基本单元，是机体生长发育的基础。

　　细胞主要由细胞膜、细胞质和细胞核三大部分构成，而每一部分又有更精细的亚结构[11]。

　　1）细胞膜

　　细胞膜（cell membrane/plasma membrane）是包裹在细胞外的半透膜，是细胞与细胞或细胞与外部基质直接接触的部分，也是外部物质进入胞内的第一道屏障。细胞膜的功能是维护细胞内微环境的相对稳定，参与同外界的物质交换、能量和信息传递，对细胞的生存、生长、分裂和分化具有重要作用。

不同类型细胞的胞膜化学组成基本相同，主要是由脂类、蛋白质和糖类等成分组成。其中，脂类排列成双分子层的动态结构，蛋白质通过非共价键与其结合构成膜的主体，糖类通过共价键与膜的某些脂类或蛋白质组成糖脂或糖蛋白，膜中还含有少量水、无机盐和金属离子等。细胞膜中由肌动蛋白、肌球蛋白、辅肌动蛋白和原肌球蛋白构成的微细纤维网称为细胞骨架（cytoskeleton），在细胞的黏附与运动中起重要作用。

细胞膜表面受体是参与界面反应的主要活性结构。细胞膜功能的实现主要取决于膜上的膜蛋白（包括外周蛋白和嵌入蛋白），它们通过对特定分子的识别与作用保证膜能行使物质转运、信息传递及能量转换等重要功能。例如，细胞膜能通过多种机制选择性地摄取和排出某些物质，保持细胞内环境的相对稳定，其中的 Na^+-K^+ 泵（sodium-potassium pump）就是细胞膜中钠钾 ATP 酶水解三磷酸腺苷（ATP）供给能量来完成 Na^+ 和 K^+ 的逆浓度梯度主动转运而维持胞内低钠高钾的微环境。此外，细胞膜中的糖类是由数个单糖残基连接而成的具有分支的糖链，主要以糖蛋白和糖脂的形式存在，与细胞特异性识别、细胞免疫、生长调节、增殖的接触抑制有关。

2）细胞核

细胞核（nucleus）由核膜、核仁、染色质和核基质组成。核膜（nuclear membrane）是包覆在细胞核外的双层膜，将细胞内部分为细胞核与细胞质两个功能区。核膜上的核孔只允许小分子与离子通过，较大的分子则需借助于载体蛋白的转运，发挥着细胞核与细胞质间物质和信息交流的控制作用。核仁（nucleolus）是由特殊蛋白质、RNA 以及 DNA 复合而成的次核体，是细胞内 rRNA 合成、加工和核糖体亚单位装配的场所。染色质（chromatin）是指间期细胞核内能被碱性染料着色的物质，是遗传物质在间期细胞的存在形式，由 DNA、组蛋白、非组蛋白和少量 RNA 线性复合而成，一般为网状不规则结构。核基质（nuclear matrix）包括核液与核骨架，核液（nucleochylema）由离子、酶和水组成，而核骨架（nucleoskeleton）是由多种蛋白质形成的三维纤维网络状结构。核基质与 DNA 复制、RNA 转录、染色体组装及病毒复制等密切相关。

细胞核是真核细胞中的重要胞器，是细胞遗传与代谢的控制中心，其既调控细胞内遗传信息储存、复制和转录等过程，同时也调控细胞的生长、增殖、分化和凋亡等过程。

3）细胞质

细胞质（cytoplasm）是细胞内除细胞核外的所有物质的总称，包括基质、细胞器和包含物。基质指细胞质内的液态部分，主要由无机盐、糖、可溶性酶和水等组成；细胞器是细胞质内对细胞生理活动起重要作用的特定微结构，包括线粒体、核糖体、内质网、高尔基体、溶酶体等及其周围物质等。

（1）线粒体（mitochondrion）具有双层膜结构，是细胞进行有氧呼吸的主要场所。其主要功能是通过氧化磷酸化合成 ATP，是细胞生命活动所需能量的主要来源，被称为细胞的"动力工厂"。

（2）核糖体（ribosome）是由 rRNA 和蛋白质组成的颗粒状小体，是专门合成蛋白质的细胞器。

（3）内质网（endoplasmic reticulum，ER）是具有囊状、泡状和管状结构的连续网膜系统。根据内质网上是否存在核糖体，可将其分为滑面内质网和粗面内质网。滑面内质网的基本功能包括类固醇激素的合成、糖原分解释放葡萄糖等，而粗面内质网的基本功能是合成供给内膜系统的蛋白质。

（4）高尔基体（Golgi apparatus）是由排列整齐的扁平膜囊堆积形成的细胞器，主要功能是将内质网合成的蛋白质进行加工与运输，也是某些酶原颗粒的聚集场所。

（5）溶酶体（lysosome）为真核细胞中的细胞器，是单层膜包围而成的圆形或卵圆形的囊状结构，形状多样，一般介于球形与橄榄球形之间，直径约 $0.25\sim 0.8\ \mu m$。溶酶体膜具有质子泵、高度糖基化、多载体蛋白等特点。溶酶体的主要功能是分解从外界进入到细胞内的物质、消化细胞自身的局部细胞质或细胞器、细胞衰老时发生破裂释放水解酶以消化整个细胞而使其死亡。溶酶体内有 60 余种酸性水解酶，包括蛋白酶、核酸酶、磷酸酶、糖苷酶、脂肪酶、磷酸酯酶及硫酸脂酶等，能将蛋白质、多糖、脂类和核酸等物质水解成可被细胞重新利用的小分子。

1.2.1.2　细胞内液

细胞内液（intracellular fluid，ICF）是指细胞内的液体，包括细胞质基质、核液、细胞器基质液等，它与细胞组成成分一起共同构成了细胞内的生理环境。细胞内液中含有的大分子物质包括蛋白质、脂蛋白、多糖、核酸等，中等分子物质包括糖类、脂类、氨基酸、核苷酸及其衍生物，而小分子物质有水和 Na^+、K^+、Mg^{2+} 等无机阳离子和 HPO_4^{2-}、$H_2PO_4^-$ 等无机阴离子。

值得注意的是，由于 Na^+-K^+ 泵使 Na^+ 和 K^+ 逆浓度梯度转运，在大多数细胞内 Na^+ 浓度只有细胞外浓度的 $1/20\sim1/10$，K^+ 浓度则是细胞外浓度的 $10\sim20$ 倍。

一般情况下，细胞内液 Na^+ 浓度约为 10 mmol/L，K^+ 浓度约为 150 mmol/L，Mg^{2+} 浓度约为 0.5 mmol/L，呈现明显的低钠高钾的微环境[12]。

1.2.2　血液与组织间隙液

细胞外液（extracellular fluid，ECF）是指存在于机体所有细胞外的体液，主要包括血浆、组织间隙液、淋巴液、脑脊液等，细胞外液构成了体内细胞的液体环境，称为机体的内环境，也是生物医学材料植入后主要的生理环境。

1.2.2.1　血液与血浆

血液（blood）是机体血管和心脏中流动的不透明红色黏稠液体，由血浆和血细胞组成，相对密度 1.05～1.06，pH 值 7.3～7.4。血液的功能包含血细胞功能和血浆功能，有物质输运、体温调节、防御、渗透压调节和酸碱平衡等功能。血液组成示于表 1-1[13, 14]。

表 1-1　血液的组成（蛋白质和其他有形成分）[13, 14]

血浆				血细胞		
水分	血浆蛋白	无机盐	葡萄糖	红细胞	白细胞	血小板
90%～92%	7%	0.9%	0.1%	420 万～500 万/μL	5000～10000/μL	10 万～30 万/μL

血细胞包括红细胞（erythrocyte/red blood cell）、白细胞（leukocyte/white blood cell）和血小板（platelet）。其中红细胞是血液运送氧气的主要媒介；白细胞又分为粒细胞（中性粒细胞约占 60%～70%、嗜碱性粒细胞约占 0.5%～1%、嗜酸性粒细胞约占 2%～4%）、淋巴细胞（约占 20%～25%）和单核细胞（约占 3%～8%）三种类型，不同种类的白细胞以不同的方式参与机体的防御反应；而血小板能吸附血浆蛋白和凝血因子，在凝血激活中起重要作用。

血浆为血细胞的细胞外液，其主要作用是运载血细胞，运输维持生命活动所需物质和代谢产物等。血浆中 90%～92%为水，内含血浆蛋白、脂蛋白、各种营养成分、无机盐、氧、激素、酶、抗体及代谢产物等。血浆中的电解质主要为 K^+、Na^+、Ca^{2+}、Mg^{2+} 及 $H_2PO_4^-$、HPO_4^{2-}、PO_4^{3-} 和 SO_4^{2-} 等，由于这些离子易于透过毛细血管壁与组织液中的物质进行交换，因而血浆中各种电解质的含量与组织液中电解质的含量基本相同。血浆成分与组织液成分的主要差别在于血浆中含有多种蛋白质即血浆蛋白（plasma proteins）。其中，具有非特异性运输功能的白蛋白（albumin）含量为 40～48 g/L，具有免疫功能的球蛋白（globulin）含量为 15～

30 g/L，具有凝血功能的纤维蛋白原（fibrinogen）含量为 2～4 g/L。血浆和组织液的电解质含量对比示于表 1-2[13, 14]。

表 1-2　血浆和组织液的电解质含量对比[13, 14]

离子	血浆内含量（mmol/L）	组织液含量（mmol/L）
Cl^-	96～111	112～120
HCO_3^-	16～31	25.3～29.7
HPO_4^{2-}	1.0～1.5	1.93～2.00
SO_4^{2-}	0.35～1.00	0.4
$H_2PO_4^-$	2	—
Na^+	131～155	141～145
Mg^{2+}	0.7～1.9	1.3
Ca^{2+}	1.0～3.0	1.40～1.55
K^+	3.5～3.6	3.5～4.0

1.2.2.2　组织间隙液

组织间隙液（interstitial fluid）简称组织液（tissue fluid），是存在于组织间隙中的体液，是普通细胞生存的液体环境，主要包括细胞外基质和从毛细血管渗出的不含大分子物质的黏性液体。

组织液由血浆在毛细血管动脉端滤过管壁进入组织细胞间隙而生成，在毛细血管静脉端又可渗入血浆，亦可渗入毛细淋巴管而形成淋巴液。绝大部分组织液呈凝胶状态，不能自由流动，但凝胶中的水及溶解于水的各种溶质分子的迁移并不受阻碍，可与血液和细胞内液进行物质交换。

细胞外基质（extracellular matrix，ECM）是由细胞分泌到胞外间质中，由多种大分子构成的成分复杂且结构精细的网络。组成细胞外基质的大分子种类很多，其组成成分及组装形式由产生基质的细胞决定，主要包括胞外基质纤维、多黏糖蛋白、糖氨聚糖和蛋白多糖。

胞外基质纤维主要包括胶原纤维、弹性纤维和网状纤维三种类型。胶原纤维（collagenous fiber）由Ⅰ型和Ⅲ型胶原蛋白（collagen）构成，互相交织成网，在体内许多部位紧密平行排列形成胶原纤维束。弹性纤维（elastic fiber）由均质的弹性蛋白组成，与胶原纤维交织成网，既有弹性又有韧性，既可使组织保持形态的稳定又具有一定的可变性。网状纤维（reticular fiber）由Ⅲ型胶原构成，在结缔组织与其他组织交界处构成微细的支架。

细胞外基质内另一类生物大分子是多黏糖蛋白（multiadhesive glycoprotein），主要为纤维粘连蛋白、层粘连蛋白和软骨粘连蛋白等。纤维粘连蛋白（fibronectin，FN）是成纤维细胞合成的糖蛋白，分布在胶原纤维和某些结缔组织细胞周围，对细胞识别、黏附、迁移和增殖等具有重要作用；层粘连蛋白（laminin，LN）主要由上皮细胞和内皮细胞所合成，参与上皮细胞与基膜的黏附；软骨粘连蛋白（chondronectin，ChN）主要存在于软骨内，与 II 型胶原等形成复合物构成软骨基质，并介导软骨细胞与 II 型胶原的黏附。

糖氨聚糖（glycosaminoglycan）主要存在于结缔组织中，一般分为硫酸化糖氨聚糖（主要包括硫酸软骨素、硫酸角质素、硫酸乙酰肝素和硫酸皮肤素等）和非硫酸化糖氨聚糖（主要为透明质酸）两种类型。由于糖氨聚糖分子对水和 K^+、Na^+、Ca^{2+}、Mg^{2+} 等离子有较高的亲和力，因此具有保持水分和调节电解质组织分布的功能。

蛋白多糖（proteoglycan，PG）由蛋白质和糖胺多糖构成，核心蛋白上连接多个糖胺多糖构成的蛋白多糖亚单位能以透明质酸分子为主干，形成大分子的蛋白多糖聚合体，其立体构型中有许多微细孔隙，成为限制细菌等有害物质扩散的防御屏障。

1.3　生物医学材料基本性能要求

医用植入器械在应用过程中，根据不同的植入目的而行使截然不同的功能，要求其构成材料应该具有行使功能所对应的物理化学性质；而根据不同的植入环境，植入材料与活体组织或生物学流体接触并相互作用而产生不同的生物学效应，由此产生对机体的不同影响。因此，根据不同的植入目的和不同的应用环境，需要生物医学材料具有不同的性能。从保证植入器械功能发挥和维持机体生理状态正常两个角度，对生物医学材料的理化性质有一定的基本要求，主要包括生物医学材料的生物功能性和生物医学材料的生物相容性。

1.3.1　生物医学材料的生物功能性

生物医学材料的生物功能性（biofunctionability）是指在应用条件下生物医学材料行使功能的能力，换句话说，是生物医学材料为实现某种特定功能应当具备的某些物理化学性质。

不同的医学应用对植入器械的功能要求不同，且器械应用的环境条件截然不同，因而对生物医学材料的性能要求也有很大差异。因此，生物医学材料在生理

条件下能否有效行使功能，除与其自身的物理化学性质相关外，还和其应用目的
与所处的生物环境密切相关。

骨修复材料的应用目的是恢复骨组织承载和应力传递的功能，要求具有与人
体天然骨组织相匹配的强度、硬度和弹性模量，并避免因力学性能失配产生应力
集中造成断裂或因应力遮挡造成骨吸收。而骨组织工程植入体在诱导自体骨组织
再生的同时，材料应逐渐降解被机体吸收，修复完成后缺损处完全被自体骨组织
所取代，因此，要求骨组织工程支架材料除具有多孔结构和适宜的强度外，还应
该具有与自体骨组织生长相匹配的生物降解速率。

牙齿的功能是撕咬和咀嚼食物，其长期处于应力作用和唾液的环境中，为避
免齿科修复材料在行使功能的过程中过度磨损与腐蚀，同时避免因材料快速热传
导带来的食物温度对旁侧组织的刺激，要求齿科修复材料具有高强度、高硬度、
耐腐蚀、耐磨损，并应具有较低的导热系数。

血液透析器的主要功能是清除血液中的各种代谢产物并维持血液中的电解质
平衡，要求在选择性清除氨和尿素等小分子物质的同时，不会造成血浆蛋白的明
显流失。因此，血液透析器的透析膜（或中空纤维）应具有孔径大小可控、分布
集中的微孔。

人工机械心脏瓣膜是用以取代严重关闭不全的天然心脏瓣膜（如机体的二尖
瓣、三尖瓣等）的人工器官。其长期处于血液的浸泡之下，经受电解质及生物酶
的侵蚀；在使用周期内的启闭次数高达数千万次，瓣叶与瓣架之间存在长期的摩
擦磨损。因此，要求人工机械心脏瓣膜的构成材料必须具有良好的耐腐蚀、耐磨
损的性能。

理想的药物控释载体希望能够实现在体内的特异性组织递送并在病灶区进行
药物的时序性释放，因此要求药物载体材料具有良好的血清分散性以保证其在血
液中的长循环，并且要求其具有外场（磁、光、热、声、电等外场）响应性或特
定环境（酸碱度、氧化还原或其他特定物质）响应性，以实现药物的控制释放或
响应性释放。

1.3.2　生物医学材料的生物相容性

1.3.2.1　材料反应与宿主反应

生物医学材料应用过程中，无论是将其植入体内或是处于体表，材料总是要
与机体成分（分子、细胞、组织、体液等）接触，材料对特定的生物组织环境产
生影响和作用，生物组织对材料也会产生影响和作用，两者的交互作用一直持续，
直至达到平衡或者植入物被移出。因此，材料与活体的交互作用包括材料反应和
宿主反应两个方面。

材料反应（materials response）是指生物环境引起生物医学材料形态与性质的变化，主要体现在生物环境对材料的腐蚀和降解，可能使材料性质蜕变甚至破坏而带来应用的失败，同时还可能伴随着材料中一些物质的释放，进而加剧材料对机体的影响。

宿主反应（host response）是指生物医学材料与机体作用引起的机体局部和全身反应。材料与机体中某些分子作用可能影响分子的性质，与细胞作用可能影响细胞的行为，甚至还可能发生某些系统性的响应。宿主反应一般包括血液反应、组织反应和免疫反应。

血液反应（hematological response）可能引起血小板血栓、凝血系统激活、纤溶系统激活、溶血反应、白细胞反应、细胞因子反应和蛋白黏附等；组织反应（histological response）可能引起炎症反应、细胞黏附、细胞增殖及异常分化、囊膜形成及细胞质转变等；而免疫反应（immune response）则可能导致补体激活、体液免疫反应和细胞免疫反应等。有益的宿主反应将在机体内提供一种适宜的环境或支撑，促进病变消除或组织修复与重构，而有害的宿主反应将导致对机体的毒副作用和机体对材料的排斥，包括凝血、溶血、细胞毒性、全身毒性、炎症、致敏、致癌、致畸、致突变等。

不同的材料与机体的作用形式与程度不同，不同的机体内环境对材料的作用形式与影响程度也不同。因此，在生物医学材料应用过程中，无论是材料反应还是宿主反应，既取决于材料的本性，又与植入目的和应用环境密切相关。一般认为，生物医学材料植入时的手术损伤导致在植入体周围包裹排他性的组织是不可避免的，植入材料与机体之间的相互作用与相互影响也是必然存在的，为保证植入材料功能的发挥和维持机体的正常，材料植入后所产生的宿主反应和材料反应都必须保持在一个可接受的水平。

1.3.2.2　生物相容性及其评价标准

根据国际标准化组织（International Organization for Standardization，ISO）的解释，生物医学材料的生物相容性是指生命体组织与非生命材料交互影响产生合乎要求响应的一种性能，决定于材料与活体间的相互作用，是生物医学材料研究中始终贯穿的主题。

但由于人体系统组成结构的复杂性和生物医学材料应用目的的多样性，很难用统一的尺度来衡量生命体组织与非生命材料的交互影响是否合乎要求或可以接受。同一种机体响应，对某一应用来讲是应尽量减轻甚至需要避免的，但对另一种应用来说，也许是可以接受的甚至是所要追求的目标。尽管不少的研究者给出了许多对生物医学材料生物相容性的定义，但总体来讲，都还限于原则性的描述，有的甚至比较片面。

目前生物医学领域比较认同的材料生物相容性定义为 Williams 在 2008 年给出的表述："Biocompatibility refers to the ability of a biomaterial to perform its desired function with respect to a medical therapy，without eliciting any undesirable local or systemic effects in the recipient or beneficiary of that therapy，but generating the most appropriate beneficial cellular or tissue response in that specific situation，and optimizing the clinically relevant performance of that therapy（生物相容性是指生物材料在医学治疗中发挥预期功能的同时不产生局部或系统的不良影响，但在特定情况下产生适宜的细胞或组织反应而改善临床治疗效果）"[15]。该定义既要求生物材料在发挥预期功能时不产生毒副作用，同时要求生物材料在应用中能发挥特定的生物功能而激发适宜的生物学效应。

而 Anderson 在 2012 年提出对材料生物相容性新的理解"Biocompatibility is defined as the ability of a material to perform with an appropriate host response in a specific application（生物相容性为材料在特定应用中以适当的宿主响应执行功能的能力）"[16]，则更是强调了在保证机体安全的同时，激发特定宿主反应以实现预期功能。

由此可见，生物安全性与生物功能性是生物医学材料应用中对立统一的两个要素，单一强调某一性能与行为或作用的某一方面，对于生物医学材料的应用来讲并没有任何实际的意义。因此，对生物医学材料生物相容性的评价需要根据生物安全和生物功能两个基本准则进行。由于生物医学材料应用的目的和发挥的功能不同，植入的环境和作用的对象亦不相同，引起机体的响应及带来的后果也不尽相同。一般认为材料的生物相容性至少应该包括血液相容性、组织相容性和力学相容性等。

生物医学材料的血液相容性（hemocompatibility）是材料与血液接触产生合乎要求的反应，一般指不引起血液状态、血液成分和血液功能发生异常变化的属性。组织相容性（histocompatibility）是材料与机体组织的相互接受程度，一般指材料在机体中不引起细胞和组织的形态改变和功能下降与异常、不引起炎症与癌变以及不引起过敏和免疫排斥等反应；而力学相容性（mechanocompatibility）则指材料与周围组织力学性质相匹配以行使组织功能且不引起组织异常变化的性质，也包括机体细胞与组织在力学信号刺激下增强功能或促进康复的属性。

在实际应用中，生物医学材料及其所构建的植入器械的生物相容性均需按照国际标准化组织医用装置生物学评价标准（ISO 10993）或中国国家医疗器械生物学评价标准（GB/T 16886）进行评价。

1.4　生物医学材料宿主反应概述

作为构成人工器官或医疗制品的生物医学材料在应用过程中将与组织、细胞、生物分子等直接接触，应用于**血液**系统的修复材料与器械还需与血液直接接触。生物医学材料表面与组织、细胞、血液等短期或长期接触时，材料的化学刺激（组分、分子及部分结构进入生物组织）、机械刺激、电化学刺激还将导致生物体产生各种宿主反应。

宿主反应（host response）是指生物医学材料与机体相互作用所引起的机体局部或全身性的反应。机体随生物医学材料的植入（接触），有可能表现出急性全身反应（如过敏、毒性、溶血、发热及神经麻痹等）、慢性全身反应（如毒性、致畸、免疫和功能障碍等）、急性局部反应（如炎症、血栓、坏死和排异等）以及慢性局部反应（如致癌、钙化、炎症及溃疡等）。有益的宿主反应将能在机体内提供一种适宜的环境或支撑，促进病变的消除和组织的修复或重构，而有害的宿主反应则可能引发对机体的毒副作用和机体对材料的排斥。

1.4.1　血液反应

血液反应（hematological response）包括可能引起血小板血栓、凝血系统激活、纤溶系统激活、溶血反应、白细胞反应、细胞因子反应和蛋白黏附等。生物医学材料与血液直接或间接接触时，会与血液中的血小板、红细胞、白细胞以及血浆蛋白等成分发生作用，可能会导致形成血栓、溶血、补体系统激活及血液中成分发生改变等[17]。

生物医学材料表面在与血液接触的数秒内，各种血液成分随材料表面性质不同而进行选择性吸附。通常首先在材料表面发生血浆蛋白吸附（如白蛋白、γ-球蛋白和纤维蛋白原等）；吸附的蛋白质种类和构象变化会影响后续的血小板黏附行为，同时血液内一系列凝血因子相继被激活，进而影响植入材料血液相容性如凝血和溶血等性能。

例如在生理情况下，血液中的纤维蛋白原不会与静息的血小板结合，但是如果材料表面吸附导致了纤维蛋白原构象的改变，暴露出血小板膜糖蛋白 GP II b/IIIa 的结合结构域，那么纤维蛋白原能够通过与该结构域结合而启动血小板的活化，从而引起血小板在材料表面聚集，最终形成血栓。在其他血浆蛋白吸附的研究中，人们还发现白蛋白与纤维蛋白吸附量的比值能够反映材料的抗凝血性能。因此，优先吸附白蛋白的材料能够抑制血小板黏附和抗血栓形成，表现出良好的血液相容性，而优先吸附纤维蛋白原的材料则易于黏附大量血小板，表现出较差的抗凝血性能。

此外，血液的理化性质是保证血液各项功能的基本要素，理化性质一般包括颜色、比重、黏滞性、酸碱度和血浆渗透压。与血液接触的生物材料除了要考虑材料引起凝血现象外，还必须注意材料对血液成分的影响。例如有些化学物质本身具有氧化作用或是能与氧反应生成氧自由基，造成红细胞破裂引起氧化溶血，这类物质主要有酚类、氯酸盐、苯肼、硝基苯、呋喃类、磺胺类等，因此在进行血液接触的生物材料分子设计时应避免上述基团。

1.4.2　组织反应

组织反应（histological response）包括可能引起炎症反应、细胞黏附、细胞增殖及异常分化、囊膜形成及细胞质转变等。

生物医学材料进入生物体，可能被机体识别为异物。而异物的存在将激发起宿主的防御机制，导致机体对材料的排异反应，主要表现为局部反应，如炎症、坏死；全身反应，如出现畏寒、发热等全身毒性反应及过敏、循环障碍和神经麻痹等现象，严重时甚至致癌等。

材料引起的局部组织反应，最普遍的是炎症反应。因材料植入形成的伤口，机体会启动一系列伤口愈合机制，通过愈合创伤及消灭病原微生物，从而恢复组织、器官的结构和功能；同时，因为异物的引入，在趋化因子作用下，炎症细胞（如中性粒细胞和单核细胞）穿过血管壁向创伤部位聚集，两方面的原因均能引发炎症反应。不仅如此，生物医学材料植入机体后，血清蛋白和细胞外基质蛋白迅速黏附激活免疫系统，可进一步放大炎症反应。而炎症反应的进程直接决定组织修复过程是形成功能组织还是非功能的纤维化组织，这一平衡是由黏附的细胞类型以及细胞的活性所决定的。随着对炎症反应功能的深入研究，人们已跨越不激惹免疫炎症反应的生物惰性材料，致力于调控炎症反应以促进组织愈合并减轻生物医学材料引起的不良炎症反应[18]。另外，不同组织的再生对细胞黏附的要求不同，比如在骨和软骨再生材料中，骨再生材料需要内皮细胞黏附进一步促进骨的再生，而在软骨材料中则不能有内皮细胞的黏附和血管新生。

1.4.3　免疫反应

免疫反应（immune response）包括可能导致补体激活、体液免疫反应和细胞免疫反应等。生物医学材料植入体内是一个创伤过程，因此植入后局部反应与典型的创伤愈合过程非常相似。一般来说生物医学材料的免疫反应主要有炎症期和修复期两个过程，生物医学材料免疫应答的基本过程包括植入物表面上的蛋白质吸附和炎细胞浸润、巨噬细胞募集和异物巨细胞形成、成纤维细胞活化和异物的纤维包封等三个过程。植入材料表面吸附的蛋白质不同及其构象变化可引起不同的细胞免疫反应，如材料表面吸附的玻连蛋白和纤连蛋白有利于单核细胞黏附和巨大细胞形成，而纤维蛋白原有利于巨噬细胞黏附[19]。

此外，补体系统的激活是影响机体免疫反应的另一个重要体系。材料表面吸附的免疫球蛋白（IgG）能够与补体蛋白 C1 的亚基结合，激活补体蛋白 C3 转化酶，进而通过经典途径激活补体系统。而含羧基、羟基和氨基的材料表面能够与补体蛋白 C3b 结合，激活补体蛋白 C3 转化酶，从而通过旁路途径激活补体系统。补体系统激活后会产生大量的补体蛋白 C3a 和 C5a，而这两种补体蛋白是吞噬细胞的强烈趋化因子。另外，材料表面吸附的补体蛋白 C3b 能够与白细胞表面的整联蛋白结合，介导白细胞在材料表面黏附和激活[20]。白细胞被激活后可产生并释放多种细胞因子，进而引发机体的免疫反应。如材料本身具有免疫原性，则可能在机体内诱发免疫反应。例如胶原引起的免疫反应包括体液免疫反应和细胞介导免疫反应；来源于牛的胶原在鼠的体内引起的体液免疫反应与 T 细胞有关，当缺乏 T 细胞时则没有检测到抗体反应，而来源于大鼠的胶原在鼠体内引起的反应与 T 细胞无关，表明胶原引起的免疫反应也与供体和受体的物种组合有关[21]。

（尹光福 吴 江 蒲曦鸣 尹 星）

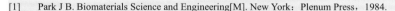

参 考 文 献

[1] Park J B. Biomaterials Science and Engineering[M]. New York：Plenum Press，1984.

[2] Williams D F. Definitions in Biomaterials[M]. Chester：Proceedings of a Consensus Conference of the European Society for Biomaterials，1986，Volume 4. New York：Elsevier，1987.

[3] Williams D F. The Williams Dictionary of Biomaterials[M]. Liverpool：Liverpool University Press，1999.

[4] Agrawal C M，Ong J L，Appleford M R，et al. Introduction to Biomaterials[M]. New York：Cambridge University Press，2014.

[5] Hench L L. An Introduction to Bioceramics[M]. London：World Scientific Press，1993.

[6] Li J F，Li J，Wei Y H，et al. Ions release behavior of vanadium-doped mesoporous bioactive glass particles and effect on BMSCs osteogenic differentiation via FAK/MAPK signaling pathway[J]. Journal of Materials Chemistry B，2021，DOI：10.1039/D1TB01479J.

[7] Nevzati E，Rey J，Coluccia D，et al. Biodegradable magnesium stent treatment of saccular aneurysms in a rat model：Introduction of the surgical technique[J]. Journal of Visualized Experiments，2017，128，DOI：10.3791/56359.

[8] Li S X，Yin G F，Pu X M，et al. A novel tumor-targeted thermosensitive liposomal cerasome used for thermally controlled drug release[J]. International Journal of Pharmaceutics，2019，570：118660.

[9] Yin J，Yao D J，Yin G F，et al. Peptide-decorated ultrasmall superparamagnetic nanoparticles as active targeting MRI contrast agents for ovarian tumors[J]. ACS Applied Materials & Interfaces，2019，11：41038-41050.

[10] Ratner B D，Hoffman A S，Schoen F J，et al. Biomaterials Science：An Introduction to Materials in Medicine[M]. Second Edition. Amsterdam：Elsevier Academic Press，2004.

[11] 褚世居，刘求梅. 正常人体结构[M]. 郑州：河南科学技术出版社，2012.

[12] 朱家恺，黄洁夫，陈积圣. 外科学辞典[M]. 北京：北京科学技术出版社，2003.

[13]　王建枝，钱睿哲. 病理生理学[M]. 9 版. 北京：人民卫生出版社，2018.

[14]　Temenoff J S，MiKos A G. 生物材料——生物学与材料科学的交叉[M]. 王远亮，等译. 北京：科学出版社，2009.

[15]　Tayebi L，Moharamzadeh K. Biomaterials for Oral and Dental Tissue Engineering[M]. Cambridge：Woodhead Publishing，2017.

[16]　Anderson J M. Biocompatibility//Polymer Science：A Comprehensive Reference[M]. Amsterdam：Elsevier，2012：363-383.

[17]　Gorbet M B，Sefton M V. Biomaterial-associated thrombosis：Roles of coagulation factors，complement，platelets and leukocytes[J]. Biomaterials，2004，25（26）：5681-5703.

[18]　Zhou G，Groth T. Host responses to biomaterials and anti-inflammatory design：A brief review[J]. Macromolecular Bioscience，2018，18（8）：e1800112.

[19]　Witherel C E，Abebayehu D，Barker T H，et al. Macrophage and fibroblast interactions in biomaterial-mediated fibrosis[J]. Advanced Healthcare Materials，2019，8（4）：e1801451.

[20]　Modinger Y，Teixeira G Q，Neidlinger-Wilke C，et al. Role of the complement system in the response to orthopedic biomaterials[J]. International Journal of Molecular Sciences，2018，19（11）：3367.

[21]　Rezvani Ghomi E，Nourbakhsh N，Akbari Kenari M，et al. Collagen based biomaterials for biomedical applications[J]. Journal of Biomedical Materials Research Part B：Applied Biomaterials，2021，109（12）：1986-1999.

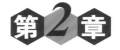

生物材料的表面界面行为

生物医学材料或相应制品植入人体后，除保证正常发挥功能外，还必须具有优良的耐久性和生物相容性。由于材料的表面组成及结构与材料内部的差异，赋予材料表面某些独特的性能，对生物医学材料的生物功能性和生物相容性均具有较大的影响。耐久性包括耐磨、耐蚀和抗疲劳等特性，与材料表面的强度、硬度和化学活性有密切的关系，甚至起决定性的作用。而生物相容性取决于材料与人体组织及血液的相互作用以及由此而引起的后果，除一些特殊使用场合外（如材料的降解及物质释放），其作用位点往往是材料的表面，起决定作用的也就是材料的表面性能与表面行为。例如，绝大部分心血管系统材料与血液相接触的仅是材料的表面，血液与生物材料接触的一瞬间，首先是血浆蛋白被吸附到固体材料表面，直到一层白蛋白或纤维蛋白原等类型的膜覆盖到材料表面，血液中其他成分如血小板等才被吸附。而血小板一旦黏附，可以变成扁平状而被激活，从而导致血小板不可逆聚集并产生血栓。没有理由怀疑，血栓的形成是由于血液成分和材料表面相互作用而引起的，其中蛋白质的吸附至关重要。这就揭示了生理环境下材料的表面性能与行为对生物医学材料的生物相容性起着至关重要的作用。

2.1 材料表面结构与表面性质

任何一种材料，在应用时都是以特定的形状来发挥其功能，也就是说，材料的空间尺寸是有限的，总会具有一定的边界，这个边界也就是材料的表面。固体的表面（surface）通常是指固-气界面或固-液界面，是其靠近真空、气体或液体的一个或几个基本粒子层，其尺度大约为 0.5～10 nm。

在边界区域，构成材料的基本粒子（包括原子、离子或分子）在空间的堆积中断，在不对称力场的作用下，这些基本粒子的空间排列必须作相应调整，使得材料表面区域附近基本粒子的排列与内部有一定的差别。对晶体而言，经过 4～6 层粒子层后，粒子的排列才与材料内部基本接近（晶格常数差小于 0.01 nm）。因此，材料学中所讲的表面不是一个纯粹的二维面的概念，而是具有一定厚度的三维区域。

2.1.1　固体表面结构

2.1.1.1　表面点阵

1）晶体表面的布拉维点阵

不同晶体表面的基本粒子的平面排列方式有很大区别，形成了表面的不同点阵，这将直接影响材料表面的结构与性质。根据平面二维方向粒子间距 a、b 和其夹角 γ 的不同，可以将其分为五种类型，称为晶体表面的布拉维点阵（Bravais lattice）。不同平面点阵的参数特征示于表 2-1。

表 2-1　晶体表面的布拉维点阵

点阵类型	点阵参数特征
四方点阵	$a=b$，$\gamma=90°$
六角点阵	$a=b$，$\gamma=120°$
矩形点阵	$a\neq b$，$\gamma=90°$
面心矩形点阵	$a\neq b$，$\gamma=90°$
非直角点阵	$a\neq b$，$\gamma\neq90°$

2）衬底晶格

晶体内原子排列称为衬底晶格，亦称底物结构，虽然材料表面结构与内部结构有一定的差异，但表面结构一般是在材料内部结构的基础上进行一定调整而形成，衬底晶格对表面结构与表面性质具有较大的影响。

对晶体材料而言，衬底晶格的分类体系就是通常晶体结构中所讲的立方（cubic）、六方（hexagonal）、四方（tetragonal）、三方（trigonal）、正交（orthorhombic）、单斜（monoclinic）、三斜（triclinic）等七大晶系（crystal system）。但值得注意的是，晶体不同方向（晶面指数）的表面，对应的原子平面排列方式是不同的，其表面原子点阵也有很大不同。

3）表面点阵的表征

在研究材料的表面时，需要一定的方式来描述材料表面的组成与结构特征，常用的方法主要有 Wood 标记法和矩阵标记法等，其中 Wood 标记法能够给出的信息最为全面和完整，在材料表面研究中也使用得最多。

（1）Wood 标记法。

如果材料的衬底晶格为：$T = n_1 \cdot \boldsymbol{a} + n_2 \cdot \boldsymbol{b}$，其中 $\boldsymbol{a}$ 和 $\boldsymbol{b}$ 分别为与表面平行的衬底晶面点阵二维方向的单位矢量；而表面晶格为：$T_s = n_1' \cdot \boldsymbol{a}_s + n_2' \cdot \boldsymbol{b}_s$，其中 $\boldsymbol{a}_s$ 和 $\boldsymbol{b}_s$ 分别为表面点阵二维方向的单位矢量，则 Wood 简式符号记为[1]

$$\mathrm{R}(hkl) - \left[\frac{|\boldsymbol{a}_s|}{|\boldsymbol{a}|} \times \frac{|\boldsymbol{b}_s|}{|\boldsymbol{b}|} \right] - \theta - \mathrm{D}$$

其中，R 为衬底材料符号，（hkl）为衬底平面的米勒（Miller）指数，θ 为表相结构相对体相单胞旋转角，D 为表面覆盖或淀积物的化学符号。

（2）矩阵标记法。

若表面点阵二维方向的单位矢量 $\boldsymbol{a}_s$ 与 $\boldsymbol{b}_s$ 可以用衬底点阵二维方向单位矢量 $\boldsymbol{a}$ 与 $\boldsymbol{b}$ 的线性和来表示，即 $\boldsymbol{a}_s = m_{11} \cdot \boldsymbol{a} + m_{12} \cdot \boldsymbol{b}, \boldsymbol{b}_s = m_{21} \cdot \boldsymbol{a} + m_{22} \cdot \boldsymbol{b}$，则表面点阵的矩阵标记法为[1]

$$\begin{bmatrix} \boldsymbol{a}_s \\ \boldsymbol{b}_s \end{bmatrix} = \begin{bmatrix} m_{11} & m_{12} \\ m_{21} & m_{22} \end{bmatrix} \cdot \begin{bmatrix} \boldsymbol{a} \\ \boldsymbol{b} \end{bmatrix}$$

2.1.1.2　表面原子重组

材料的表面由于原子排列中断，必然存在一些不饱和键，引起系统自由能的增加。在表面不对称键合力的作用下，会引起表面质点的附加配位调整，一般分为表面质点自行排列调整和外来物质调整两种情况。其中表面质点自行排列调整的主要形式包括表面弛豫与表面重构等，而外来物质调整的主要形式包括表面吸附、表面迭层与表面偏析等。

1）表面弛豫

材料表面区域原子或离子在垂直于表面方向的间距偏离内部晶格常数，而晶胞结构类型基本不变，这种情况称为表面弛豫（surface relaxation）作用。层间距缩短为负弛豫；层间距增长为正弛豫。表面弛豫不仅改变了表面区域质点的层间距，而且还改变了质点间的键角，但表面质点的配位数和转动对称性不变。

引起材料发生表面弛豫的根本原因是表面质点键合性质的改变。一般来讲，断键电子向未断键的转移能够使得键合得以增强而带来负弛豫，而表面键合相对减弱使热振荡频率降低、增幅增加而带来正弛豫，不同材料的表面弛豫机制存在较大差异。

材料表面发生弛豫后，表面的质点分布发生了改变，会使其表面性质也发生相应的变化。例如，对于离子晶体表面，在表面势极化和正负离子相互极化下，负离子半径增大而外移，正离子半径减小则内移，负离子和正离子分别产生正弛豫和负弛豫。正负离子位移量的代数和称为弛豫量，而弛豫量与正负离子半径和之比称为弛豫率[2]。

　　特别值得一提的是，离子晶体正负离子分别发生负弛豫和正弛豫后，材料最表层为负离子荷负电，而次表层为正离子荷正电，在表面附近形成双电层结构（如图 2-1 所示），影响材料表面电荷分布和对外来分子的吸附，这对生物医学材料在生理环境下的行为具有十分重要的意义。

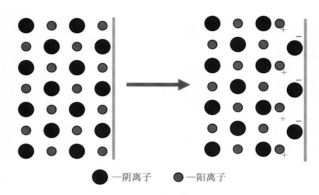

一阴离子　　　一阳离子

图 2-1　离子晶体表面弛豫与双电层形成

2）表面重构

　　在平行于衬底的表面上，质点作较大幅度的调整，其平移对称性与体内有明显不同，称为表面重构（surface reconstruction）。表面重构包括两种类型：一是表面点阵类型不变，仅仅是表面元胞点阵常数发生变化；二是表面点阵类型与衬底点阵完全不同而形成超晶格。

　　发生表面重构的原因是价键在表面处发生了畸变，其中退杂化为最常见的情况[1]。例如，单晶硅晶体内所有 Si 原子由 sp^3 杂化而键合，原子以四面体型连接，成为金刚石结构。在其（111）面上由于悬键的存在，往往会发生退杂化，生成 sp^2 杂化加 p^1 键，或生成 p^3 加 s^1 键。由于表面原子键角的改变，将使表面 Si 原子的相对位置发生移动，表面点阵类型发生改变，造成表面重构，即表面相转变。

$$s^2+p^2 \longrightarrow sp^3 \qquad\qquad 键角\quad 109°$$
$$s^2+p^2 \longrightarrow sp^2+p^1 \qquad\qquad 键角\quad 120°$$
$$s^2+p^2 \longrightarrow p^3+s^1 \qquad\qquad 键角\quad 90°$$

2.1.1.3　表面微观缺陷

　　在自然环境下，物质的表面不会是完全按照某种规律完美地排列，也不会是原子级的平坦，或多或少地存在一些偏离，甚至存在表面吸附与第二相，统称为表面缺陷。而微观尺度下，材料自身表面结构的偏离称为表面微观缺陷，主要包括表面的微观不平整、表面点缺陷和表面线缺陷等[3, 4]。

1）TLK 表面模型

晶体的表面实际上并非原子级的平坦，通常所说的表面实际上仅仅是名义表面而非实际表面。实际的洁净表面呈现微观不平整，存在着大量的平台、台阶和扭折。平台（terrace）是指所有表面质点都处于同一个平面内的一个微小区域，台阶（ledge）是指两个相邻平台的交界，而扭折（kink）则是两个相邻台阶的交界，该结构称为 TLK 表面模型。

由于表面上的原子处于不停的热振荡中，表面原子可以挣脱其他原子的束缚运动到周围环境中，也可以由环境中回归到表面。因此，在材料表面上往往存在 2～100 nm，甚至 200 nm 的台阶，而随着表面台阶的增加，自然也会形成扭折。一般来讲，材料所处的环境温度越高，表面的微观不平整就越显著，形成的台阶与扭折就越密集。

在 TLK 表面模型中，不同位置的质点配位数有较大差异。例如，简单立方晶体（100）面不同位置的质点配位数如表 2-2 所示，这有可能使得材料表面不同位点的反应活性存在差异，也可能成为材料腐蚀与降解的始发处。

表 2-2　TLK 表面模型中不同位置的质点配位数

位置	晶体内部	平台	台阶	扭折
配位数	6	5	4	3

2）表面点缺陷与线缺陷

任何处于绝对零度以上的材料，对洁净的材料表面来讲，均会由于质点热振动能量的涨落而造成表面空位（vacancy）或空位团簇（vacancy cluster），称为表面点缺陷（point defect）。初始的空位大约在一个原子间距的尺度，而空位团簇则可达到几个原子间距的尺度，并可进一步发展形成新的表面平台与台阶。

材料内的刃型位错（edge dislocation）在表面露头，会形成一个原子尺寸大小的孔道；螺型位错（screw dislocation/Burgers dislocation）在表面形成一个台阶。对材料表面来讲，是一维尺度的线缺陷。

2.1.1.4　表面迭层与实际表面结构

对于实际的材料表面，除存在前述各种与晶体内部的异同外，由于表面原子的活性及杂质的存在，还会在表面上形成吸附、化合、偏析等各种现象[5]。

1）表面迭层

表面迭层（over layer）是指其他原子进入表面而出现体内不存在的表面结构。形成表面迭层的原因主要包括表面吸附与表面偏析。

表面吸附（surface adsorption）是由于表面原子存在不饱和的键合，亦称为悬键（dangling bond），具有接收外来质点的趋势，从而造成对外来物的吸附。根据吸附性质的不同，可以分为物理吸附、化学吸附和表面化合。

表面偏析（surface segregation）是指由于物质间互溶度的不同，某些物质从材料内部分凝出来集中在表面而形成偏析层。

2）吸附后的表面结构

由于表面吸附作用的存在，被吸附原子在材料表面参与键合，可以使得表面原子原本不对称的配位变得对称或接近对称。但由于被吸附原子与材料表面原子的原子类型、原子大小、键合性质及键合能等的差异，材料表面的组成结构与材料内部以及洁净材料表面均存在一定差异。

例如，NiO 为 NaCl 型结构（面心立方结构），晶体内部呈正八面体配位，其（100）面的原始表面配位为正四方锥，存在一个表面悬键。发生表面吸附后，表面的原子配位趋向于饱和，但由于吸附原子种类与其键合强度有所不同，表面呈八面体配位（非对称八面体）而非正八面体配位（图 2-2）。

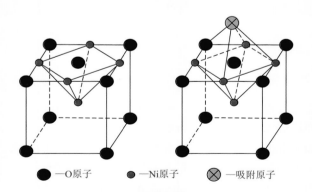

● —O原子　　● —Ni原子　　⊗ —吸附原子

图 2-2　NiO 表面吸附与原子配位示意图

3）实际表面组成与结构

实际表面亦称真实表面，是指经过了各种加工处理、保持在常温常压的自然环境中的表面。相对于理想表面，真实表面在组成、结构、形态等各方面都有较大的变化。

（1）表面外形和表面粗糙度。

无论采用什么样的制备方法和加工手段，固体材料的表面都存在一定的不平整度。根据材料表面不平整的程度，一般采用不同的特征参数进行描述。表面形状误差（shape error）用以测定材料表面起伏间距（波纹距）大于 10 mm 的表面不平整，表面波纹度（surface waviness）用以度量材料表面波纹距介于 1～10 mm 的表面不平整，而粗糙度（surface roughness）则用以表征波纹距小于 1 mm 的表面不平整。表面粗糙度是材料表面的宏观不平整程度，与表面台阶微观不平整的概念有所不同。

（2）表面组织。

经过机械加工的表面，其一定厚度的表层范围内晶粒尺寸明显小于材料的内部。在对材料进行研磨抛光时，由于表面存在宏观不平整，材料表面与研磨介质往往只是点接触，在高速摩擦下接触点产生了非常高的温度，使接触点附近局部发生熔化，称为区域熔化效应（zone melting effect），在随后的迅速冷却中再结晶使晶粒变细，甚至在材料表面形成非晶态的薄层，称为贝尔比层（Beilby layer），其一般厚度在 5～100 nm 之间。

（3）表面成分。

绝大部分处于空气中的材料都会发生一定程度的表面氧化，不同类型的材料或同类但成分不同的材料往往表面氧化的程度和被氧化的组分会有所不同，使得材料表面的成分变得非常复杂。

金属材料易于被氧化生成表面氧化层，其表面氧化层的致密性在很大程度上影响着金属的后续氧化过程。变价元素构成的金属一般则呈逐级氧化，形成的表面层结构为：空气/高价氧化物/低价氧化物/金属，如金属铁在空气中形成的逐级氧化层为：空气/Fe_2O_3/Fe_3O_4/FeO/Fe。金属合金同样会生成表面氧化层，但往往会出现一种或多种氧化物的偏析，且与合金的初始成分相关。例如铁-铬合金，在高铬含量时，表面层结构为：空气/Cr_2O_3/Fe+Cr；而在铬含量较低时，形成的表面层则为：空气/Fe_2O_3/Fe_3O_4/FeO/Fe+Cr_2O_3/Fe+Cr。

对于化合物固体材料而言，根据其化学成分的不同，表面成分亦有非常大的差异，其表面在空气环境中或水溶液体系中，往往会发生如下表面成分的变化：①表面氧化作用及表面氧吸附；②氧化物表面离子缺位，形成带电缺陷及表面电导；③玻璃及陶瓷表面可能发生水解，与羟基键合及表面吸附水分子等。

2.1.2　固体表面性质

由于固体材料表面的组成结构异于材料内部，致使固体材料表面的性质发生较大的改变，尤其是表面能与表面张力的存在，赋予材料表面特殊的行为，如表面吸附、表面润湿等，并由此带来一系列的表面效应，对于材料的应用具有非常重要的意义[1, 4, 6]。

2.1.2.1 表面能与表面张力

由于表面悬键的存在，固体材料表面原子能量高于内部原子能量。如果要把一个原子从内部移到表面，相应也增大了固体的表面积，就必须克服体系内部原子之间的吸引力移动原子而对体系做功。当体系温度改变量 $\mathrm{d}T=0$、压力改变量 $\mathrm{d}P=0$ 及组分 i 的改变量 $\mathrm{d}n_i=0$ 时，每增加单位表面积 A 对体系所做的可逆非膨胀功为 $-\delta W=\gamma\cdot\mathrm{d}A$，体系对环境做功记为正，环境对体系做功记为负。对包含非膨胀功的体系，其自由焓改变量 $\mathrm{d}G$ 可表示为

$$\mathrm{d}G = -S\cdot\mathrm{d}T + V\cdot\mathrm{d}P + \gamma\cdot\mathrm{d}A + \Sigma\mu_i\cdot\mathrm{d}n_i$$

即

$$\gamma = \left(\frac{\partial G}{\partial A}\right)_{T,P,n}$$

其中，γ 是在 T、P 及组分不变时，每增加单位面积的表面积时体系自由能的增量，即环境对体系所做功转变为表层原子比内部原子高出的自由能，称为表面自由能，简称表面能（surface energy）。表面能单位常使用 $\mathrm{J/m^2}$ 或 $\mathrm{erg/cm^2}$。

表面张力（surface tension）则是表面上存在的一种力图使表面积缩小从而降低系统能量的张力。表面张力产生的本质是分子间的吸引力作用。表面张力作用在表面上任意一条线的两侧，垂直于该线并沿着表面方向指向线的两侧。常使用的表面张力单位为 $\mathrm{N/m}$ 或 $\mathrm{dyn/cm}$。

表面张力与表面能是反映材料表面质点相互作用的不同表现形式。对于液体体系，表面张力与表面能在数值上大小相等；而对于固体体系，外力作用除了表现为表面积的增加外，有一部分变为固体的塑性变形，因此表面自由能即使在数值上也不等于表面张力。固体表面张力定义为向表面上增加原子以建立新表面时所做的可逆功。

2.1.2.2 固体表面能

处于晶体内部的原子受到最近邻与次近邻原子的对称力场的作用，而处于表面的原子则受到不对称力场的作用。因此，表面附近原子的几何结构、电子结构、缺陷分布等均受到较大影响。

1）固体表面自由能

由于表面的存在，固体材料体系的自由能除了体积自由能外，还应包括表面自由能，在粉末材料、多孔材料体系中更为显著。假设在绝对零度真空条件下（$T=0$，$P=0$），一个原子从晶体内部迁移到晶体表面时，其内能的变化为

$$(\Delta U)_{SV} = \left[\frac{n_{ib} \cdot U_{ib}}{2} - \frac{n_{is} \cdot U_{is}}{2} \right] = \frac{n_{ib} \cdot U_{ib}}{2} \cdot \left[1 - \frac{n_{is}}{n_{ib}} \right] = \frac{U_0}{N} \cdot \left[1 - \frac{n_{is}}{n_{ib}} \right]$$

其中，$(\Delta U)_{SV}$ 为第 i 个原子在晶体表面与在晶体内部内能差，U_{ib} 和 U_{is} 分别为第 i 个原子在晶体内部或在晶体表面时与最近邻原子作用能，n_{ib} 和 n_{is} 分别为第 i 个原子在晶体内部或在晶体表面时与最近邻原子的配位数，U_0 为晶格能，N 为阿伏伽德罗常数。由于键合能是发生键合的两个原子所共有，因此从体积内部或从晶体表面拆除第 i 个原子所需能量分别为 $U_{ib} \cdot n_{ib}/2$ 及 $U_{is} \cdot n_{is}/2$。如果原子在表面与在晶体内部的键合性质变化很微弱，$U_{ib} = U_{is}$，以 L_S 表示单位面积表面上原子数目（表面原子面密度），则所得的 γ_0 即为绝对零度下表面能的理论值：

$$\gamma_0 = (\Delta U)_{SV} \cdot L_S = \frac{L_S \cdot U_0}{N} \cdot \left(1 - \frac{n_{is}}{n_{ib}} \right)$$

显然，在 γ_0 理论值中并未考虑表面晶格变化和表面键合性质变化，这可能使其与实际的固体表面能有较大的差异。

2）影响固体表面能的因素

（1）表面结构变化的影响：由于表面弛豫及表面重构现象的产生，尤其是大阴离子小阳离子晶体的弛豫，表面形成双电层，导致表面有效原子密度发生变化而影响表面能。

（2）表面键合变化的影响：由于表面弛豫及表面重构过程中伴随原子间距改变和键角变化，表面原子键合性质必然有所变化，造成表面原子有效配位数的差异而影响表面能。

（3）表面缺陷存在的影响：由于表面存在大量的台阶、扭折、空位等表面缺陷，且在这些缺陷处原子的配位数有较大变化，造成表面实际配位数与理论配位数的差异而影响表面能。

（4）表面积偏离的影响：由于表面微观不平整与宏观不平整，造成表面实际有效面积与理论表面积的差异而影响表面能。

（5）其他因素的影响：除上述影响因素外，环境温度变化造成表面热缺陷浓度变化、表面吸附与杂质偏析等引起表面结构变化等，亦可能对材料表面能产生很大的影响。

2.1.2.3　弯曲表面特殊性质

绝大多数情况下，材料及其构成的器件表面都不是理想的平直表面，而是具有一定曲率的曲面或由多个不同曲率的区域组合而成，称为弯曲表面（curved surface）。弯曲表面具有一些异于平表面的特殊性质[7]。

例如，生物医学材料及其构成的植入器械中，人工关节的关节头为近似的凸球面，而关节臼为近似的凹球面；髋骨、腓骨、桡骨等的修复支架外表面为近似的凸柱面，其中的孔隙表面（内表面）则为曲率极大的凹曲面；药物载体的外表面多为凸球面，而内腔表面则为凹球面等。

1）弯曲表面附加压力

对于平表面，所有各处的表面张力均作用在同一个平面内，其法线方向的合力为零，表面张力的作用仅体现在缩小表面积的趋势；而对于弯曲表面，各处的表面张力的方向为该点的切线方向，并不处于同一平面。就整个曲面而言，其法线方向的合力不为零。因此，弯曲表面的表面张力除力图缩小表面积外，还会在法线方向产生一个附加压力。

若平表面的压力为 P_0，弯曲表面产生的压力为 P，则两者压力之差 $\Delta P = P - P_0$，称为弯曲表面的附加压力，其方向总是指向弯曲表面的曲率中心。

对于球形表面，弯曲表面的附加压力 $\Delta P = 2\gamma/r$，其中 γ 为表面张力，r 为表面的曲率半径。平表面的 r 为无穷大，$\Delta P = 0$，$P = P_0$；凸表面的 $r > 0$，$\Delta P > 0$，$P = \Delta P + P_0 > P_0$，弯曲表面压力变大；而凹表面的 $r < 0$，$\Delta P < 0$，$P = \Delta P + P_0 < P_0$，弯曲表面压力变小（如图 2-3 所示）。弯曲表面的附加压力随其曲率半径而变化，当 r 很小时，ΔP 可能很大，最大可以达到几个兆帕。

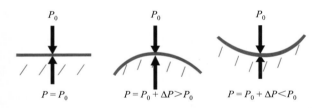

图 2-3　弯曲表面附加压力

对非球面表面，以第一曲率半径和第二曲率半径来表示其弯曲特征，所产生附加压力则为：$\Delta P = \gamma \cdot (1/R_1 + 1/R_2)$，其中 R_1 和 R_2 分别为曲面的第一曲率半径和第二曲率半径。此方程称为拉普拉斯方程（Laplace equation）。

2）弯曲表面饱和蒸气压

饱和蒸气压（saturated vapor pressure）是指一定温度下与固体或液体处于相平衡的蒸气所具有的压强，是衡量固体分子逃逸或液体分子蒸发倾向的物质固有属性。

在温度 T 时，凝聚相物质与其蒸气平衡，此时凝聚相自由能 G_C 与蒸气自由

能 G_S（均为温度及对应蒸气压的函数）相等。当凝聚相表面为弯曲表面时，所受压力发生变化，相应蒸气压也变化，并重新平衡。过程中凝聚相和蒸气的自由能变化应相等：

$$\left(\frac{\partial G_C}{\partial P}\right)_T \mathrm{d}P = \left(\frac{\partial G_S}{\partial P}\right)_T \mathrm{d}P$$

根据热力学基本公式，$\mathrm{d}G = -S\mathrm{d}T + V\mathrm{d}P$，当 $\mathrm{d}T = 0$ 时，$\mathrm{d}G = V\mathrm{d}P$，因此

$$\left(\frac{\partial G}{\partial P}\right)_T = V$$

由于凝聚相摩尔体积 $V_C = M/\rho$，而蒸气相摩尔体积 $V_S = RT/P$，其中 M 为凝聚相分子量，ρ 为凝聚相密度，R 为气体普适常数，T 为热力学温度，P 为蒸气压。若凝聚相为平面时所受压力为 P_0，蒸气压为 P_0'；凝聚相为半径 r 的曲面时所受压力为 P_1，蒸气压为 P_1'，则

$$\int_{P_0}^{P_1} V_C \mathrm{d}P = \int_{P_0'}^{P_1'} V_S \mathrm{d}P$$

由此可得

$$\ln \frac{P_1'}{P_0'} = \frac{2\gamma M}{\rho R r T}$$

对非球面弯曲表面则为

$$\ln \frac{P_1'}{P_0'} = \frac{\gamma M}{\rho R T}\left(\frac{1}{r_1} + \frac{1}{r_2}\right)$$

可见，由于弯曲表面附加压力的存在，凸表面时材料的饱和蒸气压要大于平表面时的饱和蒸气压，而凹表面时材料的饱和蒸气压则小于平表面时的饱和蒸气压。此方程即为著名的开尔文方程（Kelvin equation）。

3）弯曲表面过剩空位浓度

材料内部往往具有许多自然存在或人为造成的孔隙，这些微小气孔的表面（内表面）一般是凹曲面。在表面张力的作用下，弯曲表面所产生的附加压力有将表面附近质点向孔内拉的趋势，致使气孔表面附近的空位浓度比平表面或体积内部的空位浓度更大，此即弯曲表面过剩空位浓度。在由此造成的浓度梯度下，材料中的原子或离子具有向孔隙内扩散而填充孔隙的趋势。弯曲表面的过剩空位浓度可由科波方程（Coble equation）计算。

$$\Delta C = \frac{2C_0 \gamma a_0^3}{rkT}$$

其中，C_0 为温度 T 时的热缺陷浓度，γ 为表面张力，a_0 为晶格常数，r 为气孔半径，k 为玻尔兹曼常数。

2.1.2.4 表面润湿与毛细现象

1）表面润湿

固体表面润湿（wetting）是指液体与固体接触并覆盖固体表面，使固体表面能下降的现象，通常用润湿角来衡量润湿的程度。润湿角（wetting angle）θ 定义为气液固三相交界处液体表面张力（实际上为气液界面张力）γ_{LV} 与固液界面张力 γ_{SL} 之间的夹角。润湿角为 0° 称为全润湿，小于 90° 为润湿，大于或等于90° 则不润湿（图 2-4）。

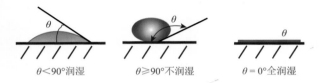

$\theta<90°$润湿 $\theta\geqslant90°$不润湿 $\theta=0°$全润湿

图 2-4　固体表面润湿程度

影响固体表面润湿的因素有很多，表面轮廓、表面粗糙度、表面吸附、环境温度等都会影响表面润湿。但最根本的影响因素，还是固体与液体自身的表面张力以及固体与液体的界面作用，主要是固体表面张力、液体表面张力以及固液界面张力。

固体表面张力 γ_{SV} 力图将液滴拉开，以掩盖固体表面，降低固体表面能，促进润湿；液体表面张力 γ_{LV} 和固液界面张力 γ_{SL} 力图使液滴收缩，变为球形，减小液体表面积和固液界面面积，阻碍润湿。在气液固三相交点，作用力达平衡：

$$\gamma_{SV} = \gamma_{SL} + \gamma_{LV}\cos\theta$$

即
$$\cos\theta = \frac{\gamma_{SV} - \gamma_{SL}}{\gamma_{LV}}$$

当 $\gamma_{SV} - \gamma_{SL} = \gamma_{LV}$ 或 $\gamma_{SV} - \gamma_{SL} \geqslant \gamma_{LV}$ 时，$\theta=0°$，材料表面全润湿；当 $0° < \gamma_{SV} - \gamma_{SL} < \gamma_{LV}$ 时，$0°<\theta<90°$，材料表面能够润湿；而当 $\gamma_{SV} \leqslant \gamma_{SL}$ 时，$\theta\geqslant90°$，液体对固体材料表面不能润湿。

2）毛细现象

毛细现象（capillarity）是指将毛细管插入液体中，将会出现管内液面高于或低于管外液面的现象。最典型的毛细现象是将细小的玻璃管插入水中，水会在管中上升一定高度；而把细小玻璃管插入水银中，水银会在管中下降一定高度。毛细现象是液体对固体表面润湿以及弯曲表面附加压力综合作用的结果。

不同液体对不同材质的毛细管管壁的润湿程度不同。毛细管插入液体后，根据其表面润湿情况，润湿角可能大于 90° 或小于 90°，管内液面将相应形成凸液面或凹液面。

例如，半径为 R 的细小玻璃管插入水中，由于水能润湿玻璃表面，润湿角 $\theta < 90°$，管内形成凹液面，其曲率半径 $r = R/\cos\theta$，由此产生的弯曲表面附加压力为

$$\Delta P = \frac{2\gamma}{r} = \frac{2\gamma\cos\theta}{R}$$

由于液面为凹表面，产生的附加压力指向其曲率中心即指向上，此附加压力由液面上升增加的液压 $\Delta P' = h\rho g$ 所抵消而达到平衡，其中 h 为液面上升高度，g 为重力加速度。因此，弯曲表面附加压力所导致的液面上升高度为

$$h = \frac{2\gamma\cos\theta}{\rho g R}$$

表面润湿与毛细现象对于材料的应用，尤其是生物医学材料的应用具有重要意义。如在组织工程修复体构建中，细胞在材料表面的黏附与铺展与其表面润湿行为有密切关系，而毛细现象则强烈影响流体向支架孔隙的渗入以及孔隙中流体的输运过程。

2.1.3　固体表面间力

表面间力简称为表面力（surface force），是指两个表面间存在某种媒质时相互间的作用力。表面力与物体间的附着性、黏结性、润湿性、摩擦力、润滑性、复合材料中的相分布及粉体的流动性等密切相关[1, 8]。在生物医学材料应用中，植入器械部件间的润滑与摩擦、细胞在材料表面的黏附、纳米药物载体在血液中的循环与清除等，都与表面力有密切的关系，对生物医学材料的应用具有非常重要的意义。

表面力的作用形式很多，有的表现为吸引力，有的则表现为排斥力。在不同的环境下，各种表面力的相对大小也会发生很大变化。通常的固体表面间存在的表面力主要包括分子间力、静电力、溶解力、疏水力、毛细力、流体动力学表面力以及短程表面力等。

1）分子间力

分子间力（intermolecular force）亦称为范德瓦耳斯力（van der Waals force），是存在于中性分子或原子间的弱极性电性吸引力。根据产生的原因，可以将分子间力分为：①极性分子永久偶极矩之间相互作用所产生的极性力（dipole-dipole force），亦称为凯索姆（Keesom）力；②极性分子相互极化并相互吸引所产生的诱导力（induction force），亦称为德拜（Debye）力；③来源于电子运动电矩涨落的瞬间极化而产生的色散力（dispersion force），亦称为伦敦（London）力。

分子间力的本质是电矩间的耦合，其作用过程中并不产生电子的转移。分子间力几乎存在于所有的表面间，但不同表面及不同环境中其作用的形式与相对强弱有很大不同。一般认为，多数情况下分子间力的作用以色散力更为显著。

2）静电力

静电力（electrostatic force）是指表面接受或释放电子，或表面吸附或解吸离子后使表面带电，致使两表面间直接产生库仑作用力。在离子晶体表面发生弛豫形成双电层后也能产生静电力。

除表面的荷电性外，表面周围媒介的性质，尤其是媒介的介电常数，对表面间静电力的作用有非常大的影响。

在非极化环境下，一般同种材料表面带有相同的电荷，表面间相互排斥；而不同材料颗粒间若带相反电荷则相互吸引。若一个固体表表面不带电，但只要其介电常数比媒介大，会因镜像效应使不带电表面产生极化而被吸引。

极化环境下，即物体处于极性溶剂中，会在材料表面发生离子性的吸附或解吸，环境中的异电荷离子会吸附在表面，在交界面产生电荷积累并形成一个电荷扩散层，进而形成电偶极层，电偶极层的厚度与溶液中异电荷离子浓度有关，通常用德拜（Debye）长度来表示。

此外，聚集相同电荷的同种材料表面在一般情况下倾向于相互排斥，但在极性媒介中，由于异电离子的存在可能产生屏蔽作用，使同种材料表面间库仑斥力大为减小，其作用的强弱随表面间距增加而呈指数衰减。

3）溶解力

溶解力（solvation force）是指表面间液相媒质做某种定向排列形成溶解层而引起的一种作用力，与中间媒介分子的排列密切相关，故又称为结构力（structure force）。如果溶液是水，溶解力就称为水合力（hydroation force）。

当表面浸入溶液后，表面上会发生一定程度的溶解，极性表面上可产生极性溶液分子定向排列，液体中的某些分子也可通过氢键等键合在表面，使表面发生改性而影响表面间相互作用。

固相与液相的作用区称为溶解层，起表面与液相的匹配作用。当两个表面距离很小时，两个表面的溶解层发生重叠，引起系统能量急剧上升而产生排斥。溶解力一般表现为斥力。

4）疏水力

疏水力（hydrophobic force）是指两个疏水表面浸没在水（极性溶剂）中所产生的一种长程吸引力。疏水力的产生至今没有完整的解释，一般认为与氢键的作用有关。

疏水力的作用比范德瓦耳斯力强，作用范围也更大，且在一定温度范围内随温度升高而增强，在蛋白质多肽链的空间折叠、生物大分子间的相互作用、生物膜的形成以及酶对底物分子的催化等过程中发挥着重要作用。

5）毛细力

在很窄的缝中或毛细管中气体会发生凝聚，两个距离很近的表面间气体也会凝聚。如果凝聚的液体与表面有很好的润湿性，两表面相距小于某临界距离时，其间会产生液相桥（liquid bridge）而将两表面黏结在一起，这种作用很强的黏结力是由毛细管现象所引起的，故称为毛细管力或毛细力（capillary force）。

实际上，由于凝聚的液体能对表面进行很好的润湿，表面间液相桥断面为弯月型曲面，弯月面（凹液面）的曲率半径为负值，产生一个负的弯曲表面附加压力。由于液体的不可压缩性，使得两个表面相互吸引，这就是毛细力产生的原因。毛细力是一种较大的引力，对表面间的黏附具有非常重要的作用。

对两半径为 R_S 的固体颗粒，在表面张力为 γ 的液体中，润湿角为 θ，则毛细力 F_C 可表示为

$$F_C = 2\pi R_S \gamma \cos\theta$$

6）流体动力学表面力

流体动力学表面力（hydrodynamic force）是指浸没在黏滞性液体中并作相对运动的两个固体，其表面间会产生一种依赖于流体传导的作用力，与流体动力学性质密切相关。

流体动力学表面力通过流体的切应力而传导，当两固体作相向运动时，流体动力学表面力力图阻止其靠近，表现为排斥力；而两固体相互远离时，流体动力学表面力力图阻止其相互远离，表现为吸引力。

7）短程表面力

短程表面力（short-range force）是指两个表面间距非常小时，表面原子间发生电子对共用或电子转移即形成化学键，由此而产生很强的相互吸引作用力，称为短程吸引力（short-range attraction）；但当两个表面再进一步靠近时，原子内壳层电子云发生重叠，由鲍林（Pauling）效应引起很强的排斥作用，称为短程排斥力（short-range repulsion）或玻恩斥力（Born repulsion）。

短程力的作用范围很小，一般在 0.1～0.2 nm 范围内，亦称为接触力。短程表面力能对各种长程表面力产生较大的影响。例如，短程表面力可对表面吸附与解吸、表面润湿等产生影响而影响毛细力。

2.2 材料表面吸附与界面黏附

由于固体表面的不饱和性，普遍存在材料表面对周围气液体介质中某些分子或离子的吸附；而表面与其他物体表面靠近或接触时，一定条件下也能产生材料表面间的黏附[1, 9]。在生物医学材料应用中，发生在植入材料表面上蛋白质的吸附、细胞的黏附、组织的整合等，是植入材料表面吸附或界面黏附的结果，对于生物医学材料的应用与功能的发挥具有十分重要的意义，甚至决定植入的成败。

2.2.1 吸附现象与吸附类型

2.2.1.1 表面吸附现象

吸附（adsorption）是指表面对周围的气体及液体介质中某些分子或离子的吸引与束缚，外来分子或离子在材料表面聚集，甚至形成完整的覆层。材料表面发生吸附的推动力是表面原子存在的不饱和键与外部原子产生键合，降低材料表面自由能。因此，材料表面对环境中气体分子的吸附是一个自发进行且伴随能量降低的过程。

2.2.1.2 表面吸附类型

根据表面吸附发生的键合不同，可以将吸附分为物理吸附与化学吸附。物理吸附是指吸附质与吸附剂通过物理键合产生的吸附，几乎可以发生在所有的表面以及对所有的外来分子产生吸附，对被吸附物没有选择性，且吸附过程非常迅速。化学吸附是指吸附质与吸附剂通过化学键合产生的吸附，对被吸附物具有选择性。两种吸附类型的特征示于表 2-3。

表 2-3 物理吸附与化学吸附的区别

行为特征	物理吸附	化学吸附
吸附力	范德瓦耳斯力，弱	化学键，强
吸附选择性	无	有
吸附层	单/多分子层	单分子层
吸附速率	快	慢

续表

行为特征	物理吸附	化学吸附
吸附热	近于液化热，1~40 kJ/mol	近于反应热，40~400 kJ/mol
吸附活化能	不需	需要且较高
吸附温度	低温	较高温度
吸附层结构	基本同吸附质分子结构	形成新的化合态结构

2.2.1.3　吸附激活能与吸附热

从热力学的观点来看，吸附将使系统能量下降，但从动力学的角度来看，过程需一定的能量将原有气体分子键合进行改组，才能实现吸附过程，即需要一定的激活能（activating energy）。

从材料表面对气体分子的化学吸附来讲，有可能存在两种不同的吸附发生途径，一是气体分子首先发生离解，然后在固体表面发生化学吸附；再就是气体分子首先在固体表面发生物理吸附，然后在固体表面发生离解，随后再产生化学吸附。一般来讲，第二种形式所需的激活能要比第一种形式所需要的激活能要小得多，相对容易发生一些。

伴随材料表面吸附过程的进行，系统的能量降低，按照热力学定律，系统的自由能变化 $\Delta G = \Delta H + T\Delta S$。气体分子被吸附在材料表面后，其混乱程度必然降低，其熵增 ΔS 小于零。而要使吸附过程能够自发进行，自由能变化 ΔG 要小于零。因此，表面吸附的热焓变化 ΔH 必然小于零。根据热力学规定，系统热焓变化吸热为负，放热为正，吸附系统对外放热（即吸附过程为放热反应），所释放的热就称为吸附热（adsorption heat）。

随着吸附的进行，材料表面接受的吸附物不断增多，吸附位点逐渐减少，吸附热也会逐渐减小。而且先吸附的位点往往是能量较高的吸附位点，后吸附的是能量较低的吸附位点，所放出的吸附热也有差异。因此，在吸附过程中，吸附热并不是一个常数，通常将吸附热定义为微分吸附热 q_{diff}：

$$q_{\text{diff}} = \frac{\mathrm{d}Q}{\mathrm{d}n_{\text{s}}}$$

2.2.2　固体表面吸附理论

2.2.2.1　吸附曲线

材料表面对气体分子的吸附受诸多因素的影响，既与材料物理化学性质、材料形态、材料致密度、材料比表面积等材料本性有关，也与吸附气体分子离解难易程度、键合性质及气体分压等有关，同时还受发生吸附的环境条件如吸附温度、第三组分存在与否等的影响，其中固体吸附气体之量 Γ 与吸附质（adsorbate）和吸附剂（sorbent）本性、吸附温度 T、气体压力 P 等关系最为密切。当吸附质及吸附剂一定时，吸附量只与吸附温度 T 及压力 P 有关，即 Γ 是温度 T 与气体分压 P 的函数：$\Gamma = f(T, P)_{A, S}$。

用以表示材料气体吸附量与影响因素间关系的方程（曲线），称为吸附方程（曲线）。由于吸附方程中有两个自变量和一个因变量，为了使用方便，研究中常固定一个变量来考察另两个变量间的关系，所得到的曲线分别为吸附等温线、吸附等压线和吸附等量线。

1）吸附等温线

吸附等温线（adsorption isotherm）是指在固定吸附温度的条件下，反映吸附质平衡分压与吸附量间关系的曲线：$\Gamma = f(P)_{A, S, T}$。

根据吸附等温线所显现的特征，国际纯粹与应用化学联合会（International Union of Pure and Applied Chemistry，IUPAC）将气体吸附等温线划分为六种类型：微孔型、无孔型、弱基型、毛细管凝聚型、弱基凝聚型和压条型。

2）吸附等压线

吸附等压线（adsorption isobar）是指在固定吸附质分压的情况下，反映吸附量与吸附温度间关系的曲线：$\Gamma = f(T)_{A, S, P}$。

吸附是放热过程，随温度升高平衡向脱附方向移动，导致吸附量下降。此外，随着温度的升高，材料表面的吸附类型可能由最初的物理吸附向最终的化学吸附逐渐转变，但由于物理吸附和化学吸附的吸附动力学差异较大，吸附过程可能会经历物理吸附平衡态-非平衡化学吸附态（物理吸附与化学吸附混合态）-平衡化学吸附态的转变。体现在吸附等压线上为呈现逆旋转的 S 型曲线，早期与后期下降阶段分别对应物理吸附阶段和化学吸附阶段，中间过渡段对应混合吸附阶段，实际研究中可利用吸附等压线来判断表面吸附的类型。

在非平衡化学吸附态阶段，可用叶洛维奇（Elovich）方程来描述系统的吸附速率，其中 r 为吸附物体积，a 和 b 为随温度变化的常数：

$$\frac{\mathrm{d}n}{\mathrm{d}t} = a\mathrm{e}^{-br}$$

3）吸附等量线

吸附等量线（adsorption isostere）是指在固定吸附量的情况下，反映吸附温度与吸附平衡分压间关系的曲线：$P = f(T)_{A, S, \Gamma}$。

由于实际吸附过程中吸附量是随时间不断变化直至达到平衡，因此吸附等量线应用得并不多，但可根据克劳修斯-克拉佩龙（Clausius-Clapeyron）方程求取吸附过程的吸附热：

$$\left(\frac{\partial \ln P}{\partial T}\right)_V = \frac{-\Delta H}{RT^2}$$

2.2.2.2　朗缪尔吸附理论

朗缪尔（Langmuir）吸附理论是吸附化学中的经典理论，由美国物理化学家 Irving Langmuir 于 1916 年提出。

朗缪尔从动力学的观点出发，提出了一个单分子层吸附理论。朗缪尔吸附理论包括四点基本假设。

（1）单分子层吸附假设：假设晶体表面未饱和价键形成吸附场，其作用范围只有一个分子大小，大约在 10^{-10} 数量级，所以固体表面只能吸附一层气体分子而不出现重叠。

（2）等吸附能力假设：假设固体表面处处均匀，表面上不同位点对吸附质的吸附能力相同。

（3）吸附质分子逃逸假设：亦称为表面脱附假设。假设气体在固体表面的吸附是一种松懈的化学反应，被吸附分子可以从固体表面脱附（即被吸附分子的表面逃逸）；且只有吸附质与吸附剂间才存在吸引力，吸附质分子间不存在吸引力，因此吸附质的脱附（desorption）概率只受吸附剂影响而不受周围分子影响。

（4）动态平衡假设：假设随吸附的进行，由于吸附位点的逐渐减少，吸附速率会逐渐减慢，而脱附速率会逐渐加快。当吸附速率等于脱附速率时，吸附-脱附处于动态平衡。

基于以上四点假设，以 θ 表示固体表面吸附的覆盖度（表面吸附位点的已键合比例），P 为吸附质气体的压力，则吸附速率与压力 P（表征相应气体分子在单位表面积上的碰撞概率）成正比，也与 $1-\theta$（未发生吸附的表面位点比例）成正比；而脱附速率与表面吸附的覆盖度成正比，即吸附速率 $V_A = K_1 P(1-\theta)$，而脱附速率 $V_D = K_2\theta$。指定温度下吸附达平衡时：$K_1 P(1-\theta) = K_2\theta$，此时表面覆盖度 θ 为

$$\theta = \frac{K_1 P}{K_2 + K_1 P}$$

表面覆盖度代表的是平衡吸附量 Γ 和饱和吸附量 Γ_m 之比，同时以常数 b 表示吸附与脱附的速率常数比 K_1/K_2，最终可得平衡吸附量 Γ 与吸附气体压力的关系方程，称为朗缪尔吸附等温方程：

$$\Gamma = \Gamma_m \cdot \frac{bP}{1+bP} \qquad 或 \qquad \frac{1}{\Gamma} = \frac{1}{\Gamma_m} + \frac{1}{\Gamma_m bP}$$

当吸附气体压力很小时，$1+bP \approx 1$，$\Gamma \approx \Gamma_\mathrm{m}bP$，即平衡吸附量与吸附气体压力成正比；而当 P 较大时，$1+bP \approx bP$，$\Gamma \approx \Gamma_\mathrm{m}$，平衡吸附量就等于饱和吸附量。当固体表面均匀且仅为单分子层吸附时，朗缪尔吸附等温方程与实际吸附情况相符得很好；而当吸附剂为多孔物质，且吸附气体压力很大时，朗缪尔理论和平衡吸附量公式不再适用。

基于朗缪尔吸附等温方程对于吸附气体压力极低和压力极高的情况能很好地描述，但对两者之间的过渡段不能很好适用，弗罗因德利希（Freundlich）在大量实验数据的基础上提出了一个经验公式，称为弗罗因德利希吸附等温方程：

$$\Gamma = \frac{x}{m} = KP^{\frac{1}{n}}$$

其中，m 为吸附剂质量，x 为被吸附气体量，P 为吸附平衡气体压力，K 和 $1/n$ 为与温度、吸附剂及吸附质性质有关的经验常数。

2.2.2.3　BET 吸附理论

BET（Brunauer-Emmett-Teller）吸附理论接受了朗缪尔吸附理论中的合理成分，即等吸附能力假设、吸附质分子逃逸假设和动态平衡假设，进而考虑了固体表面发生单分子层吸附后，由于分子间力的存在，可发生多分子层吸附的实际情况，因而具有更普遍的实际意义。

BET 理论认为由分子间力引起的多分子层吸附中，被吸附分子间的相互作用与第一层吸附时气体分子与固体表面的直接作用有本质不同，其吸附热也有显著差异，第二及以后的吸附层的吸附热接近于气体的液化热。

恒温下吸附达到平衡时，气体的吸附量应该为第一层材料表面的直接吸附以及随后分子间作用发生的间接吸附这两种吸附量之和。故吸附量与平衡压力间的关系可用 BET 吸附等温方程来表示：

$$\Gamma = \frac{\Gamma_\mathrm{m} \cdot C \cdot P}{(P_0 - P) \cdot [1 + (C-1) \cdot (P/P_0)]}$$

其中，P 为被吸附气体的压力；P_0 为相同温度下吸附质的饱和蒸气压；$x=P/P_0$ 称为相对压力；$C = \exp(Q_1 - Q_\mathrm{e})$，$Q_1$ 为第一层的吸附热，Q_e 为吸附气体的凝聚热；Γ_m 为单分子层时的饱和吸附量。

2.2.3　固液吸附与固固黏附

2.2.3.1　材料表面对液体的吸附

固体材料与液体接触时，表面原子也能与液体中的分子形成键合而产生吸附，这实际上也是一定情况下液体能对固体表面产生润湿的重要原因之一。固体表面对液体的吸附包括对溶质的吸附和对溶剂的吸附。

1）材料表面对溶质的吸附

固体表面对液体中的溶质分子同样具有吸附作用，根据溶质的性质，其对电解质的吸附和对非电解质的吸附有较大的区别。

材料表面对非电解质的吸附一般表现为单分子层吸附，吸附层以外就是本体相溶液。例如，心血管系统植入体材料表面对血浆中某些蛋白质的吸附，一般都呈单分子层吸附，形成材料表面的单层吸附膜。

对电解质的吸附相对比较复杂，根据其吸附的选择性和被吸附物的荷电性，将可能引起固体表面带电或双电层中组分发生变化。此外，固体表面也可能发生表面离子与溶液离子间的交换而产生对电解质的吸附。

2）正吸附与负吸附

溶液中的溶质分子和溶剂分子都有可能被固体表面吸附，但被吸附的程度有很大不同，由材料表面性质及溶质和溶剂分子的性质决定，主要取决于材料表面对溶质分子和溶剂分子亲和力的相对大小。

当材料表面原子对溶液中溶质分子的键合力更强时，将主要发生材料表面对溶质分子的吸附，其吸附的结果使吸附层内溶质浓度大于溶液本体的溶质浓度，称为正吸附（positive adsorption）。

当材料表面原子对溶液中溶剂分子的键合力更强时，将主要发生材料表面对溶剂分子的吸附，其吸附的结果使吸附层内溶质浓度小于溶液本体的溶质浓度，称为负吸附（negative adsorption）。

材料在稀溶液中的吸附可以将溶剂的吸附影响忽略不计，溶质的吸附就可以像气体分子的物理吸附一样处理。而对较高浓度的溶液，就必须把材料表面对溶质的吸附和对溶剂的吸附一起考虑。

被吸附物浓度对材料表面液体吸附的影响很大，在等温条件下，固体表面对液体的吸附曲线与固体表面对气体的吸附类似，符合朗缪尔（Langmuir）理论和弗罗因德利希（Freundlich）经验式。

由于吸附是一个放热反应，从吸附规律来讲，温度升高将使材料表面的吸附量减少。但在实际的吸附中，往往出现温度升高吸附量加大的情况，其影响因素较为复杂，这主要是由温度的改变对溶质的溶解度、液体的表面张力、溶质的溶剂化等产生影响所致。

根据材料的表面性质和溶液中溶质与溶剂的性质，固体表面对液体的吸附具有一定的选择性：①能使固体表面能降低得多的物质较易被吸附；②溶解度小或吸附后生成配合物的物质较易被吸附；③与固体极性相近的物质较易被吸附；④与固体有相同性质或与固体晶格大小适应的离子较易被吸附；⑤固体表面带电时较易吸附带相反电荷的离子或易被极化的离子。

2.2.3.2　固体表面间的黏附

两相互接触的固体表面的原子之间也能产生键合，为了与材料表面对气体或液体分子的吸附相区别，将固体表面间的这种吸附作用称为黏附（adhesion）。只有在两个表面非常接近的情况下，即在表面力的范围内，才能发生表面间的黏附，通常需要达到原子间距离的尺度[6, 9]。

固体表面间黏附的强度通常用黏附功来表征。黏附功（adhesion work）定义为分开单位面积黏附表面所做的功：

$$W_{AB} = \gamma_A + \gamma_B - \gamma_{AB}$$

其中，W 为黏附功；γ_A、γ_B 分别为 A、B 两表面的表面能，γ_{AB} 为 A-B 界面的界面能。当材料体系一定后，γ_A 和 γ_B 都一定，影响黏附功的主要因素为界面能，取决于界面原子键合情况。界面原子键合越好，界面能越低，黏附功就越大，例如，若 A-B 间黏附功 $W_{AB}=3\times10^{-6}$ J/cm^2，设表面力作用范围为 1 nm，则黏附强度可达到 30 MPa。两个本体物质间的黏附功往往超过其中较弱物质的内聚力。

影响表面黏附的因素有很多，涉及表面原子间的成键、表面晶格的匹配、界面形变与界面应力等。从表面黏附的过程来讲，以下几个方面值得关注。

（1）固体表面的黏附作用只有在表面很清洁时才能表现出来，表面污染将使黏附功大大降低。

（2）固体的黏附作用只有在固体断面很小时才能表现出来，表面粗糙使两个表面为点接触，局部黏附力大而总黏附力小。

（3）两个物体中有一个很薄时，黏附易于发生，因为很薄的薄膜易于与另一表面相吻合。

（4）材料的弹性模量对黏附过程影响较大，变形能力强的材料柔软性高，易于黏附的进行。

（5）两个表面结构相似易于黏附进行，结构相似则界面上易发生键合，界面能低，黏附功大。

2.3　生物材料表面特征与界面行为

2.3.1　材料表面性能与生物相容性

对于植入人体的生物医学材料来讲，需要解决的首要问题是材料的生物相容性，只有具有良好的生物相容性的材料才可以在人体内正常发挥效用而不会给人体带来毒副作用[10, 11]。

目前认为在大多数使用情况下，材料的表面性能是决定其生物相容性的主要因素。除一些特殊使用场合外，与机体相接触的仅是材料的表面部分，生物医学材料的表面性质与表面行为，决定了材料与机体成分作用的形式、作用的程度和作用的后果。实际上，在生理环境下，生物医学材料的表面，亦即材料-组织界面，材料的表面性能必然直接影响材料-组织界面的行为。

例如，对于生物医学材料表面与血液相作用的机理，最初试图简单地归因于表面电荷导致材料对血液中某些组分的吸引或排斥，但很快就被证明是一个片面的看法。后来的研究者又提出了各种观点，分别涉及表面微晶结构、表面酸碱中心、表面亲疏水性、表面自由能、表面活性、表面电荷等多个方面，其中表面能量的观点最为引人注目[12]。

但是，虽然上述各种理论都能对所研究范围内生物材料的血液相容性做出较好的说明，但各自本身都存在一定的缺陷，甚至出现相悖的结论。首先，生物医学材料血液相容性包含不引起血液凝聚和不破坏血液成分两个主要内涵，单纯从抗凝的角度来探讨不够完善；其次，在血液与材料表面接触后，各种因素是相互联系共同作用的，单一因素的探讨难免带有很大的片面性；再就是目前材料表面界面特性与血液相容性关系的探讨，还停留在半定量乃至定性的阶段，在理论上进行定量表征才起步。

尽管目前已有研究的表征手段、考察对象、探索范围以及理论深度等各个方面都还有待于完善与提高，但生物医学材料的生物相容性是材料与机体中各种分子、细胞、组织等相互作用而产生的响应所带来的后果，这是不容置疑的，其中生物医学材料的表面与机体成分的作用起到了至关重要的作用。随着材料生物学、材料基因工程及医学人工智能的不断发展，充分利用智能数据挖掘、高通量实验、高通量计算等新兴技术的优势，对生物医学材料性质（尤其是材料的表面界面行为）与生物医学材料生物相容性的内在联系的规律性认识，必将从理论上与实践上有重大的突破。

2.3.2 材料表面特征及生物学意义

生物医学材料的表面特征参数涉及面广，可以说包罗万象，且不同的表面特征对不同的对象影响方式和影响程度亦不相同，但根据其可能对材料与机体间反应的作用，生物材料表面特征参数至少应该包括四个方面的性能：生物医学材料的表面物理形态、生物医学材料的表面化学性质、生物医学材料的表面电性能和生物医学材料的表面能量参数。

2.3.2.1 生物医学材料的表面物理形态特征

生物医学材料的表面物理形态包括固体表面结构、表面非均相性、表面覆层及表面拓扑结构等。

（1）固体的表面结构是决定其表面性能的重要因素。由于材料表面上原子（或离子、分子）的排列中断，加之表面上大量存在微观台阶、扭折和空隙或空隙团簇，表面原子具有较多的悬键（不饱和键），表现为表面能量的增加。因此，材料表面结构的问题可以归结到材料表面能量的问题来进行讨论。此外，由于材料表面原子所受的束缚远小于材料内部，导致材料表面原子的化学活性明显高于材料内部的原子。

（2）材料表面的非均相性是材料表面微观不均匀性和宏观不均匀性的共同表现。微观不均匀性往往带来表面不同位点不饱和程度和反应活性的变化，而宏观不均匀性将导致材料表面不同区域的化学组成及相应性能具有一定差异。例如，植入材料在与血液接触后，由于材料表面的宏观不均匀性，不同区域的成分差异可能会造成不同区域对血浆蛋白吸附的选择性不同，极端情况下可能会导致局部血小板的聚集和血栓的生成。

（3）表面覆层是固体材料在一定的环境下，表面原子与环境中的其他原子通过化学键合或范德瓦耳斯力结合而覆盖在固体表面的吸附层，与表面原子的活性及表面能有关。表面覆层的形成从根本上改变了植入材料的表面成分与表面结构，也改变了植入材料的生物学身份，其与机体成分的作用形式及作用程度会发生根本变化，带来截然不同的生物学效应。在生物医学材料的应用中，采用表面氧化、表面氮化、表面碳化和表面涂覆、表面离子注入等技术进行表面改性，能使生物医学材料表面的性能发生很大变化，呈现出不同的生物学性能，这些是生物医学材料研究中经常使用的表面改性手段[13]。但值得注意的是，一些金属生物医学材料在生理环境中表面氧化则会形成一层氧化膜，往往会成为材料通过腐蚀磨损机制释放金属离子及金属碎粒而产生毒性的诱因。

（4）表面拓扑结构是排除尺度及形状因素，仅从相对位置关系探讨材料表面形貌。生物材料表面的拓扑结构包括表面粗糙度、孔洞大小及分布、沟槽的尺寸和取向等，是细胞与生物材料表面相互作用的重要决定因素。例如，表面粗糙时，细胞与表面接触面积增加而促使其湿润增加；细胞可沿着表面纤维或刻痕取向黏附，形成接触引导；表面沟槽可直接改变表面的应力分布，从而改变细胞的形态。生物医学材料表面拓扑结构影响细胞黏附生长的途径，主要是通过影响黏附蛋白整合素的表达和功能，传递细胞内外信息；通过影响细胞骨架分布，进而影响细胞运动、分化以及胞内物质运输等。

2.3.2.2　生物医学材料表面化学性质特征

材料的表面化学性质受多方面因素的影响。材料化学组成、表面吸附后的真实化学成分及表面原子（或离子、分子）的排列方式等均将对材料表面的化学活性、亲疏水性、表面电荷等产生极大的影响。

（1）生物医学材料表面化学基团是影响其生物相容性的重要因素。不同的生物分子甚至生物分子中的不同部位，对不同的官能团有不同的亲和性。现有的研究表明，砜基、硫醚、醚键等对细胞黏附与生长影响不大，芳香聚醚类等刚性结构不利于细胞黏附，羧基、磺酸基、氨基、亚氨基及酰胺基等基团有利于细胞的黏附和增殖等，这对不同应用目的的生物医学材料采用表面接枝进行改性具有重要的指导意义[14-16]。

（2）生物医学材料表面亲疏水性以及亲疏水平衡可以通过影响黏附蛋白吸附进而影响细胞的黏附。一般来讲，强亲水性表面不利于蛋白质的吸附，从而也不利于细胞黏附的进行；强疏水性表面由于非黏附蛋白的吸附会阻碍黏附蛋白的吸附，也不利于细胞的黏附；而高疏水性表面黏附蛋白的不可逆吸附有可能导致蛋白分子链构象破坏。

2.3.2.3　生物医学材料的表面电性能特征

生物医学材料的表面电性能主要由材料表面电子结构能带和材料表面吸附状况所决定，其中材料表面电荷和界面动电层电位是两个最基本的参数。固体表面电荷是界面电荷的主要来源；关于动电层电位已有多种理论模型，常用的动电层电位是指 ζ 电位。

材料表面的电荷类型、电荷分布及其电荷量等参数会影响蛋白质的吸附，从而影响细胞在材料表面的黏附。也有研究报道，由于表面荷负电的材料对同样荷负电的血小板具有静电斥力，一般不易引起血小板的聚集，从而呈现出较好的抗凝血性能。

已有的研究表明，富含电荷的带电区域能为黏附分子和生长因子选择性地吸附提供发生位点，细胞与材料表面之间的黏附面积得以增加。

2.3.2.4　生物医学材料的表面能量特征

生物医学材料的表面能和材料被液相润湿时的界面能是决定其表面行为和界面行为的主要原因。但在实际中的情况往往错综复杂，而且影响生物材料生物相容性的表面能量参数可能很多。

目前已证明对材料生物相容性具有影响的表面能量参数主要包括：表面张力、极性/色散比、表面能、界面能、黏附功、临界表面张力等。也有一些研究报道，生物材料表面能量参数中，极性/色散比和临界表面张力对材料抗凝血性能的影响最为显著。

（尹光福　蒲曦鸣　尹　星）

参 考 文 献

[1] 恽正中. 表面与界面物理[M]. 成都：电子科技大学出版社，1993.

[2] 蓝田，徐飞岳. 晶体表面弛豫和重构的规律与机理[J]. 原子与分子物理学报，1995，12（4）：438-449.

[3] 徐恒钧. 材料科学基础[M]. 北京：北京工业大学出版社，2009.

[4] 顾宜，赵长生. 材料科学与工程基础[M]. 2版. 北京：化学工业出版社，2011.

[5] 赵文轸. 材料表面工程导论[M]. 西安：西安交通大学出版社，1998.

[6] 叶瑞伦，方永汉，陆佩文. 无机材料物理化学[M]. 北京：中国建筑工业出版社，1986.

[7] 《化学化工大辞典》编委会，化学工业出版社辞书编辑部. 化学化工大辞典[M]. 北京：化学工业出版社，2003.

[8] 伊斯雷尔奇维利. 分子间力和表面力[M]. 王晓琳，等译. 北京：科学出版社，2014.

[9] Morrison S R. 表面化学物理[M]. 赵璧英，刘英骏，卜乃瑜，等译. 北京：北京大学出版社，1984.

[10] Park J B. Biomaterials Science and Engineering[M]. New York：Plenum Press，1984.

[11] Ratner B D，Hoffman A S，Schoen F J，et al. Biomaterials Science：An Introduction to Materials in Medicine[M]. Second Edition. Amsterdam：Elsevier Academic Press，2004.

[12] 杨明京，周成飞，乐以伦. 生物材料血液相容性的表面能量观[J]. 生物医学工程学杂志，1990，1：59-69.

[13] Liu J，Hu X X，Jin S B，et al. Enhanced anti-tumor activity of a drug through pH-triggered release and dual targeting by calcium phosphate-covered mesoporous silica vehicles[J]. Journal of Materials Chemistry B，2022，10（3）：384-395.

[14] Moro T，Takatori Y，Kyomoto M，et al. Surface grafting of biocompatible phospholipid polymer MPC provides wear resistance of tibial polyethylene insert in artificial knee joints[J]. Osteoarthritis and Cartilage，2010，18（9）：1174-1182.

[15] Li S X，Yin G F，Pu X M，et al. A novel tumor-targeted thermosensitive liposomal cerasome used for thermally controlled drug release[J]. International Journal of Pharmaceutics，2019，570：118660.

[16] Yin J，g Yao D J，Yin G F，et al. Peptide-decorated ultrasmall superparamagnetic nanoparticles as active targeting MRI contrast agents for ovarian tumors[J]. ACS Applied Materials & Interfaces，2019，11：41038-41050.

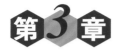

植入材料在生理环境中的物质释放

随着生物医学科学与技术的发展，在人体内植入相应材料替代器官，或通过组织工程技术再生器官，已成为生命科学的重要发展方向，是现今及未来的研究热点之一。进入人体的材料，无论是终身替代器官或器官器件，还是组织工程支架，作为机体异物，必然存在着来自于人体生理环境物质的作用。研究植入材料在机体内受到的作用，以及材料做出的反应或行为，涉及材料应用的生物安全性，是生物医学材料领域的重要问题。

植入材料是生理环境接触性材料，其在机体内发生的行为涉及各个方面，如是否发生了磨损、降解或溶解，材料或者其关联物质是否进入体内循环，经历循环后是排出还是体内沉积等，多数研究认为这些行为是与材料本身的成分、结构及性能相关，受到材料本体的制约。而不同化学组分组成的材料，其自身的磨损、溶解、降解及其他损伤行为，以及参与循环或发生沉积等，各具特点。

按照材料组成成分的不同，生物材料可以分为金属材料、无机非金属材料和有机高分子材料几大类，本章即按照这种分类方式，对材料在生理环境中的行为与代谢进行解析。

3.1 生物材料体内降解及物质释放机制

植入材料在临床上常常是应用于外科矫形替代物、骨连接固定物、骨组织修复、牙科修复、颅脑修复、心脑血管支架、组织工程支架，以及部分外源性使用预埋物、接触开放性创口皮肤的敷料等方面。机体生理环境中存在的水分、氯离子、钾离子、磷酸根离子，以及免疫作用物质等都可能作用于被视为异物的植入材料，导致材料出现溶解、腐蚀、磨损、降解等行为，释放出离子或粒子并进入机体循环。此过程对植入物本身或对机体均可能会造成一些负面影响。研究材料在机体内发生溶解、离子交换、降解、腐蚀和磨损等行为及影响因素，研究释放的离子或粒子等在体内的运送与代谢，特别是在病理条件下的运送与代谢、器官影响等，对保障生物安全具有重要意义。

3.1.1 金属材料的腐蚀与磨损

3.1.1.1 金属的腐蚀

金属的腐蚀（corrosion）是指金属材料与周围介质进行化学反应而发生损坏的现象。金属的腐蚀机制较为常见的有化学腐蚀、电化学腐蚀和物理腐蚀三类[1]。化学腐蚀是指金属表面与周围介质直接发生化学反应而引起的腐蚀；电化学腐蚀指金属材料（合金或不纯的金属）与电解质溶液接触，通过电极反应产生的腐蚀；物理腐蚀是指金属和周围的介质发生单纯的物理溶解而产生的破坏，如金属在液态金属高温熔盐、熔碱中均可发生物理溶解。机体内发生的腐蚀一般是化学腐蚀和电化学腐蚀。

按照腐蚀形态分类，金属腐蚀有点蚀、缝隙腐蚀、应力腐蚀、晶间腐蚀、磨损腐蚀、腐蚀疲劳、氢脆等。在生理环境下发生的腐蚀行为，主要是点蚀、缝隙腐蚀、磨损腐蚀、腐蚀疲劳。

如图 3-1 所示，点蚀（pitting corrosion）一般发生在有氧化钝化膜或金属表面有保护膜存在的情况，其腐蚀深度会比较大。金属材料表面存在缺陷、内部杂质较多，以及所处环境溶质不均一、系统 pH 值较小或者是局部温度升高等时，均易引发点蚀。如金属在生理环境中时，生理环境介质中含有氯离子等活性阴离子，这些活性阴离子会被吸附在金属表面的某些点上，破坏金属表面钝化膜或金属表面保护膜，从这些被破坏的点开始，金属表面即发生腐蚀。而后在点蚀缺陷处呈活化状态的金属离子漏出，然而钝化膜处仍为钝态，形成活性-钝性的腐蚀电池状

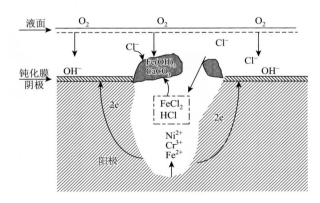

图 3-1　金属点蚀发生示意图

态，而且阳极面积远小于阴极面积，阳极电流密度很大，腐蚀往深处发展，金属表面很快被腐蚀形成小孔，点蚀就往深度发展。由于点蚀发生时的阳极面积很小，所以腐蚀速率很快，而点蚀同时可以导致晶间腐蚀、应力腐蚀和腐蚀疲劳等发生或加剧，成为其他腐蚀类型发生的诱导元。

缝隙腐蚀（chink corrosion）的发生，是因为不同金属间或者是金属与非金属表面间易形成狭窄缝隙，缝隙内有外界介质进入后，不同物质的移动受到不同的阻滞，形成浓差电池，产生了局部腐蚀。医学植入金属材料使用钛及钛合金的时候较多，其最易发生缝隙腐蚀现象。介质中氧气浓度的增加、pH 值的减小、活性阴离子浓度的增加等，都会导致阳极溶解速度的增加，从而增大了缝隙腐蚀量，如图 3-2 所示。

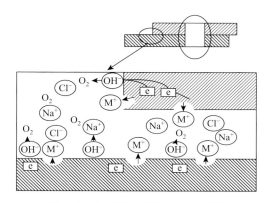

图 3-2　金属缝隙腐蚀发生示意图

腐蚀疲劳（corrosion fatigue）则是在腐蚀介质与循环应力的联合作用下产生的。人体机体的活动特性，加上生理环境腐蚀介质的存在，易引起抗腐蚀疲劳性能的降低，即发生腐蚀疲劳。但一般金属材料的疲劳破坏的应力值低于屈服点，是需要达到一定的临界循环应力值以上，才会发生疲劳破坏。而生理环境介质下发生的腐蚀疲劳，却可能是在很低的应力条件下，如作为心脏、骨组织连接配件时受到的相应应力，就有发生破断的可能。

由磨损和腐蚀联合作用而产生的材料破坏过程称磨损腐蚀（wear corrosion）。一般金属发生磨损腐蚀的情况，主要是发生在高速流动的流体管道及载有悬浮摩擦颗粒流体的泵、管道等处，既有摩擦带来的磨损，又有介质带来的腐蚀。机体内发生磨损腐蚀的情况较多，因机体体液、血液等机体的腐蚀介质是处于流动状态，且相对流动速度也较高，金属材料表面同时受到机械冲刷磨损作用和生理物质介质作用，即便是覆盖钝化膜的耐蚀金属材料，也会因为过多的机械冲刷作用失去钝化膜，且不易再恢复钝化膜，腐蚀率较大，带来生物安全性降低，应充分重视。

3.1.1.2 金属的磨损

金属的磨损（abrasion）是指金属材料在与另一固体、液体或气体物质发生接触及相对运动过程中，表面发生不断损耗的现象。其发生损耗的原因一般是机械摩擦作用，有时也伴有化学或电作用。一些材料部件间具有相对运动或与人体组织间具有相对运动的植入体（如人工关节、人工机械心脏瓣膜等）往往伴随较为严重的磨损。

根据植入环境和工作条件的不同，金属材料的磨损可能有多种形式，主要有①黏着磨损（adhesive wear）：固相焊合点因摩擦面相对滑动作用造成撕裂、断裂损耗；②磨料磨损（abrasive wear）：突起的硬表面和另一表面接触，或者两个摩擦物体表面存在硬质颗粒，在相对运动中发生材料转移损失；③表面疲劳磨损（surface fatigue wear）：两接触表面在交变接触压应力作用下产生麻点或脱落等物质损失；④微动磨损（fretting wear）：两接触表面在小幅的相对往复的切向振动下，产生的材料微小氧化物磨损和转移；⑤腐蚀磨损（corrosive wear）：在磨损和腐蚀交变作用下，受摩擦的金属材料表面出现的物质损失现象；⑥冲蚀磨损（erosion wear）：流体或含有固体颗粒的流体冲蚀固体表面，或流体内气泡破裂冲击固体表面导致的表面材料损耗现象。机体内植入体的实际磨损过程可能涵盖了其中一种或多种磨损形式。

材料的磨损既可能带来植入器械功能的下降，也可能加剧机体的不良反应。其一，磨损引起植入物尺寸、形状、表面粗糙情况等发生改变，导致植入配件的松动；其二，引发材料表面状态改变，加大机体免疫反应；其三，可能在材料表面形成点蚀坑等，形成电化学电池作用，加剧金属腐蚀；其四，破坏金属材料表面钝化膜层，释放出金属及金属氧化物的微粒与碎屑进入机体循环代谢，增加机体不适。

3.1.2 无机材料的溶解与降解

无机非金属材料主要由离子键、共价键或其混合键作用而成，不存在自由电子，具有较为复杂的晶体结构。对于离子键或混合键作用形成的晶体，在生理环境中较容易发生材料的溶解，溶解时有离子溶出而易发生离子交换行为。在生理环境中无机非金属材料的溶解及降解是由水分、无机物及细胞介导而发生。

3.1.2.1 水分介导的天然溶解

体内有较多的水分存在，在水分的作用下，一般是无机材料表面羟基脱落进入水中，形成不稳定表面，而后其他成分逐渐脱落。水分渐次浸入材料晶体内，在使材料整体逐渐发生溶解的同时，对结构缺陷富集的晶界和相界的溶解更为明显，由于界面脱落而导致材料崩解。

3.1.2.2　体液介导的物理解体

体液包含细胞内液和细胞外液。细胞外液中最主要的阳离子是钠离子，阴离子是氯离子、碳酸氢根离子等；细胞内液中的主要阳离子是钾离子和镁离子，主要阴离子是磷酸氢根、磷酸二氢根离子等。多数无机生物医学材料中存在着磷酸钙、硫酸钙、二氧化硅、氢氧根等物质或基团，体液中的水合氢离子与材料中的钠离子、钙离子等发生离子交换，破坏磷-氧、硅-氧网络等，钙和磷、硅在体液的作用下会游离出材料表面，成为溶出物。而钙离子游离到材料表面后，随即成为相应无机材料的溶解诱导物。钙离子溢出后，易导致表面磷酸、硫酸或碳酸基团与周围联系减少，也发生脱离而成为磷酸根、硫酸根、碳酸根离子，材料表面呈现负电位，材料周围呈局部酸性。负电位和酸性环境都会重新吸附钙离子、钠离子、钾离子等，使材料周边呈现溶出-吸附动态变化。而随着溶出的无机物进入体内循环代谢体系，无机物整体呈现逐步溶出[2]。

3.1.2.3　细胞介导的生物降解

细胞对无机材料降解的介导作用主要是通过新陈代谢而发生，其中吞噬细胞的作用会导致材料发生生物降解。无机材料多数使用在骨组织生理环境下，而多核巨细胞和破骨细胞是存在于骨组织生理环境的主要吞噬细胞，有学者发现多核巨细胞和破骨细胞共同参与了无机材料的生物降解过程，还有研究也发现作为修复骨折骨缺损的无机材料能诱导血管和成骨细胞长入，成骨细胞吸附在无机材料颗粒的表面，其产生的类骨质可溶解这些无机材料颗粒。另外，有研究还发现了当无机材料发生溶解降解后，可能会参与体内细胞的代谢，成为组织器官生长的促进物质[3, 4]。

3.1.3　高分子材料的降解途径

高分子聚合物是由单体分子键连接而成的高分子量的化合物，按其微观排列情况可分为结晶高聚物、半结晶高聚物和非晶高聚物；按其主链结构可分为碳链高分子、杂链高聚物和元素有机高聚物；按其主链几何形状又可分为线型聚合物、支链型聚合物和体型聚合物。由于高分子聚合物组成和结构复杂，其生物降解过程相较于金属材料和无机非金属材料也更为复杂。一般情况下，高分子材料的降解主要是按照三种途径进行的。

3.1.3.1 聚合物水解

聚合物水解包含了四个状态，即吸水、键的断裂、可溶性聚合物的扩散和碎片的溶解，这些降解状态受到材料的形态结构、分子量、厚度和粗糙度、其中的反应性化合物的分布等的影响。

（1）材料吸水。体液中的水分子扩散进入高分子材料内，其吸水过程符合流体特性，即从材料外层到内部形成水分梯度，逐渐将材料全部浸润。此过程受到材料表面亲疏水性、材料厚度、材料密度及粗糙度等的影响。

（2）键的断裂。在材料发生全部浸润后，部分高分子化合物较为均匀地发生键的断裂。此过程受到高分子化合物是否带有可水解化学键的影响。例如，酯键、肽键等容易发生断裂，酯键、肽键的断裂还能让可起到加速作用的羧基等端基数目增加，若材料周围环境呈现酸性，则可进一步增强断键。

（3）可溶性聚合物的扩散和碎片的溶解。键的断裂使得易溶于水性介质的聚合度较低的物质，如有机低聚物、蛋白质多肽等发生溶出、分离，其逐步扩散也使得部分不溶于水的聚合物发生脱出，并以碎片或细沙等形式从材料上脱落下来，最终造成整个聚合物材料的降解。

3.1.3.2 细胞介导的降解

体内生理环境下存在着各种酶，在病理状态下，会通过酶促水解和酶促氧化两种作用方式导致高分子材料降解。

在正常生理条件下，机体存在着在数量上占绝对优势的蛋白酶抑制剂，即一些组织金属蛋白酶抑制剂（tissue inhibitors of metalloproteinase，TIMP）、α1-蛋白酶抑制剂和 α2-巨球蛋白抑制剂。蛋白酶抑制剂和蛋白酶之间维持着一个动态平衡，但当机体衰老或者遗传缺陷，或发生炎症等病理情况时，蛋白酶抑制剂浓度就会下降，或者是蛋白酶的活性升高，破坏原有的动态平衡，将植入材料降解。例如，高分子材料植入机体后，因异物反应而发生局部的充血和炎症，此时就会发生中性粒细胞的聚集，释放大量的溶酶体酶，造成周围组织中的各种蛋白质类材料发生酶降解。

巨噬细胞中的溶酶体中也含有导致材料发生氧化的酶，这些酶和细胞会放出氧化剂和自由基，让材料发生断链以致降解。降解后的细小材料颗粒能被吞噬细胞吞噬，吞噬细胞还起到了搬运材料和加速降解的作用，一些研究观察到了吞噬细胞死亡破裂后，细微的材料颗粒被释放到了组织间隙中的现象。

3.1.3.3 体内磨损介导的降解

体内磨损主要发生在不可降解的聚合物，如聚烯烃类、硅橡胶等高分子材料。

一些复合材料，因交联等原因，含有不易水解断链的化学键，在体内的降解也是由磨损引发。

这一类高分子材料在植入体内后，首先会在材料表面形成一层结缔组织薄的包膜，有些表面还可能有毛细血管供血情况。但是，如果材料周围的包膜形状异常、表面粗糙，或者材料因受到拉力、压缩等外力作用而发生移位等情况时，异体巨噬细胞会被激活，作用于部分交联点处，使材料发生崩解。如关节替代物，因其有运动要求，易导致植入物磨损，反复磨损将导致材料表面应力增大，逐步崩解，释放出微粒或小碎片。这些微粒或小碎片等是激活巨噬细胞的源头，而溶酶体和细胞的酶促氧化作用即导致材料进入细胞介导型降解，所以对易发生磨损降解类型的材料，应进行更为严格的测试。

3.2　生物材料降解的影响因素

影响植入材料在生理环境中发生溶解、降解、磨损、腐蚀等材料反应的因素主要包括生理环境（物质组成及外场作用）以及材料属性（材料本体及表面性质）两大因素。其中，材料属性因素相对较为清晰，主要包含了材料组成成分和结构、构造、表面状态等因素，而生理环境因素则较为复杂。

3.2.1　生理环境因素

依照现今使用及未来发展趋势，植入性生物材料可能使用在人体全身各部位，而机体各部位的生理环境及生理物质具有差异。如一般机体内生理环境为体液，生理物质为血液、血浆、组织液、淋巴液中所含有的水分、蛋白质、无机盐、纤维、蛋白多糖等。但某些部位，如牙科植入物部位，其生理环境还包含有唾液和细菌微生物，生理物质除上述物质以外还包含了各类消化酶及溶菌酶，无机盐的氟化物、硫氰离子；另如尿道植入物，其生理环境还包含了残留尿液，生理物质除了含有蛋白质、蛋白酶、无机盐、葡萄糖外，还含有尿液所含尿酸、尿素等，如果在疾病条件下，可能还有疾病带来的排出物质、药物的代谢产物等。

不同的生理环境和生物物质对材料的降解能力不同，如在一般机体体液环境内较难腐蚀的 Ti-6Al-4V 合金，在商业上被用作牙种植材料时即被发现有因材料腐蚀而导致种植体周围发生骨丢失的现象。有研究者结合微观结构、表面和溶液分析、纳米尺度表面分析，研究了 Ti-6Al-4V 合金在裂隙富氟环境中的腐蚀行为，结果表明骨丢失是由缝隙腐蚀和副产物的释放引起的，缝隙腐蚀可能是由腐蚀性物质（如氟化物）的积聚引起的，腐蚀副产物则是释放的不溶性铝钛氧化物钒（如图 3-3 所示）[5]。氟化物是牙科产品中常见的添加剂，介导了 Ti-6Al-4V 合金的腐蚀，而这类腐蚀在机体内是不易发生的。实际上，正如胶原蛋白、蚕丝蛋白等蛋白质类材料在不同蛋白酶、同种蛋白酶不同浓度作用时，其降解行为都具有差异，而机体各部位含有的蛋白酶种类以及含有的浓度有差异，所以不同的生理环境和生物物质对材料降解能力的影响是客观存在的。

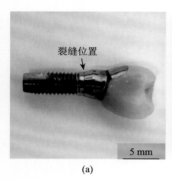 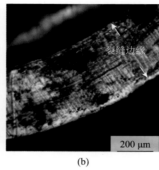 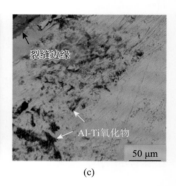

(a)   (b)   (c)

图 3-3　Ti-6Al-4V 合金在裂隙富氟环境中的腐蚀行为[5]

(a) 商业牙科植入物裂缝照片（裂缝位置在工业纯钛基底和 TAV 基台之间）；(b) 沿裂缝的光学图像（TAV 表面严重恶化）；(c) 裂缝的 SEM 图像（腐蚀产物为 Al-Ti 氧化物）

　　生物医学材料植入的生理环境中，对材料有溶解、降解及腐蚀作用的主要是氯离子、溶解氧、蛋白质、脂质和有机酸等中的某一种或是其几种因素的综合作用；而磷酸根、体内的酶等作为催化剂会将材料损伤作用加速或加深。引起体内植入材料受损的问题，有两个方面需要特别重视：一是在植入手术过程后期和植入完成时，因手术损伤会导致急性炎症的发生，此时手术创口和材料周边呈急性酸性，同时由急性炎症而致的中性粒细胞、巨噬细胞以及异体巨细胞等集聚，可能会对植入物造成很大的损伤，导致物质溶出，进而加大炎症反应的风险；二是植入体周围的高度血管化，将会因为新陈代谢而更进一步加剧材料的腐蚀或降解。对于材料植入手术过程损伤和后期血管化对材料结构与性能的影响，应成为植入材料临床应用研究的重点。

　　病理环境对植入材料的作用也需高度关注。除应用于矫形、美容中外，很多植入材料的使用都是在病理状态下。机体在外界环境发生变化时，人体功能活动是会进行调节的，一般来说，机体的调节是通过神经调节、体液调节、器官和组织细胞自身调节来进行的，功能目标为自稳态。而对于植入材料，机体的调节表现为异物识别、免疫系统激活及作用、体液血液输送及排出、结缔组织包裹隔离等，这些行为在病理状态下，因疾病导致机体自稳态功能紊乱，机体修复功能受损，机体对材料的作用和材料对机体的影响都可能不在预期范围内。

　　患者自身的基础性疾病对植入材料的影响也不容忽视。近年来糖尿病、肥胖症和高血压等较为高发，如糖尿病，即是由多病因引起的以慢性高血糖为特征的代谢性疾病，病情严重或应激时，可发生急性代谢紊乱。代谢紊乱对于植入材料体内行为具有怎样的影响，尤其值得研究。如有研究对重症心脏瓣膜病患者人工心脏瓣膜置换术预后影响因素开展了分析，采用 Logistic 多因素回归分析的结果显示，老龄、体重指数太低和太高、术前合并糖尿病或糖尿病肾病、术前心脏手术史等对于重症心脏瓣膜病患者人工瓣膜置换术预后都具有显著性影响（$P<0.05$），列为危险因素[6]；另外，如医用硫酸钙应用于骨替代物时，动物实验及部分整形美容、骨缺损修复等方面使用时未报道不良事件，但在骨肿瘤患者骨填充治疗时，有患者出现了渗液等现象[7]。虽然未有定性或定量研究表明患者有基础疾病对植入材料的影响及影响程度，但这个问题必须得到重视并开展相应的研究，制定相关标准。

3.2.2　材料属性因素

3.2.2.1　金属材料腐蚀与磨损的影响因素

　　影响金属材料释放出的物质种类及释放速率的因素，来自于材料本体方面的主要是组成成分与结构、加工技术三项。

　　1）材料组成

　　金属植入物，其组成可能是纯金属或合金。其组成成分不同，在释放的物质中就有单一成分或多种金属离子及金属粒子之分，而不同金属组成的合金在释放物质以后，可能会因为与生理环境的反应或电荷改变而发生离子交换等，使释放物质对机体的影响变得更为复杂。

　　2）金属结构

　　金属原子的结合键是金属键，金属中由于非定域电子的存在，使金属具有导电、导热、正电阻温度系数等性能，同时也让金属具备了外观光泽和利于加工的可延展性。

　　金属原子的排列方式和空间分布，使其形成了带有不同晶格的晶体结构，而原子半径和堆积方式的差异，导致了其致密度不同，在其形成晶体时，也会出现单晶体和多晶体的区别，晶粒与晶粒之间形成界面。实际金属晶体中不可否认地存在着晶体缺陷，包括点缺陷、线缺陷和面缺陷等。点缺陷的发生，使得空间出现空位、大置换原子或小间隙原子，破坏了原子的平衡状态，引起晶格畸变，特别是影响金属的强度、硬度、韧性、塑性等性能。位错是一种典型的线缺陷，即晶格中的部分晶体相对于另一部分晶体发生了局部滑移，位错线周围引起晶格畸变，将对金属材料的强度和加工延展性造成影响。面缺陷主要发生在晶界和亚晶界，也可以认为是位错壁，会影响金属材料的耐腐蚀、耐磨性，以及其熔点等。更重要的是，在面缺陷发生处容易吸附外来原子在此聚集，导致某些化学反应的发生，造成一些进行性的性能变化，影响金属性能。

医用金属材料多数使用的是合金材料。合金是指由金属元素与其他金属或非金属元素组成且具有金属特征的材料，多为固溶体。溶质原子溶入金属溶剂中形成的合金相，可以是有序或无序溶入的固溶体，相当于置换原子和间隙原子在位错区域富集，给金属的力学性能、加工性能带来影响，因此，合金在生理环境下的行为也就与其形成的内部结构相关联。

3）金属加工过程

金属加工工艺有铸造、塑性成型加工和固体成型加工等，对于金属生物材料的加工，还有表面镀层、涂覆等，在这些加工过程中，会产生局部成分不匀、应力不均等，对材料释放性能造成影响。

3.2.2.2　无机非金属材料溶解的影响因素

影响医用无机非金属植入材料在体内发生物质释放的因素，同金属材料一样，也包括无机非金属材料的成分组成、结构构造、加工成型工艺等，其主要影响释放的物质种类及释放速率。

1）材料组成

无机非金属材料是以氧化物、碳化物、氮化物、卤化物、硼化物以及硅酸盐、铝酸盐、磷酸盐、硼酸盐等物质组成的材料，其溶出物质也包含这些成分。

2）材料结构

无机非金属材料多为晶体结构，质点排列具有周期性和规则性，不同晶体其质点间结合力的本质不同，质点在三维空间的排列方式不同，使得各种化合物的结构各异，较为复杂，且有同质多晶现象，在外界条件发生改变时，还会发生同质多晶转变等。无机非金属化合物比较典型的基本结构有以下几类：

（1）NaCl型结构。该类结构为立方晶系，基本格子为面心立方格子，该结构在三维方向上键力分布均匀，无明显解理，破碎后颗粒呈现多面体形状。

（2）金刚石型结构。面心立方结构，即碳原子分布于八个角顶和六个面心，四个碳原子交叉位于四条体对角线的1/4、3/4处，每个碳原子周围有四个碳，为共价键连接，其性质特点为硬度极高。

（3）石墨型结构。六方晶系，层状结构、层内六元环。在层内碳原子的四个外层电子形成三个共价键，多余一个电子可以在层内滑移，层间碳-碳原子以范德瓦耳斯力相连。其性质特点为硬度低，有润滑性，有良好的导电性，加工容易。

（4）$\alpha\text{-}Al_2O_3$ 型结构。三方晶系，氧离子呈六方紧密堆积排列，铝离子填充于 2/3 八面体空隙，铝离子的分布规律符合鲍林（Pauling）规则。其性质特点一般硬度高，耐磨性好，力学性能优异。

（5）硅酸盐晶体型结构。硅酸盐晶体化学组成比较复杂，主要成分是硅和氧，二者构成了硅酸盐晶体的骨干部分。和硅类有机化合物不同的是，其 Si^{4+} 和 Si^{4+} 之间没有直接的键连接，而是通过 O^{2-} 来连接，以不同 Si/O 比对应基本结构单元 $[SiO_4]^{4-}$ 之间不同的结合方式，可以形成岛状、组群状、链状、层状、架状等五种方式，结构趋于复杂，性质各异。

总的来说，无机非金属材料结构复杂，其整体结构键合的形成，就代表了无机非金属材料为低能态，进一步发生结构崩解的驱动性较小，具有较好的抗降解性能。离解无机非金属材料结构需要较高的能量，因此在空气条件下，材料很稳定。但是，无机非金属材料在水溶液环境中却很容易发生降解，参照氯化钠，其具有完全离子键陶瓷结构，在水溶液中可达到急速溶解。这归因于无机非金属材料的显微结构与孔隙，在水性生理环境下，水分渗入并导致层间滑移等即会对其溶解造成较大影响。

3）加工工艺

无机非金属材料成型多采用从粉体通过压制、倒模等方法成型，由于晶体形状复杂，易发生应力残留，同时，由于加工工艺可能会有一些微细缝隙、裂纹等存在，导致体液等渗入而发生逐步溶解现象。

3.2.2.3　高分子材料植入物降解的影响因素

高分子材料的组成、结构构造、加工技术、表面处理方法等会影响材料在体内释放物质种类及释放速率。

1）高分子组成

高分子材料的组成元素多数为碳、氢、氧、氮、硫、磷等，但作为有机化合物，以共价键结合，结合多样而复杂，降解主要受到关键官能团的影响，分为不可降解聚合物和可降解聚合物两大类。高分子的降解有从侧链和主链开始降解两条降解途径，有本体降解和表面溶蚀两种类型。本体降解可观察到分子量的减小，部分表面溶蚀会发生逐渐加深的降解，而一些表面溶蚀高分子材料可观察到尺寸变化但分子量未发生改变的情况。

2）高分子结构

合成高分子结构具有几乎无穷变化的可能性，赋予材料性能的潜力远胜于其他物质，高分子的多层结构如图 3-4 所示。

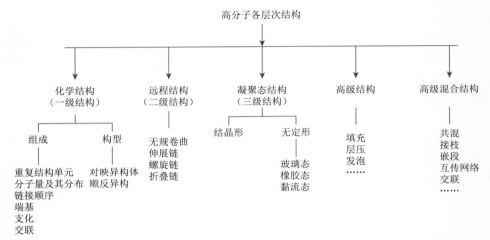

图 3-4　高分子的多层结构示意图

高分子材料的一级结构是其重复单元的基本结构，主要包括化学组成、键合方式、空间构型等。

高分子的二级结构分为三大类，其中线型高分子化合物具有独立的大分子存在，大分子之间以非共价键结合，可以彼此分开，具有弹性、可塑性、在溶剂中能溶解、加热能熔融、硬度和脆性较小特点；体型高分子则没有独立的大分子存在，不能拆分为独立的大分子，所以没有弹性和可塑性，不能溶解，只能溶胀；间于二者之间的支链高分子，具有长短、数量、位置均不同的支链，具有可溶解可熔融的特点。

高分子的三级结构，即凝聚态结构，是在不同外部条件下，大分子链因为氢键、范德瓦耳斯力、盐式键，以及各类化学键的作用而呈现出的各种聚集状态，可能呈无规线团构象，也可能排列整齐，呈现伸展链、折叠链及螺旋链等构象，并以此而形成非晶态（包括玻璃态、橡胶态、黏流态）、结晶态（包括不同晶型及液晶态）等聚集状态。这些状态下，其分子运动形式、分子间作用力形式及相态间相互转变规律均与小分子物质不同，结构、形态有其独自的特点。

由于高分子化合物结构的多样性，其溶解性、耐磨性、弹性、强度等均不相同，呈现的降解机制也可能完全不同。

3）高分子加工技术

高分子材料可分为天然高分子材料和合成高分子材料两大类，由于材料科学的发展，各种复合材料更是成为生物医用材料的主要种类。高分子材料的成型方法较多，依照其在体内的应用场所及要求，采用不同的加工方式形成密集或多孔的材料形态。因加工技术导致的表面粗糙度、表面亲疏水性、材料荷电性、材料表面仿生基团等不同，以及材料内部应力、缝隙及裂纹、材料内部亲水性基团的暴露等，均可决定高分子材料的降解速率与程度。

3.3　典型植入材料在生理环境中的降解

3.3.1　典型金属生物材料的体内磨损与腐蚀行为

用于人体组织修复或人工植入器械构建的金属生物医学材料种类很多，不同材料所含有的金属成分有很大不同。例如，不锈钢成分中主要含铁（60%～65%）、铬（17%～19%）、镍（12%～14%），其中还因金属矿物产地等原因而含有少量的锰、钼、硅、硫、磷等；而镍钛合金中含有的镍、钛各 50% 左右，钴基合金中主要是金属钴和铬，镁及镁合金中含有镁、钛、钒等。此外，有的金属还有用于表面处理的金属锌等，有些材料中还包含作为抗菌成分的纳米银、纳米金。不同金属生物医学材料在生理环境中发生的溶蚀行为及物质释放有所不同。

3.3.1.1　钛与钛合金

纯金属钛极易在含氧环境中形成一层薄而坚固的氧化物，即二氧化钛薄膜，这层氧化层具有良好的生物相容性，使得置入体与组织界面间可形成良好的融合。钛植入物在经过植入初期手术创伤或轻微感染导致的酸性环境后，表面氧化层可诱导纤维蛋白原、磷酸钙的堆积，形成厚度在 10～20 nm 的钝化保护层，在体内长期留置，最后，这层留置物抑制了钛金属中微量离子的溶出，使钛显示出良好的生物相容性和较低的溶出。

纯钛生物材料中添加了少量金属铝和钒，被称为钛合金，如 Ti-6Al-4V 合金，在临床植入物上常有应用，而这一类合金被发现会因生理环境下的腐蚀而析出微量钒和铝离子。有学者对传统的 CP-Ti（commercially pure titanium，工业纯钛）、Ti-6Al-4V 合金和新型低弹性模量 Ti-35Nb-3Zr 合金在模拟体液（SBF）中的降解情况进行了比较性研究。如表 3-1 所示，从动电位极化曲线和相关电化学数据看，与 Ti-6Al-4V 合金（–527 mV）和 CP-Ti（–219 mV）相比，Ti-35Nb-3Zr

合金（−104 mV）的腐蚀电位向贵金属方向移动。CP-Ti 合金的降解速率为 7.21×10^{-4} mm/a，Ti-6Al-4V 合金的降解速率仅为 3.68×10^{-4} mm/a，而低弹性模量 Ti-35Nb-3Zr 合金的降解速率为 22.3×10^{-4} mm/a，但是 Ti-35Nb-3Zr 合金的钝化电流密度比 CP-Ti 合金低了约 29%，合金具有钝化行为[8]。研究结果表明纯钛和 Ti-6Al-4V 合金的金属溶出为微量。

表 3-1　CP-Ti、Ti-6Al-4V 和 Ti-35Nb-3Zr 合金动电位极化曲线的电化学数据[8]

合金	E_{corr} (mV)	β_a; β_c (mV/decade)	i_{corr} ($1\times10^{-2}\,\mu A/cm^2$)	$i_{pass.1000}$ ($\mu A/cm^2$)	降解速率 (1×10^{-4} mm/a)
CP-Ti	-219 ± 56	248 ± 50 166 ± 23	8.15 ± 1.10	7.26 ± 3.61	7.21 ± 0.98
Ti-6Al-4V	-527 ± 95	243 ± 30 198 ± 70	4.15 ± 0.53	2.10 ± 0.61	3.68 ± 0.47
Ti-35Nb-3Zr	-104 ± 10	200 ± 78 167 ± 31	26.4 ± 3.23	5.18 ± 0.54	22.3 ± 2.72

注：CP-Ti、Ti-6Al-4V 和 Ti-35Nb-3Zr 试验一式三份（$n=3$）。电化学数据以平均值±标准差的形式表示。

3.3.1.2　镍钛合金

镍钛合金有用于先天性心脏病封堵器、心血管扩张支架、血管栓塞器、牙科矫形器等方面，其主要成分是金属镍和金属钛。

在自然条件下，镍钛合金表面的钝化氧化膜层主要成分是氧化钛，而氧化镍含量较少。其结构从内到外为晶态到非晶态。镍钛合金在植入体内后，体液中高浓度的氯离子和纤维蛋白原、免疫球蛋白等会附着在钝化氧化钛膜层上，破坏了氧化钛膜层，导致金属镍溶出。后期则由于金属镍比表面积大，水和无机盐、蛋白质等均会被吸附到其表面，形成几个纳米至几十个纳米厚度的吸附层。同时，二氧化钛具有碱性中心，氯离子被吸附到表面较少，使得其电化学电池状态不易形成，钛和镍金属均不易溶出，显示出了良好的生物稳定性。Burian 等[9]的研究结果证实了此结论，其在用 Amplatzer®（镍钛合金室间隔缺损封堵器）封堵术前、术后 1 周及 1、6、12 个月检测了 24 例室间隔缺损患者的血镍浓度，从术前的（0.6 ± 0.2）μg/L 到最高的 1 个月（2.5 ± 0.5）μg/L，升高了 3～5 倍，然后逐渐降低，至 6 个月到 12 个月时降低到了术前水平，未发现过敏或毒性反应。由此认为封堵术后的血镍浓度变化规律与植入封堵器表面形成无血栓新生内膜的时间（6 周左右）具有相关性。而封堵术术后的血镍浓度的升高，一方面是由于镍离子有少量溶出；另一方面是手术过程中酸性环境造成了封堵器表面氧化膜的损伤。

3.3.1.3　不锈钢

不锈钢作为医学植入材料的应用也较为广泛，如口腔材料、螺钉、髓内针、不锈钢骨固定板等，具有较好的耐腐蚀性和抗氧化能力。目前临床上作为金属植入材料的不锈钢为奥氏体不锈钢 316L、317L 等。在生物体复杂的生理环境中，不锈钢材料不可避免会发生腐蚀或磨损。研究表明，不锈钢植入体内失效的主要原因是腐蚀、断裂及材料植入后引起的恶性组织反应，其中腐蚀又是造成断裂和恶性组织反应的重要因素[10]。临床研究表明，316L 等不锈钢植入材料在体内长期使用，由于腐蚀和摩擦磨损等作用会逐渐破坏而释放出金属离子（铁、镍、铬等离子），如 Ryhonen 等[11]观察到在植入 316L 不锈钢板和螺栓邻近的组织中，镍离子质量浓度为 116～1200 mg/L。

不锈钢材料存在着点蚀、晶间腐蚀开裂等情况，镍离子的析出与这种点腐蚀密切相关。以 316L 奥氏体不锈钢为例，其铁基以外的组成化学成分为：碳（≤0.03%）、硅（≤1.0%）、锰（≤2.00%）、磷（≤0.045%）、硫（≤0.030%）、镍（10.0%～14.0%）、铬（16.0%～18.0%）、钼（2.0%～3.0%）等，其表面氧化钝化膜层主要为三氧化二铬和少量钼氧化物。在植入体内后，很快就有生理环境中的水和高浓度氯离子被吸附，最外层发生磷酸钙沉积。氯离子破坏了钝化膜层，纤维蛋白原、白蛋白等的吸附进一步使得钝化膜消失。同时，被破坏降解出来的金属粒子还会进一步导致磨损腐蚀的发生，钝化膜层几乎失去，金属铁、镍、铬、钼等成分均会逐渐溶出。

304L 不锈钢在医学植入材料中也有使用，其化学成分中碳、硫、磷等化合物及金属硅、锰等含量与 316L 不锈钢的含量相同，但铬含量在 18.0%～20.0%、镍在 8.0%～12.0%范围，金属铬含量超过了 316L 不锈钢，三氧化二铬氧化层量更大，其体内抗蚀能力相比于 316L 不锈钢稍好。

3.3.1.4 钴基合金

钴基合金是以钴为基体元素同时加入一种或多种合金元素组成的合金。在生物医学材料领域，一般是指钴-铬-钼组成的合金，强度和硬度较高，在植入体中常用于人工关节的滑动连接，在一些牙科材料中也有应用，如钴铬钨镍合金（L605）等。钴基合金耐蚀性、耐疲劳性及耐磨性等方面都优于不锈钢，对计算机断层成像（CT）和磁共振成像（MRI）的反射较低，无明显散射现象。有研究者按照 ASTM F75-82 铸造合金标准及 ASTM F562-84 锻造合金标准制备的钴基合金成分比例如表 3-2 所示，并对其耐腐蚀性能开展了研究[12]。研究表明，钴基合金与含钛合金一样，也能在空气中自发形成三氧化二铬钝化膜，同样也在植入体内初期的生理环境中，吸附高浓度氯离子，而手术损伤等使周围环境呈酸性，加上蛋白质吸附，与金属形成配位化合物，这些共同作用导致钝化膜的破坏，出现了点蚀和间歇腐蚀现象，金属铬、钴、镍离子或粒子等即会随之而析出。研究认为人体环境中的钝化膜会随时间而改变，电解液中的某些离子会吸附到钝化膜上与某些元素起作用促使钝化膜选择性溶解，当电位达到一定时钴离子与柠檬酸盐会发生络合反应使钴溶解率升高，钝化膜进一步被破坏，从而降低了合金的耐腐蚀性能。而 Hanks 溶液中有些无机离子如磷酸盐、硫酸根离子及葡萄糖的影响会使三价铬离子转化为六价铬离子的氧化物，使合金产生一个二次钝化行为，二次钝化阶段的存在提高了合金的耐腐蚀性能。

表 3-2　钴基合金化学成分（质量分数，%）[12]

元素	Co	Cr	Mo	Ni	C
CoNiCrMo 铸件	35.3	20	10	34.7	—
CoCrMo 铸件	65.5	28.5	6	—	—
CoCrMoC 铸件	65.15	28.5	6	—	0.35

3.3.1.5　金属镁及镁合金

金属镁是一种可降解金属材料，尤其在富含氯离子的环境中。金属镁的化学反应情况具有降解金属代表性。研究发现[13]，当其暴露于模拟体液中时将发生下列反应：

$$Mg+2H_2O === Mg(OH)_2+H_2\uparrow$$

精确的反应过程如下：

$$Mg === Mg^{2+}+2e^-　　　　（阳极反应）$$

$$2H_2O+2e^- === H_2\uparrow+2OH^-　　　　（阴极反应）$$

正常情况下，金属镁也会自发生成氧化膜，成分为氧化镁。镁在腐蚀介质中还会进一步产生氧化膜，其成分主要为氧化镁和氢氧化镁，或者只是氢氧化镁，这些钝化氧化膜对金属镁也能起到保护作用。但是当金属镁有晶界裂纹，或者是呈多孔、疏松状态时，表面的氧化镁和氢氧化镁就会和生理环境中的氯离子接触，将氢氧化镁转化成氯化镁，氯化镁溶解形成镁离子和 2 个氯离子，这一转换过程导致镁金属不断地溶入生理液体中，形成腐蚀。同时，纯金属镁中如果含有微量的铁、铜和镍等杂质时，镁也会发生腐蚀现象。由于镁的标准电位是−2.34 V，而杂质金属在镁中固溶度很小，如铁的最大容限量为 170×10^{-6}，也就是说，只要镁的纯度在 99.9%，微量杂质元素就能在镁的晶界上生成与镁基体有较大电位差的第二相，促进微电偶电池的形成，镁金属作为阳极极易受到腐蚀。镁金属受到腐蚀后，即释放出镁离子或粒子，以及各类杂质金属物质。

有研究探讨了锌和钙含量对 Mg-Zn-Ca 镁合金腐蚀性能的影响[14]。研究发现，在锌含量为 4%时，镁合金的腐蚀速率最低。讨论认为腐蚀初期镁合金是以点蚀为主，表面形成了疏松多孔氢氧化镁保护膜，加剧了腐蚀。但在浸泡时间增长后，全面腐蚀的倾向增大，后期以全面腐蚀为主，而腐蚀产物在表面堆积，减缓了腐蚀速率。而钙含量增高则会降低镁合金的耐腐蚀性。

作为医用材料,镁合金材料抗蚀力较弱,植入环境下随着金属镁的溶失,合金中的铝、锰、锌、钙、锶、钇、锆等金属元素也易溶出进入体内,其中部分金属可能会参与机体生化反应。

3.3.1.6 金、银金属

金、银等贵金属在生物医学中也有使用,如在永久性面瘫上睑不能闭合病例的治疗中,金丝作为上睑负重内置体使用。纳米银具有优良的抗菌作用,也有作为敷料使用于开放性创口,或有镀银材料作为植入材料使用的情况。从研究报道看,皮肤表面使用纳米银时,其纳米银颗粒未进入机体内,但是银离子经皮渗透进入体内,血清银离子和尿银离子浓度增大,且在部分器官发现银离子沉积。如果作为植入材料使用,其磨损或腐蚀析出的金、银离子或粒子不容忽视。

3.3.2 典型无机生物材料的体内溶解与离子交换

3.3.2.1 羟基磷灰石

羟基磷灰石(hydroxyapatite,HAp)在临床上,主要应用在骨缺损填充、人工椎板、牙槽脊增高、人工脊椎、椎体间融合、口腔种植填充、人工骨、颌面骨、人工鼻梁等。在生物材料领域,羟基磷灰石多数是与其他材料复合使用。如与聚乳酸的复合物被应用在骨修复研究中;与聚羟基脂肪酸酯制作复合材料用作颈椎椎间融合器研究;与胶原蛋白复合作为骨、软骨组织工程支架等。另外,纳米羟基磷灰石与壳聚糖、丝素蛋白等的复合材料研究也开展得较多,这主要是仿自然骨。从材料学角度来看,自然骨可看成是取向分布在胶原纤维表面或间隙的纳米羟基磷灰石(n-HAp)微晶增强高分子材料,具有较强的生物活性,在骨、牙相关植入性修复应用方面具可行性。

有研究者对人工合成的羟基磷灰石在外界水分子层作用下的溶解机理进行了分子动力学研究和实验验证[15]。分子动力学计算结果显示羟基磷灰石在外界水分子层作用下,首先是羟基磷灰石表面上的羟基发生脱离,溶入水分子层。表面羟基的脱离,则导致位于表面与次表面钙离子与羟基磷灰石的联系减弱,使钙离子很轻易地从材料表面溢出,迅速并大量地进入水分子层。随后,水分子则逐渐向钙离子靠近并发生转动以负电的氧原子端接近钙离子,可能形成了水合钙离子。脱离后的羟基仍停留在羟基磷灰石表层附近,钙离子则存于水溶液中。该研究还发现,水分子的作用使得次表面的羟基发生了一定角度的倒转,这可能是由于次表面倒转羟基上的氧原子与下面未倒转羟基上的氧原子之间相互排斥作用而导致。而次表面羟基的倒转,则可能导致氢键的破坏,致使通道内的羟基基团呈现无序化,产生了结构上的不稳定。由于表面钙离子和羟基的游离,磷酸基团也溶出，形成磷酸根离子，进一步加剧了羟基磷灰石结构的不稳定而发生溶解。但是，羟基磷灰石在体液中的溶解使得表面呈现负电位，吸附游离钠离子、钙离子，出现了离子交换。

实际上，由于羟基磷灰石作为体内植入物，基本上是以复合材料的方式使用的，降解并不是很容易，如果是制备骨组织工程支架，骨生长匹配的降解速率可通过羟基磷灰石的使用比例来达成。

3.3.2.2 磷酸三钙

磷酸三钙（tricalcium phosphate，TCP）分为 α-磷酸三钙（α-TCP）和 β-磷酸三钙（β-TCP）两类，是生物活性陶瓷的一种，具有良好的生物相容性和生物降解性，其中 β-TCP 的降解性较大。磷酸三钙能与骨直接结合，具有骨传导性，在临床上能用于相对较小的骨缺损修复，为新骨提供支架，是较好的骨修复及填充骨、牙槽嵴增高用材料。磷酸三钙陶瓷的缺点在于力学性能方面，表现出疲劳强度低、脆性大、抗折及抗冲击性能较差等不足，与人体骨骼相差较大，不能满足负荷人工骨的条件。

β-TCP 的降解过程与材料的溶解和生物体内细胞的新陈代谢过程相联系。有文献报道[16]，其降解机制可能有三种情况：一是物理解体，即体液浸入陶瓷残留微孔中，使连接晶粒的"细颈"溶解，从而解体为微粒；二是材料溶解，按照 $4Ca_3(PO_4)_2 + 2H_2O \longrightarrow Ca_{10}(PO_4)_6(OH)_2 + 2Ca^{2+} + 2HPO_4^{2-}$ 形成新的表面相，即体液介导；三是细胞介导，即细胞吞噬作用导致材料降解，而吞噬细胞则指向多核细胞和破骨细胞。

3.3.2.3 生物玻璃

生物玻璃（bio-glass）作为植入材料，主要用在埋置于拔牙后的齿槽内、填充牙周病、防止牙槽骨萎缩等牙科领域，在骨科中也主要用于与自体骨混合填充骨缺损、植入骨不连，以及填充脊柱融合等，这与生物玻璃的抗折强度低、不能负重等性能弱点有较大的关系。

生物活性玻璃（bioactive glass）由于含有大量二氧化硅，不易发生崩溃性溶解。有研究发现[2]，在模拟体液中，生物活性玻璃粉体因与模拟体液中的离子成分发生离子交换而发生了矿化。而生物玻璃中的钠离子和钙离子与模拟体液中的水合氢离子发生离子交换，使硅氧网络逐渐被破坏，由此在生物活性玻璃表层形成了一层富硅层。此富硅层具有极强的负电性，能够在其表面吸引钠离子和钙离子，而后以表层吸附的钙离子为位点又吸引模拟体液中的磷酸根离子和碳酸根离子，最终形成碳酸羟基磷灰石或羟基磷灰石晶体。因此，在生物活性玻璃体系内，会有较多的钠离子、钙离子以及硅、磷等成分溶出，其中硅成分的溶出可能会对细胞产生影响。

3.3.2.4　医用硫酸钙

商业化的医用硫酸钙 OSTEOSET® 在临床上使用病例已经很多。硫酸钙来源充足、灭菌方便、生物相容性好，已广泛应用于骨缺损填充以及脊柱创伤、矫形和退变性脊柱融合的治疗，也能用于五官科和牙科治疗中。近年来，在人工骨修复胫骨平台骨折骨缺损的治疗中，也发现它具有能维持复位稳定、生物相容性和骨传导性好、植入体内无排斥、过敏和毒性反应等优点。

硫酸钙具有在生物体内易溶解、能被机体吸收利用等特点。已有部分临床研究表明，医用硫酸钙的吸收速度与新骨生长速度匹配良好，能够完全溶解后被吸收代谢，无体内残留。

由于医用硫酸钙的无机陶瓷类晶体结构和形态特点，体内液体渗入孔隙使其发生溶解而物理解构，在局部形成钙离子和硫酸根离子，pH 值下降且稳定在 5.1 附近而形成酸性，表明溶解出的硫酸根离子和钙离子稳定存在，使得材料周围局部微环境稳定。有研究采用普通硫酸钙通过实验动物进行体内吸收实验，可发现随着硫酸钙解构，体内血钙含量升高，但无高钙血症的表现。在对医用硫酸钙人工骨修复胫骨平台骨折骨缺损的临床病例中，病理观察显示，OSTEOSET® 人工骨在植入的早期对复位骨折块起到了支撑作用，能诱导血管和成骨细胞长入，并能防止纤维组织长入骨空腔，材料最终将完全降解而被吸收，并由新生的骨组织替代，且可以起到远期支撑作用，避免骨折复位丢失[17]。成骨细胞吸附在硫酸钙颗粒的表面，会产生类骨质，可将硫酸钙溶解，使人工骨植骨术后效果与自体骨骼相同。

3.3.2.5　其他无机非金属材料

近年来，石墨烯和碳纳米管在生物医学领域的应用研究也见诸报道，如二维石墨烯基材料等碳纳米材料在药物传递、组织工程、诊断学等领域均显示出了良好的应用前景，但其在机体特定组织的沉积却需高度重视。有研究者通过动物试验发现[18]，以静脉注射 2D 氧化石墨烯纳米片采用纳米材料模式在体内运送，大部分通过肾脏排出，但有一小部分被沉积了脾脏中。但也有研究指出，碳纳米管在体内可通过酶促降解使其无毒性化。

3.3.3　典型医用高分子材料在生理环境中的降解

3.3.3.1　蛋白质类材料

作为天然高分子的蛋白质类材料，在生物医学材料领域具有不可替代的天然优势。机体本身的主要组成物质即是蛋白质，而通过各种提取或制备方法获得的蛋白质类生物材料或复合材料，在作为异物植入机体后，仍然会因机体生理环境而发生降解。

蛋白质类材料在机体内的降解，分为细胞外降解和细胞内降解两种方式。体液接触蛋白质以后，所含有的各类蛋白酶起水解作用而使蛋白类材料碎片化，一般是由蛋白水解酶作用而发生。蛋白水解酶（protease）分为蛋白酶和肽酶两个亚类，其对蛋白质的降解有两条途径：一是溶酶体酶途径，即在蛋白质类材料植入机体后，出现酸性生理环境，溶酶体酶在酸性环境下活性强，将蛋白质裹入并进行水解；另一条途径是泛素途径，泛素是一类含有 76 个氨基酸残基的小分子蛋白质，存在于真核细胞内。泛素经泛肽活性酶、泛素携带蛋白、泛素-连接蛋白酶顺序催化标记目标蛋白，形成泛素化蛋白，泛素化蛋白被一种存在于细胞质中的多亚基蛋白——26S 蛋白酶体所降解，产生 7～9 个氨基酸残基的肽段，然后由细胞质中的肽链外切酶酶解成氨基酸。

1）胶原蛋白

胶原蛋白（collagen）植入体内后，体内含有特异作用于胶原的胶原酶（collagenase），或者胰蛋白酶等，对其降解起到了关键作用。研究表明，热变性胶原蛋白，或者是交联程度较低的胶原蛋白，在降解过程中会发现它有降解形成小颗粒的情况，如果采用了特定的交联剂且交联程度较高的胶原蛋白，则会通过磨损成为小颗粒后被酶解，或者因磨损出的碎片激活吞噬细胞、聚集中性粒细胞，因细胞介导而发生降解。胶原蛋白的酶解产物中，有含特征羟脯氨酸的小分子肽和游离的羟脯氨酸，通过对羟脯氨酸的测定，可知其降解情况。

2）弹性蛋白

弹性蛋白（elastin）是弹性纤维的主要成分，亦是细胞外基质的重要组成部分，起着细胞间黏附和支持作用，具有高度交联不溶的特点。脱细胞基质应用于组织工程支架的研究正在开展，并有望成为未来优秀的支架再生组织或器官，弹性蛋白即是其主要成分。弹性蛋白具有较强的弹性和坚韧性，经放射性同位素测定，弹性蛋白在体内的半衰期约为 70 年。体外实验也发现它不溶于稀酸、碱、醇和盐溶液，仅在一些极性溶剂中出现溶胀现象，甚至对某些酶的攻击都有很强的耐受和抵抗能力，这是因为弹性蛋白结构中最主要的成分是锁链素（包括少量异锁链素），是一种特有的交联氨基酸，能起到维持弹性蛋白结构稳定不易溶解的作用。

迄今为止的研究中，也仅发现弹性蛋白酶可以酶解弹性蛋白，弹性蛋白酶多数来源于胰脏，多核中性粒细胞、血小板、巨噬细胞、成纤维细胞、平滑肌细胞和内皮细胞中也检测到了弹性蛋白酶。不同细胞来源的弹性蛋白酶可以分成两类，即金属离子蛋白水解酶（需锌离子作为辅酶）和丝氨酸蛋白水解酶。弹性蛋白在机体内不降解，正是因为在正常生理条件下机体中存在数量上占绝对优势的弹性蛋白酶抑制剂，其中对金属离子弹性蛋白水解酶的抑制剂为组织金属蛋白酶抑制剂，对丝氨酸弹性蛋白水解酶的抑制剂主要是 α1-蛋白酶抑制剂和 α2-巨球蛋白抑制剂，这些酶抑制剂和酶之间维持着动态平衡。当植入弹性蛋白时，因手术损伤等导致炎症等，则可造成弹性蛋白酶抑制剂浓度下降或弹性蛋白酶活性升高，动态平衡遭到破坏，弹性蛋白被降解，所以弹性蛋白的降解主要是细胞介导引起的。如中性粒细胞中的弹性蛋白酶，分子质量约为 30 kDa，除了对弹性蛋白有很强的降解能力外，还对胶原蛋白、黏蛋白和免疫球蛋白等都有很强的降解作用。当病理状态下发生局部充血炎症时，中性粒细胞聚集，溶酶体酶大量释放，就造成了弹性蛋白异常降解，所以弹性蛋白降解多是由某些疾病或一些外界因素引起的。弹性蛋白的降解会释放特异性分解产物锁链素，这和其他蛋白质有所区别。

3）蚕丝蛋白

蚕丝蛋白（fibroin）因其是拟应用于组织工程支架、人工器官的原材料，而成为被研究得较多的一类生物材料。蚕丝丝素蛋白是一种纤维蛋白质，研究表明其对较多的蛋白酶如中性蛋白酶、胰蛋白酶、胶原酶和 α-糜蛋白酶和酶催化水解反应敏感，丝素重链中的亲水性无定形片段以及 C 端和 N 端序列（由完全不重复的氨基酸残基组成）特别容易发生蛋白质水解而降解。其降解行为受许多因素的影响，包括蚕丝二级结构（如 β 片段含量）、形状、作用时间以及酶的类型等，其中酶的类型受到植入部位生理环境的影响。

作为外源性蛋白质植入材料时，在机体生理环境中，先由生理液体浸入，而后各种蛋白酶、细胞溶酶体酶等使得蚕丝蛋白发生接触性酶解而逐步降解，降解产物为小分子多肽及氨基酸。其中有研究发现在一些分子量范围内的小分子多肽可能具有细胞毒性[19]，如图 3-5 所示。以盐溶法经透析、浓缩和冷冻干燥得到丝素蛋白质粉末（扫描电镜检测其粒径大小为 20～50 μm），再采用中性蛋白酶酶解法获得了低分子量丝素肽，并将其混入细胞培养基中进行细胞生长实验，结果发现，当低分子量丝素肽体积浓度较低（0.1 mg/mL 和 0.5 mg/mL）时，对两种细胞生长影响较小；而当其体积浓度较高（2.5 mg/mL 和 5.0 mg/mL）时，对两种细胞生长存在抑制作用。以浓度达到 5.0 mg/mL 为例，L02、HepG2 细胞生长的相对增殖率（RGR）值分别为 23.83%±0.92%、8.03%±0.91%，呈强抑制细胞生长作用。

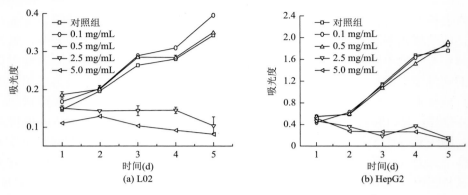

图 3-5　低分子量丝素肽对 L02、HepG2 细胞生长的影响[19]

3.3.3.2　多糖类材料

多糖类生物材料主要包括甲壳素、壳聚糖及其衍生物、海藻酸盐、纤维素、透明质酸等。多糖类材料自然溶解性差异较大，如直链淀粉不溶于水而支链淀粉则可溶。多糖类生物材料的降解多数遵循了可降解材料的降解规律，即通过体液浸润、分散、降解后，产生细小颗粒被吞噬细胞吞噬存在于胞体内，在吞噬细胞死亡破裂后，细微的材料颗粒被释放到组织间隙中，这些降解释放物质为比低聚糖分子更小的小分子物质，如氨基多糖，经循环代谢排出体外。

1）甲壳素、壳聚糖及其衍生物

甲壳素（chitin）是一种线型的高分子多糖，天然的中性黏多糖，可溶于浓酸，不溶于水、稀酸、碱、乙醇或其他有机溶剂。经碱脱乙酰化成为壳聚糖（chitosan），是含有游离氨基的一种碱性糖。羧甲基壳聚糖同时含有游离氨基和羧基，是一种两性糖。羧甲基甲壳素含有游离羧基，氨基被 *N*-乙酰基保护，是一种酸性糖。有溶菌酶、血浆和尿液参与的对甲壳素的体外降解实验发现，甲壳素能快速降解，降解产物分子量很小。小鼠体内荧光标记甲壳素的排除，发现其快速降解后经过尿液排出体外，无残留。

有学者开展了体外溶菌酶作用于壳聚糖及其衍生物的实验[20]，发现在溶菌酶的作用下，壳聚糖、羧甲基壳聚糖和羧甲基甲壳素均发生了降解，降解速度由高到低一般为：羧甲基甲壳素＞羧甲基壳聚糖＞壳聚糖。研究还发现，壳聚糖及其衍生物的降解受到植入环境的影响，在皮下植入只受到组织液作用时，降解速度很慢，只有在有溶菌酶、血浆的环境下才会快速降解，这与溶菌酶的生物学功能相关。溶菌酶可催化细菌细胞壁肽聚糖的水解，而甲壳素与肽聚糖结构相似，因此溶菌酶可轻易水解甲壳素。溶菌酶在降解壳聚糖时，由于糖单元上 *N*-乙酰基的缺失，造成酶与底物亲和性降低，故水解速度变慢。在壳聚糖糖单元 6 位上引入羧甲基，在一定程度上增加了多糖的亲水性，有利于溶菌酶的水解作用，但提高速度不显著。

此外，有研究还发现了脂肪酶对壳聚糖降解的促进作用[21]。脂肪酶并非壳聚糖的专一性酶，但它能够催化降解壳聚糖分子链中的 β-1, 4-氧苷键。脂肪酶以内切方式作用于大分子链中的糖苷键，在脂肪酶的作用下壳聚糖降解初速度较快，而后降速，且有脱乙酰度依赖性。研究发现壳聚糖的脱乙酰度在 70%～90%区间时，脂肪酶对其降解作用大。当人体在胰腺损伤、胰腺相关癌症、肾功能不全、穿孔性腹膜炎等病理条件下时，脂肪酶会升高，这样的病理生理环境下壳聚糖会加速降解，对壳聚糖植入物体内降解带来较大的影响。

2）海藻酸盐类

海藻酸钠（sodium alginate）的结构与软骨基质成分蛋白多糖的结构相类似，是较好的软骨细胞培养基质材料，近年来被广泛使用在可注射性修复膝关节软骨缺损，或者作为软骨组织工程支架培养组织工程软骨方面，也是一种可降解高分子材料。

海藻酸钙（calcium alginate）是由海藻酸钠在钙离子存在时通过离子交联反应而生成，是具有开放晶格的水凝胶，具有一定的力学强度，其力学强度与钙离子浓度和藻酸钙浓度相关。海藻酸钙水凝胶的构造对生物活性物质的渗透扩散并无阻碍作用。与海藻酸钠一样，它在体内同样是通过水解及酶解途径降解吸收，且降解速度较快，一般在植入 4 周内就被完全降解。海藻酸盐支架材料在生物体内降解后释放的物质是甘露糖醛酸和葡萄糖醛酸单体，参与机体代谢，对机体无毒性，安全可靠。

3.3.3.3　脂肪聚酯类材料

以聚乙交酯（PGA）、聚丙交酯（PLA，或称为聚乳酸）、聚己内酯（PCL）及它们的共聚物为代表的脂肪族聚酯是通过人工合成的可降解性高分子材料，在体内植入材料方面已有临床应用。

脂肪聚酯类含有比较容易水解的酯键，所以该类材料的降解是由水解和酶解共同进行的，并以水解为主。研究表明[22]，其降解过程首先是体液内的水扩散进入脂肪聚酯类材料内，将材料全部浸润，之后发生酯键的水解。酯键水解断裂，易溶于水的低聚物从聚合物表面脱落扩散到水中，羧基端基数目增加，材料周围环境酸性随即增强。但材料表面低聚物逐渐逸于水中并扩散出去后，材料内部由于羧基等较多导致酸性强，由此形成了酸性梯度，加速了内部材料的脱落，而后发生崩解。植入材料周边细胞介导降解、富血管化增强新陈代谢等，均会加大材料的降解。

PCL、PGA 和 PLA 在体内的降解行为是一致的，但由于其结构的不同，降解速度也有较大差异，降解速度一般为 PGA＞PLA＞PCL，且降解产物不一致。其中 PGA 降解产物为乙醇酸，PLA 的水解产物为乳酸，而 PCL 的降解产物为低分子量的 PCL 碎片。

3.3.3.4 聚烯烃类材料

聚烯烃类高分子包括聚氯乙烯（PVC）、低密度聚乙烯（LDPE）、高密度聚乙烯（HDPE）、超高分子量聚乙烯（UHMWPE）、聚丙烯（PP）等，在医学领域除了导管类可使用外，也有使用在体内植入的，如 PVC 可应用在人工腹膜、人工尿道、人工心脏上；HDPE 可应用在人工肺、人工气管等；UHMWPE 在关节替代材料、组织支架等方面已应用于临床，PP 纤维可作为腹壁疝修补网等。这类高分子材料结构特征是主链为碳链，是不可降解的高分子材料。

但当这些不可降解的高分子材料进入体内后，由于生理环境成分的复杂性，同时植入材料作为异物，磨损、材料晶体结构状况和宏观构造上的缺陷、消毒方式导致氧化或导致产生自由基等，都可能会造成其局部降解。如 UHMWPE 作为关节替代材料植入体内后，就发现了该材料的周围生物组织中含有大量的 UHMWPE 碎片，将 UHMWPE 假体周围的组织碎片进行分离研究，发现有大量的微米尺寸的 UHMWPE 粒子。

有研究团队对 UHMWPE 发生局部降解的机制开展了系列研究，提出了脂质介导磨损降解引起的关节假体强度和耐磨性降低的设想，通过体外脂质模型进行脂质介导降解实验，确定了脂质介导降解增加了 UHMWPE 磨损率的事实，如图 3-6 所示。其导致非交联和交联的 UHMWPE 的磨损率分别增加了 2.5 倍和 14 倍，导致 UHMWPE 磨损碎片增多，这不仅会让假体尺寸和机械性能受损，而且 UHMWPE 碎片在体内的代谢产物可能会具有细胞毒性，对机体造成不良影响[23]。因此，脂质介导的不可降解高分子材料在体内的磨损腐蚀降解是未来需要深入研究的问题。

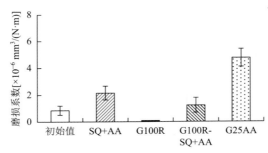

图 3-6 不同处理条件下的 UHMWPE 材料平均磨损系数比较[23]

初始值：UHMWPE；SQ+AA：UHMWPE 在 80℃角鲨烯（SQ）中浸泡 14 d，然后在 80℃的空气中加速老化 21 d；G100R：UHMWPE 在惰性气氛中 100 kGy γ 射线辐照，然后在 160℃真空中重熔 2 h；G100R-SQ+AA：G100R 经 SQ+AA 处理；G25AA：在 25 kGy 的空气中进行 γ 射线辐照，然后在 80℃的空气中加速老化 21 d

3.3.3.5　水凝胶类材料

医用聚丙烯酰胺（PAM）水凝胶体内植入物，多用于软组织填充，在整形美容上已有应用。理论上该类无色、透明、均匀的胶冻样物质，对组织无毒，具有良好的组织相容性。

临床上对水凝胶类材料植入体内后的观察和研究，均发现材料周围产生了包膜，一般是 1 周内就形成一层薄包膜，包膜表面还可以看到毛细血管的生长。由于炎症，包膜周围有少量淋巴细胞和中性粒细胞，一般在一个月后即逐步消失。纤维包膜由成纤维细胞组成，逐渐变为成熟的结缔组织，水凝胶可被完整地包覆在包膜内，不易发生降解。但水凝胶仍会因形状、动态磨损等问题而发生脂质、细胞介导的降解，磨损降解物为细沙样物质，可能是脱落的低分子量的聚丙烯酰胺水凝胶物质。

由于一定分子量的聚丙烯酰胺及单体丙烯酰胺被认为有神经毒性，在合成时如果有单体残留，可能会激活免疫物质而导致水凝胶物质的崩解。

3.3.3.6　硅橡胶类材料

硅橡胶（silicone rubber），即聚甲基乙烯基硅氧烷，以硅-氧重复出现形成的长链为骨架合成的聚合物，从固体硅橡胶到液体硅橡胶，可作为软骨替代物、人工关节、人工肌腱，或人工脂肪组织、人工腱鞘等。硅凝胶为果冻状，可注射进行填充，还可以充满在硅橡胶胶囊内制成乳房假体。此外还有制成球形人造心脏瓣膜以代替损坏的心脏二尖瓣膜等的硅橡胶，一直被认为是安全性好、不发生降解的人体植入材料。

液体硅橡胶具有与聚丙烯酰胺水凝胶一样良好的生物相容性和柔软性，所以硅橡胶在植入人体后，同样也会在较短时间内产生包膜，材料被包覆在结缔组织包膜中，较长时间内都不会发生降解。而如果包膜形状结构差，表面粗糙，或因人体病理环境，硅橡胶也同聚丙烯酰胺水凝胶一样会发生细胞与类脂等介导的磨损腐蚀降解，由巨噬细胞吞噬沙样硅橡胶小分子物质，而后随巨噬细胞被排出到体液内，进一步降解并进入代谢。

固体硅橡胶植入物，一般认为是在体内发生磨损而降解。Backman 等[24]对长期气管切开套管患者所使用的硅橡胶管、PVC 管和 PU 管进行了降解研究。将气管导管暴露于气管局部环境中 3 个月和 6 个月，发现材料表面出现严重降解和变化。其宏观颜色发生了改变，所有管道上都发现了一定程度的裂纹、凹坑和材料剥落，同时其聚合链的化学键也发生了断裂。在套管表面或裂缝和/或凹坑内发现有微观沉积物和细菌菌落，这可能是发生了细菌介导的磨损腐蚀行为，如图 3-7 所示。

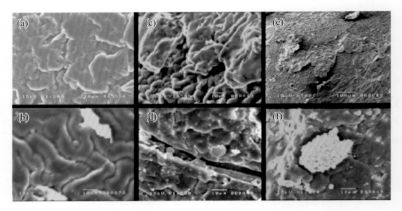

图 3-7　硅橡胶管植入物扫描电子显微镜（SEM）图像[24]

　　图 3-7（a）为患者未暴露参考管近端区域（Ⅰ）的 SEM 图像。在显微照片中看到的不规则外表面是 SuperSlick XL-PCN 涂层。图（b）所示是一名 23 岁的 Duchenne 综合征呼吸机治疗患者远端区域（Ⅲ）暴露 1 个月的硅橡胶气管造口管的 SEM 图像，退化指数得分为 2。图（c）所示为图（b）同一个患者在暴露了 3 个月时的硅橡胶气管造口管的 SEM 图像，退化指数得分为 4，有一个清晰的双层显示聚合物链的降解。图（d）为同一患者在暴露 6 个月后的硅橡胶气管造口管 SEM 图像，退化指数得分为 4，这里的退化更为严重，可见深裂纹。图（e）为图（c）所示硅橡胶气管造口管 SEM 图像，但原始放大倍数为 200 倍，图像中清晰可见部分磨损的双层，即 SuperSlick XL-PCN 涂层。图（f）所示为硅橡胶气管造口管暴露 3 个月的 SEM 图像，显示了图（b）到图（e）的中部区域部位，图中 10 μm 大小的图像右侧有一个圆形滚轮状图像，表明菌落形成及微生物生长情况，从该图也可以看出细菌的大小。研究表明即使硅橡胶管进行了灭菌消毒，但其表面的孔隙仍然可能会导致微生物生长附着在表面，介导硅橡胶管发生裂纹。

3.3.3.7　其他高分子材料

　　其他高分子材料如聚氨酯（PU）、聚氯乙烯（PVC）、聚甲基丙烯酸甲酯（PMMA）和聚甲基丙烯酸-β-羟乙酯（PHEMA）等，均为不可降解高分子材料，在骨科或口腔骨缺损填充和修复治疗中得到广泛应用。这一类材料遵循磨损腐蚀降解机制，如骨科应用中，患者活动导致的磨损会释放出高分子微粒或片段进入体内，刺激机体产生炎症反应，激活巨噬细胞，释放溶酶体酶等，从而导致细胞介导的降解发生，其降解产物一般为低分子量的高分子微粒。

3.3.4　生理环境中复合生物医学材料的降解行为

在外科植入中，复合材料构建的植入体使用是最多的，包括各种有机高分子材料相互间的复合、无机非金属材料和有机高分子材料的复合、金属材料表面涂装上生物相容性好的天然材料、坚硬的骨材料表面进行骨诱导层的装配、蛋白质与金属的复合、金属与陶瓷的复合等。通过材料的复合，获得适合于机体的植入材料，成为现今研究最大热点。

对于复合类植入材料研究，体外和体内降解试验是必须进行的，因为通过一些材料的复合，可增强或减弱材料的降解，以适应材料的体内应用位置。早期对于生理环境下植入材料降解机制的研究很多都集中在单个材料上，近年来，国内外在复合材料的降解机制和成分添加相互影响等方面开展了更多更复杂的研究，取得了一些优秀成果。

如将有机合成高分子片段相互嵌入形成复合材料，改变材料的降解性能和机制，这方面已有了较多的探索。有团队开展了聚(D, L-丙交酯)-嵌段-聚(2-丙烯酸羟乙酯)的共聚物（PLA-*b*-PHEA）的体外/体内降解性能研究，并与 PLA 均聚物进行了比较性研究。发现，当使用短 PHEA 片段时，即 PLA-*b*-PHEA 分子质量为15 000～3000 g/mol、85%/15%（质量分数），其降解过程与 homo PLA 非常相似，属于典型的整体侵蚀机制，即植入伊始几乎观察不到质量的损失，仅内部水分在逐渐浸润，达到一个节点（如 45 天左右时），即快速全面崩解；但当将较长的 PHEA 片段嵌入其中，即 PLA-*b*-PHEA 分子质量为 15 000～7500 g/mol、65%/35%（质量分数）时，降解机制发生了明显改变。即一开始的 3～5 天内有较明显质量损失，但损失量在 40%（质量分数）左右，然后基本保持稳定在不超过60%（质量分数）处，体内体外降解实验结果一致，如图 3-8 所示[25]。PHEA 片段的加入，改变了嵌段共聚物材料的亲水性和柔软性，使降解产物从材料上快速脱落并扩散到水介质中，以此改变了 PLA 材料的降解性能和降解机制。

无机非金属材料等也能够改变有机高分子材料的降解性能。有研究者通过注塑成型的方式，将表面接枝的氧化镁和甲壳素晶须复合到聚乳酸中，比较研究了纯聚乳酸、表面接枝氧化镁复合聚乳酸、甲壳素晶须复合聚乳酸、表面接枝氧化镁和甲壳素晶须复合聚乳酸的降解性和降解机制[26]。

研究结果发现，接枝氧化镁加速了复合材料的降解，但甲壳素晶须能延缓聚乳酸基质降解。同时引入表面接枝的氧化镁和甲壳素晶须对聚乳酸基体在降解过程中早期力学性能的保持和降解速率的调节具有协同作用。研究认为这可能是由于接枝氧化镁具有良好的亲水性，当模拟体液溶液渗入复合材料时，复合材料表面包覆的微米级接枝氧化镁优先溶解，形成孔隙，降解溶液在孔隙中呈碱性，导

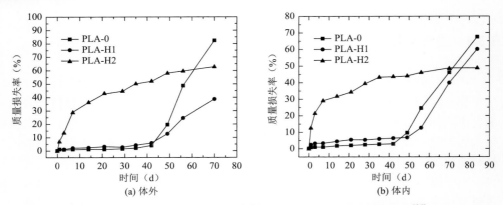

图 3-8 PLA 及其嵌段化合物体外和体内降解试验质量损失变化[25]

PLA-0：PLA（100%/0，质量分数）；PLA-H1：PLA-*b*-PHEA（85%/15%，质量分数）；

PLA-H2：PLA-*b*-PHEA（65%/35%，质量分数）

致聚乳酸非晶区降解速率加快，随着聚乳酸基体非晶区的衰变，能产生较多的酸性降解产物，引发了聚乳酸的自催化降解。同时，由于复合材料的基体中甲壳素晶须与聚乳酸界面相容性好，纳米级甲壳素晶须在降解初期很难从复合材料中溶解出来，随着聚乳酸降解的深入，聚乳酸链的结晶区开始降解，导致甲壳素晶须溶解，其溶解产生的碱性降解产物可以中和聚乳酸基体的酸性降解产物，从而调节了复合材料的后期降解速率，如图 3-9 所示。

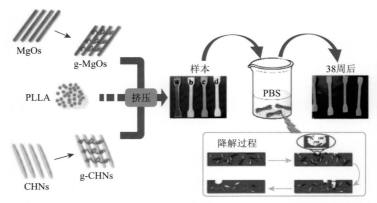

图 3-9 氧化镁和甲壳素晶须改变 PLLA 材料降解性能示意图[26]

另外，脱细胞组织基质可认为是一种蛋白质和多糖的复合材料。脱细胞组织基质是应用物理或化学方法，将异体或异种组织进行脱细胞处理，去除组织移植过程中容易引起排斥反应的相关抗原，用于修复损伤组织或者用作组织补片。经过化学方法处理后的脱细胞组织基质，其可溶性蛋白质和细胞成分被去除，保留下来的具有完整外观形态和组织学及超微结构的不溶性基质成分，主要包括各型胶原蛋白、弹性蛋白、非胶原糖蛋白如层粘连蛋白（LN），以及蛋白多糖、糖胺多糖等，其植入后只在因磨损或者形状、表面粗糙等情况下，才会发生细胞介导的降解，且遵从弹性蛋白和多糖的物质溶出和代谢途径。

综上所述，对于复合材料的降解行为，实际上相对遵从了组成复合材料的各基础成分的溶解、磨损与降解行为，但相互间的结合程度和相容性，能都对其降解造成影响。在复合程度不够相容的地方，如部分复合材料材料界面、交联点，或者是不同物质复合产生的缺陷点等处，易发生液体的渗入、浸润断键等，引发降解。复合材料的降解产物和组成复合物的纯物质的降解产物基本一致，如蛋白质的降解产物为多肽或氨基酸、多糖降解产物为低聚糖或小分子物质等，以及金属腐蚀、磨损溶出的金属离子或颗粒。

3.4　植入材料释放物在体内的代谢

植入材料在机体内发生溶解、降解后会产生相应的物质，这些物质即会进入体内循环，进入人体代谢过程。生物体可以将获取的可作为营养物质的部分，通过代谢同化作用，将其变为自体组成物质或以能量形式储存起来，也可以通过异化作用将物质加以分解，释放出其中的能量，并把分解终产物最终排泄到体外。研究植入材料降解物质在体内可能会发生的释放、吸收、分布、代谢和排泄等行为的科学，现今也被称为"材料药代动力学"（material pharmacokinetics），正逐渐得到业界学者的重视。

植入材料溶出物在体内会发生的代谢行为受到机体生化功能的影响，是否为体内循环代谢系统可识别的物质较为重要。例如，对于溶出的金属离子，如果它是机体体内必需微量元素的金属物质，在体内即有一套代谢机制和途径，如果它是因植入金属材料物质溶出导致的多量物质，将通过循环和代谢途径把它排出体外。无机非金属材料的溶出物质，包括钙、磷等，也是机体本身含有的物质，会因为量大而被排出体外；天然有机高分子材料如蛋白质、多糖类也同样遵循了人体正常代谢途径和机制。但机体非必需金属离子，或部分金属颗粒、部分合成有机高分子、高分子在体内降解出的微粒、纳米颗粒等，对于机体来说即为异物，易激活机体免疫系统，招募免疫物质等，继而通过吞噬、包裹沉积等方式得到处理。其中存在的可排出物质，其排出途径各异。

3.4.1　机体正常识别物质的体内代谢行为

3.4.1.1　金属离子与无机非金属物质

已知生物体内存在的元素主要有铁、钠、钾、镁、钙、铝、锰、钴、铜、锌、钒、镍、锡等金属元素以及碳、氢、氧、硫、氮、磷、硅等非金属元素。植入材料在体内因磨损或腐蚀溶出离子已确知主要有钙、镁、铝、钴、镍、钒、锰、铜、钾、钠和磷等元素的离子，这些离子在溶出后进入体液，其中钙和磷进入细胞外液，再进入血液，参与组成血钙和血磷，一部分会重新沉积到骨骼中，在骨骼中参与沉积和再溶解；另一部分会进入一些组织细胞被利用或再排出到血液，并受到维生素 D、甲状旁腺素和降钙素等激素物质的调节，参与体内生理活动。

金属离子的代谢途径也相对比较清晰。首先是金属离子的运送，由体液中的运送蛋白与金属离子结合，由运送蛋白将金属离子经毛细血管带入血浆中，随着血液循环，被带入循环代谢器官如肝脏、脾脏、肾脏、胰脏中等。运送蛋白在这些循环代谢器官中将被分解，其带上的金属离子在运送蛋白被分解后即成为游离金属离子。游离金属离子在体内会有两种情况，如果机体生命微量元素金属离子不足，这些金属离子多在肝脏、肾脏中再次与运送蛋白等结合，然后被送到机体需要金属离子的器官或组织内再利用，再运送、分解、排出等，反复进行，这些行为一般由激素、维生素等调节。而如果机体金属离子含量高，则机体会将多余的金属离子排出体外，排泄的主要途径是肝脏、肾脏、胰腺。肝脏中积累的多余金属都可以与胆汁结合，随胆汁进入消化道被排出；胰液中也可排出少量金属离子；人的肾脏大约 20 分钟能将全部血浆过滤一次，以清除过量或不需要的金属离子，同时也对机体所需金属予以保留或重吸收，如钠、钾、钙、镁、钴、铬、锰等金属离子，均可由肾脏滤出，随尿液排泄于体外，一般不在体内蓄积。肺部呼吸也是排出多余金属离子的渠道。

其中钙离子的排泄主要是通过肠道进行的，大约有 80% 的钙离子被肠道吸收后随粪便排出，约 20% 的钙离子由肾脏排出。磷的主要排泄渠道是通过肾脏，大约 70% 成为尿磷被排出体外，30% 左右由肠道粪便排出。钙和磷进入肠道、肾脏排泄渠道的这个过程也具有可逆性，即进入肠道的钙、进入肾脏的磷也有可能在机体缺乏该类物质时被重吸收进入体液中再利用，其行为受到降钙素、甲状旁腺激素及维生素 D_3 等的调节。在钙、磷排除过程中，特别要重视钙磷代谢紊乱问题，在使用含钙磷的无机非金属材料可降解支架等体内植入物时，要严格监控可能发生的高钙血症。

硅的排出一般主要是通过肾脏随尿液排出，少量的硅可通过粪便、汗液以及女性母乳排出，但如果硅的溶出量过大或者是长时间持续溶出，可造成人体中硅含量过高。由于硅主要是尿液排泄，如果其在泌尿系统形成堆积，则会引起尿结石。

在一些储存金属的有机分子（如铁蛋白、硫蛋白等）发挥其生理功能时，也能决定多余的金属离子是再循环利用还是排泄出体外。即当一些金属离子在体内浓度升高时，体内蛋白质、多肽、糖类等可将金属离子储存其中。在这种储存形式下，上皮细胞脱落时就会将这类储存了金属的大分子物质一起脱落，并由粪便排出体外。而即便是进行金属离子的排出，在到达小肠和大肠时，小肠和大肠还会在其肠液中对脱落进入的金属离子进行吸收或排泄。吸收的再次进入循环，而一些被结合到肠黏膜上的金属离子，会随着肠黏膜脱落而不断地脱出，再随粪便排出肠道。

汗液也是金属离子排除的渠道之一，主要排除的是溶于血浆中的金属元素。毛发是少量金属排泄的通道。

3.4.1.2　天然高分子材料降解物

1）蛋白质类材料

蛋白质类材料在体内发生降解或局部降解后，受到体液中蛋白酶等的影响，产物多为多肽或氨基酸，降解产物进入体液，遵从内源性蛋白质、多肽、氨基的代谢途径及机制，被输送到广泛的代谢部位去进行分解代谢。蛋白质类材料降解产物的代谢器官有肝脏、肾脏，同时在肺、血液和血管内皮、皮肤以及其他组织和器官等处都可以代谢排除。

一般应用于体内植入物的蛋白质为胶原蛋白、弹性蛋白以及蚕丝蛋白等，其中可能含有 18～20 种氨基酸。体内所有的水解蛋白酶都可能会对这些蛋白质颗粒加以降解利用，如胰蛋白酶、氨肽酶、羧肽酶 A 和 B、弹性蛋白酶、二肽基肽酶Ⅳ（DPPⅣ），以及消化道内的糜蛋白酶等都有可能对运送的蛋白质、多肽给予酶解降解。而蛋白质被酶解降解产生的氨基酸及小肽片段，部分会进入内源氨基酸库，用于内源性物质的重新合成，而后再按照内源性氨基酸物质的代谢机制进行代谢。

蛋白质类材料降解产物的代谢部位主要是肝脏。蛋白质的降解产物肽到达肝脏后，根据分子大小和亲、疏水性的不同，通过小分子肽扩散越过肝细胞膜、载体介导的转运，以及胞饮等作用将其摄入肝细胞，而后被肝细胞内丰富的溶酶体水解酶降解。被摄入的氨基酸以及在肝细胞内被酶解得到的氨基酸在肝脏内进行转氨基、脱氨基及脱羧基等反应进一步分解，而后肝脏将有用的氨基酸合成为蛋白质并进入血液供给全身器官组织，将蛋白质多肽分解产生的有毒物质氨合成为尿素经肾脏排出体外。

肾脏担负的功能主要是排泄蛋白质和氨基酸终末端代谢产物，如尿素、肌酐、氨、尿酸等，仅在当内源性多肽和蛋白质在分子量小于肾小球滤过极限（约 60 ku）时，肾脏可发挥代谢和消除蛋白质与多肽功能。内源性多肽和蛋白质经肾小球滤过后，通过胞饮和溶酶体降解，水解成极小分子肽和氨基酸，或者经近端肾小管管腔内的刷状边缘膜中的肽链端解酶水解成氨基酸，再经特异性氨基酸转运系统被重新吸收进入体循环。或者先被断裂成小肽，再转运至近曲小管的上皮细胞内，并在胞内水解、吸收、再循环。

有研究表明肺部存在多种蛋白酶和肽酶，在呼吸道和肺泡上皮细胞的管腔膜上也存在着氨基酸、肽和糖的转运体，这些转运体即参与了蛋白质降解产物从呼吸道的清除。另外，皮肤的角质层、表皮和真皮层也都存在一些内肽酶（如脱氨酶和酯酶）和外肽酶（如氨肽酶），有输送至皮肤层的多肽或氨基酸，也会被及时水解清除。

但是值得重视的是，部分蛋白质类植入物，在机体内释放的物质中，发现具有细胞毒性的情况[19]。如丝素蛋白，有研究发现其具有促进细胞生长功能，而与此矛盾的论点是认为其具有细胞毒性。丝素蛋白在分子量较大或小分子量多肽条件下，可起到促进细胞生长的营养物质作用，但是，在其中段多肽中发现了对细胞凋亡起到促进作用的片段，其结构中的β折叠构型占比比较高，如图3-10和表3-3所示[27]。这部分蛋白质在溶出后，刺激激活吞噬细胞，吞噬细胞在运送过程中可能会出现未到达靶点便发生破裂情况，对机体会造成一定的影响。关于中段多肽部分片段促进细胞凋之具体的作用机制及条件尚未明确，但同研究团队发现其受到钙离子的影响，络合钙离子会逆转毒性[28]。

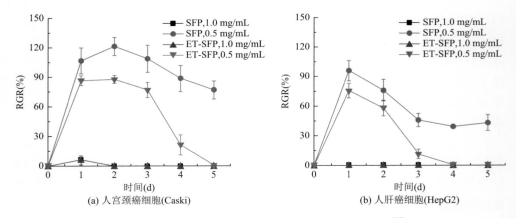

图3-10　丝素肽与乙醇处理丝素肽对细胞生长的影响[27]

表3-3　丝素肽与乙醇处理丝素肽二级结构分布百分比[27]

二级结构类型	SFP(%)	ET-SFP(%)
α 螺旋	12.92	9.51
β 折叠	48.76	55.16
β 转角	16.28	15.73
无规卷曲	22.04	19.60

　　胶原蛋白等蛋白质是否具有同样行为尚未有研究结果，但是对于蛋白质、多肽来说，其结构较为复杂，作为异物进入体内时，是以颗粒代谢还是分解成小分子的营养代谢，值得开展进一步的研究。

　　2）多糖类材料

　　含甲壳素、壳聚糖、纤维素等的体内植入材料，由于壳聚糖酶和溶菌酶等专一性酶或非专一性酶的作用，降解较快较强，降解产物是壳四糖以下，或低聚壳聚糖、氨基葡萄糖单体物质。这些降解产物均是分子量较小的低聚糖，很快就能透过细胞外液进入血浆，3～4 小时在血浆中的浓度会下降三分之二以上，且此时有 60%以上到达肾脏，30%在肝脏，没有在其他组织内发现低聚糖或其降解物；24 小时后，以低聚糖原型全部随尿液排出体外，未参与体内生理生化活动，这可能是因机体内缺乏水解低聚糖的酶导致的。

　　有研究者根据脂肪酶介导壳聚糖降解途径的研究指出，脂肪酶是催化酯键水解的专一性酶，所以在以壳聚糖为底物时，脂肪酶是非专一性酶，催化降解了其分子链中的 β-1,4-氧苷键。从实验结果看，脂肪酶对壳聚糖降解效果显著，大约在 2 小时内，壳聚糖溶液的黏度下降了大约 93%，而高聚物分子量的降低表现在溶液黏度的下降。同时，降解初速度很快，而后随着时间的延长，反应速度逐渐减慢，因此，脂肪酶是以内切方式作用于大分子链中的糖苷键，并非从链端逐个降解。这项研究显示出壳聚糖作为植入材料应用时的一种降解机制[21]。

　　海藻酸盐植入材料在生物体内降解后生成甘露糖醛酸和葡萄糖醛酸单体。糖醛酸代谢（uronic acid metabolism）主要在肝脏和红细胞中进行，它由尿嘧啶核苷二磷酸葡萄糖（UDPG）上联糖原合成途径，经过一系列反应后生成磷酸戊糖而进入磷酸戊糖通路，从而构成糖分解代谢的另一条通路。

　　1-磷酸葡萄糖和尿嘧啶核苷三磷酸（UTP）在尿二磷葡萄糖焦磷酸化酶（UDPG 焦磷酸化酶）催化下生成尿二磷葡萄糖（UDPG），UDPG 经尿二磷葡萄糖脱氢酶的作用进一步氧化脱氢生成尿二磷葡萄糖醛酸，脱氢酶的辅酶是 NAD^+，尿二磷葡萄糖醛酸（UDPGA）脱去尿二磷生成葡萄糖醛酸（glucuronic acid）。葡萄糖醛酸在一系列酶作用下，经 $NADPH^+H^+$供氢和 NAD^+受氢的二次还原和氧化的过程，生成 5-磷酸木酮糖进入磷酸戊糖通路而循环排泄。

　　3）脂肪聚酯类材料

　　脂肪聚酯类材料的水解一般比较彻底，并可进入体内循环排泄。其分子链受水解作用而被随机切断，成为低分子量的聚合物，游离出植入体进入体液后进入代谢路径。

　　聚乳酸被水解成乳酸，乳酸是动物肌肉收缩、无氧酵解的正常代谢产物，通过机体三羧酸循环代谢途径生成二氧化碳和水排出体外。PGA 水解成乙醇酸，乙醇酸可以随尿液直接排出；或氧化为乙醛酸盐，然后经转氨反应转为甘氨酸，氧化为草酸盐，或者脱羧成为甲酸盐和二氧化碳，或与甘氨酸反应生成丝氨酸，继而转换成丙酮酸，进入体内循环代谢。^{14}C 标记乙醇酸研究证明[29]，在羊体内代谢转化率为 1.7 g/h，转化半衰期为 6.6 min，5 小时内 44%的乙醇酸转化为二氧化碳呼出，痕量原型聚合物经尿液排出。

3.4.2　非机体必须溶出物的体内代谢行为

3.4.2.1　非生命元素金属类

金属类植入材料中也可以含有如金、银等元素，以及部分超量具有较大毒性的金属元素及合金粒子。如金属镍，被认为在对人体有潜在毒性的金属中仅次于金属银。如果将镍材料单独植入生物体内，溶出的镍元素量剧增，会产生很强的细胞毒性。金属镍进入机体后，主要沉积在皮肤、中枢神经系统、肾脏和肝脏中，其能结合到核糖核酸（RNA）和蛋白质上，使核糖核酸和蛋白质发生解聚。过量的镍元素还会妨碍肌肉收缩，破坏酶的作用，正常人的血清镍浓度<2 ng/mL，大于这个值就会发生机体毒性。有研究发现低浓度的镍（15～30 μg/mL）就可以抑制体外培养的成纤维细胞的生长。当镍被吸收到血液中时，可以与 α2-巨球蛋白复合成镍纤维蛋白溶酶。纯镍元素及镍盐已被证实有致癌作用，且亚硫化镍、硫化镍也都具有致癌作用。

金属银离子对机体具有潜在的毒性，它易与一系列带负电荷的分子结合，从而干扰微生物正常的生理过程。纳米银一般是使用在体表，但在合成制备骨水泥等植入材料时也有应用，纳米银颗粒的溶出在生物安全性问题上受到了较大的关注。金属银离子及纳米银颗粒释放到机体中后，银离子和纳米银并未完全以结合形式在体内运送，而是部分以游离银离子、纳米银的形式在体内扩散、蓄积，由于其极强的穿透力，会被扩散运送到机体各组织脏器，其中肝脏处发现蓄积最多，肾脏、肺部、皮肤、黏膜、血液中都有发现。银离子和纳米银与蛋白质中的很多基团都可以发生作用，如巯基、氨基等，产生毒性作用。

纳米银对巨噬细胞也有较强的毒性作用，巨噬细胞在与纳米银粒子接触后，会产生细胞膜缺损、细胞萎缩、细胞质中出现细胞碎片等现象，还有发现细胞明显变大、纳米银颗粒在细胞内外发生聚集的情形，其聚集与毒性均与银离子、纳米银尺寸大小相关。由于银离子、纳米银的扩散作用，它们的排泄通道主要是肾脏，随尿液排出，但在银离子被释放到体内且血清中浓度较大时，会因为蓄积来不及排出而使得银离子、纳米银在机体各处与细胞、组织等作用，危害机体，呈现出银中毒现象。

金属汞也是必须注意的毒性金属离子，汞及其化合物可分布到全身的很多组织，最初集中在肝，随后转移至肾。汞在体内可诱发生成金属硫蛋白，这是一种低分子富含巯基的蛋白质，主要蓄积在肾脏，这类蛋白质的生成可能对汞在体内的解毒和蓄积起一定的作用。研究发现，汞可以透过血-脑屏障和胎盘，并可经乳汁分泌。汞主要是经尿和粪排出，少量随唾液、汗液、毛发等排出。

3.4.2.2　合成高分子类植入材料降解产物体内代谢与排出

合成高分子材料在体内的降解，主要表现为高聚物主链、侧链或交联点被切断，产物是被切断后出现的低分子量物质。随着这些低分子量物质溶出，机体会出现炎症等反应，炎症附近细胞呈现出通透与高渗的情况，异物吞噬细胞可将这些低分子物质吞噬，并转运或排除。

关于低分子量物质，如材料的碎片、纳米颗粒等在体内的转运途径和代谢，在关于肿瘤靶向治疗方案构建时有相关研究。一般认为植入物的溶出片段或微纳米颗粒的转运与代谢遵从了与肿瘤靶向治疗方案构建时的研究结果同样的途径和机制。有研究者在关于肿瘤靶向治疗方案的综述文章中分析了脂质体、氧化铁纳米颗粒、金纳米颗粒和碳纳米管在体内运送的相关研究结果，发现了这些颗粒在单核细胞、巨噬细胞和中性粒细胞中的积聚，并随着这些细胞而发生转运与代谢的途径[30]。

例如，Smith 等使用成像矢量磁记录仪（IVM）来监测静脉注射的荧光标记碳纳米管的传输运送路径。他们发现，静脉注射后，荧光纳米管立即被发现作为离散的点状物在血管中移动，这些斑点接近细胞的大小，如图 3-11 所示[30]。作者采用流式细胞仪分析补充了体内成像数据，发现碳纳米管被血管内的单核细胞吸收，并随着活性单核细胞迁移被携带到肿瘤部位。如果用精氨酸-甘氨酸-天冬氨酸（RGD）配体赋予碳纳米管功能化，则显著增强了纳米管负载的单核细胞向肿瘤的转运，说明在这些材料颗粒进入血液后，将会被中性粒细胞、巨噬细胞等吞噬运送。

另一项研究中，Choi 等发现，肿瘤中的单核细胞和巨噬细胞可以吞噬金纳米粒子，而被吞噬的纳米粒子可以诱导单核细胞/巨噬细胞以及周围的肿瘤细胞凋亡[30]。Zhao 等使用活体内福斯特共振能量转移（Förster resonance energy transfer，FRET）显微镜对人结肠癌细胞系肿瘤模型中自组装脂质的量子点纳米粒子（自组装纳米粒子）Qdot NPs（SALNPs）的单个组分的运输进行成像[30]。这项研究中，作者用荧光团标记脂质，荧光团与量子点（Qdot）起着 FRET 对的作用。因此，通过测量 FRET 信号，可以实时监测脂质的接近，以及自组装脂质（SALNPs）的完整性。值得注意的是，研究发现脂质和 Qdot-SALNPs 组分的生物分布存在显著差异：Qdot 主要存在于肿瘤组织的吞噬细胞中，而脂质组分则存在于肿瘤引流淋巴结中，随后在肾脏和肝脏中发现等。Fromen 等[31]发现中性粒细胞摄取羧基改性聚苯乙烯颗粒后，随即减少了它们与发炎内皮细胞的结合，通过在发炎的肠系膜血管壁上滚动的中性粒细胞的 IVM 监测，发现纳米粒子（NP）介导的中性粒细胞归巢到肝脏，中性粒细胞的任务可能就是清除循环中的这些颗粒（图 3-11）。

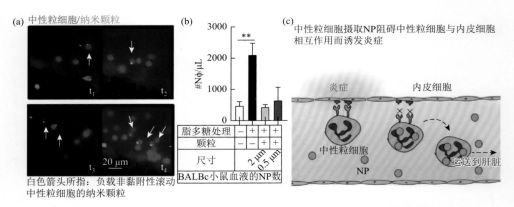

图 3-11　IVM 监测静脉注射的荧光标记碳纳米管的传输运送路径[30, 31]

综上所述，这些低分子量的聚合物游离出植入物后，会激活中性粒细胞、巨噬细胞等，并被这些细胞吞噬，随后被带到相应的肝脏、肾脏、肺部、骨髓、淋巴、脾脏和腹腔等脏器或器官中，部分吞噬物会与胞浆内的溶酶体融合逐渐降解，而不能降解的物质则在胞浆内形成残留物，随着细胞的脱落、凋亡而被排出体外。如聚甲基丙烯酸酯类、聚烯烃类、硅胶类、聚四氟乙烯等不可降解材料在体内，因为摩擦磨损或者是局部炎症产生足以小到游离出植入物时，成为极微小高分子颗粒进入体液，随着体液到达肝脏、肾脏、肺部等器官，激活器官处的降解酶、吞噬细胞和异物巨细胞等，但因缺乏专一酶而主要是被吞噬，同样地，吞噬物与胞浆内的溶酶体融合逐渐降解，而不能降解的物质则在胞浆内形成残留物，随着细胞的脱落而被排出体外。

由于不同复合生物医学材料的复合组分差异很大，其对应的降解物质也较为复杂，在体内按照合成高分子类别的降解代谢途径被排出体外的情况更多。但其仍然易激活身体免疫系统，在炎症条件下，被通常是损伤或感染部位第一免疫应答者的中性粒细胞吞噬运送，或在免疫细胞内部被溶酶体消化，或是随着免疫细胞脱落而排出体外。

（陈忠敏）

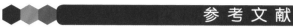

参 考 文 献

[1] 尹光福，张胜民，等. 生物医学材料学. 材料生物学[M]. 北京：人民卫生出版社，2021.

[2] 涂杰，王迎军，陈晓峰，等. 生物玻璃矿化性能及其离子溶出对成骨细胞功能的影响[J]. 无机材料学报，2017，22（1）：123-127.

[3] Manjubala I，Kumar T S. Effect of TiO$_2$-Ag$_2$O additives on the formation of calcium phosphate based functionally graded bioceramics[J]. Biomaterials，2000，21（19）：1995-2002.

[4] Frandenburg E P，Godstein S A，Bauer T W，et al. Biomechanical and histological evaluation of a calcium phosphate cement[J]. Journal of Bone and Joint Surgery：American Volume，1998，80（8）：1112-1124.

[5] Chen X，Shah K，Dong S Q，et al. Elucidating the corrosion-related degradation mechanisms of a Ti-6Al-4V dental implant[J]. Dental Materials，2020，36：431-441.

[6] 马恩，王宗社，舒端朝，等. 重症心脏瓣膜病患者人工心脏瓣膜置换术后预后影响因素分析[J]. 中国医药导报，2017，14（26）：64-67.

[7] 钟贵兵，侯春林，张伟，等. Osteoset-T 治疗良性骨肿瘤的临床疗效评价[J]. 生物骨科材料与临床研究，2006，3（10）：35-36.

[8] Mazigi O，Bobby Kannan M，Xu J，et al. Biocompatibility and biodegradation of a low elastic modulus Ti-35Nb-3Zr alloy：Nanosurface engineering for enhanced biodegradation resistance[J]. ACS Biomaterials Science & Engineering，2017. DOI：10.1021/acsbiomaterials.6b00563.

[9] Burian M，Neumann T，Weber M，et al. Nickel release：A possible indicator for the duration of antiplatelet treatment. From a nickel cardiac device *in vivo*：A study in patients with atrial septal defects implanted with an Amplatzer occlude[J]. International Journal of Clinical Pharmacology and Therapeutics，2006，44（3）：107-112.

[10] Sivakumar M，Dhanadurai K S K，Raieswari S，et al. Failures in stainless steel orthopaedic implant devices[J]. Journal of Materials Science Letters，1995，14（5）：351-355.

[11] Ryhanen J，Kallioinen B，Seric W，et al. Bone healing and mineralization，implant corrosion，and trace metals after nickel-titanium shape memory metal intramedullary fixation[J]. Journal of Biomedical Materials Research，1999，47（4）：472-480.

[12] 史胜凤，林军，周炳，等. 医用钴基合金的组织结构及耐腐蚀性能[J]. 稀有金属材料与工程，2007，36（1）：37-41.

[13] 高家诚，伍沙，乔丽英，等. 镁及镁合金在仿生体液中的腐蚀降解行为[J]. 中国组织工程研究与临床康复，2007，11（18）：3584-3586.

[14] 耿丽彦，宋义全，张永虎. Zn 含量对生物医用镁合金耐 Hank's 模拟体液腐蚀的影响[J]. 材料保护，2012，45（8）：28-30.

[15] 黄远，李彦秋，何芳，等. 羟基磷灰石溶解机理的研究[J]. 临床口腔医学杂志，2012，28（6）：328-332.

[16] 李朝阳，杨德安，徐廷献. 可降解 β-磷酸三钙的制备及应用[J]. 硅酸盐通报，2002，3：30-34.

[17] 向乾彬，范海泉，黄海讯，等. OsteoSet 人工骨在复杂胫骨平台骨折的应用[J]. 国际骨科学杂志，2009，30（5）：333-334.

[18] Newman L，Jasim D A，Prestat E，et al. Splenic capture and *in vivo* intracellular biodegradation of biological-grade graphene oxide sheets[J]. ACS Nano，2020. DOI：10.1021/acsnano.0c03438.

[19] 王富平，庞亚妮，陈忠敏. 丝素降解生成低分子多肽对细胞生长性能的影响[J]. 丝绸，2017，54（4）：1-4.

[20] 王征，刘万顺，韩宝芹，等. 低分子量壳聚糖及其衍生物的制备与溶菌酶对其降解的实验研究[J]. 海洋科学，2007，31（10）：36-40.

[21] 周孙英，余萍，陈盛，等. 脂肪酶催化壳聚糖降解的特性[J]. 福建医科大学学报，2002，36（3）：302-305.

[22] 宋存先，王彭延，孙洪范，等. 聚己内酯在体内的降解、吸收和排泄[J]. 生物医学工程学杂志，2000，17（1）：25-28.

[23] Sakoda H，Okamoto Y，Haishima Y. *In vitro* estimation of reduction in strength and wear resistance of UHMWPE for joint prostheses due to lipid-induced degradation[J]. Journal of Biomedical Materials Research，2020，108（8）：3155-3161.

[24] Backman S，Bjorling G，Johansson U-B，et al. Material wear of polymeric tracheostomy tubes：A six-month study[J]. Laryngoscope，2009，119（4）：657-664.

[25] Benoit C，Patrick D，Francois F，et al. Poly(D,L-lactide)-block-poly(2-hydroxyethyl acrylate) block copolymers as potential biomaterials for peripheral nerve repair：*In vitro* and *in vivo* degradation studies[J]. Macromolecular Bioscience，2011，11：1175-1184.

[26] Wen W，Liu K，Zou Z P，et al. Synergistic effect of surface-modified MgO and chitin whiskers on the hydrolytic degradation behavior of injection molding poly (L-lactic acid)[J]. ACS Biomaterials Science & Engineering，2019. DOI：10.1021/acsbiomaterials.8b01629.

[27] 张媚，王富平，魏如男，等. 丝素蛋白 β-折叠含量影响细胞生长的研究[J]. 丝绸，2019，56（5）：14-19.

[28] 魏如男，王富平，张媚，等. 丝素肽络合 Ca^{2+} 含量影响细胞生长的研究[J]. 丝绸，2019，56（3）：7-11.

[29] Peters J W，Beitz D C，Young J W. Metabolism of glycolic acid in lactating and nonlactating goats and in a caw[J]. Journal of Dairy Science，1971，54（10）：1509-1517.

[30] Li R，Ng T S C，Garlin M A，et al. Understanding the *in vivo* fate of advanced materials by imaging[J]. Advanced Functional Materials，2020，30（37）：1910369.

[31] Fromen C A，Kelley W J，Fish M B，et al. Neutrophil-particle interactions in blood circulation drive particle clearance and alter neutrophil responses in acute inflammation[J]. ACS Nano，2017. DOI：10.1021/acsnano.7b03190.

生物材料表面对血浆蛋白的吸附

>>

生物医学材料植入体内后，材料表面发生的生物学事件首先是蛋白质吸附，然后是细胞反应。当细胞与材料表面接触时，实际上发生作用的不是材料表面本身，而是材料表面吸附的蛋白质层。细胞通过细胞膜上的黏附受体与材料表面吸附的蛋白质进行识别结合，进而构成细胞对生物医学材料的识别体系。因此，材料表面吸附的蛋白质在细胞与生物医学材料相互作用中起关键的介导功能。目前已有的研究充分证实，材料表面吸附的蛋白质种类、蛋白质的吸附量以及蛋白质的构象等都直接影响初始的细胞行为，进而影响后续的宿主反应，这使得材料-蛋白质相互作用成为生物医学材料生物相容性研究领域的关键科学问题。

4.1 材料表面的蛋白质吸附过程

当生物材料与生理环境接触时，首先到达生物材料表面的是水分子和无机盐离子，其次是体液及血液中的蛋白质分子，最后才是细胞到达材料表面。因此在材料表面与细胞之间通常存在吸附的蛋白质层，细胞通过蛋白质层的介导而附着、黏附进而铺展到材料表面（图4-1）。

由于吸附蛋白质介导细胞在材料表面的黏附和铺展，进而影响生物材料的生物相容性，所以蛋白质在材料表面的吸附是生物材料生物相容性研究的重要内容。例如生物医学材料植入体内后引起的血栓就与特定蛋白质在材料表面的吸附行为有关。由于血液和体液中的蛋白质种类众多，而且这些蛋白质在丰度、分子量、空间构型、亲疏水性能、荷电性能等方面存在巨大差异，这就使得生物材料植入机体后的蛋白质吸附是一个复杂的动态过程。在单一蛋白质溶液中，蛋白质浓度越高，材料表面吸附的蛋白质越多。但是，在含有多种蛋白质的复杂溶液中，材料表面吸附的蛋白质含量不仅受溶液中蛋白质浓度影响，还受诸如材料表面性质、吸附蛋白质性质以及环境中所存在的蛋白质种类等多种因素的影响。本节将着重介绍单一蛋白质吸附和蛋白质竞争吸附过程。

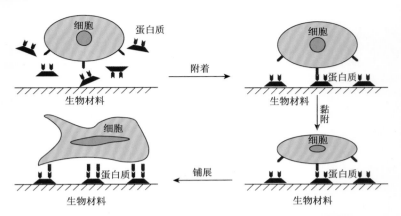

图 4-1 吸附蛋白质介导细胞在材料表面黏附和铺展的示意图

4.1.1 单一蛋白质吸附

在单一蛋白质吸附体系中，蛋白质在材料表面的吸附被认为是单层且不可逆吸附。在该体系中，材料表面对蛋白质的吸附量由表面吸附位点决定。当材料表面的吸附位点被蛋白质占满后，就无法吸附更多的蛋白质。因为单一蛋白质吸附体系中，吸附蛋白质与材料表面之间形成的分子间连接无法全部同时断开。因此，在没有外力作用下，材料表面吸附的蛋白质几乎不会发生脱附。

当单一、静态的蛋白质溶液与材料表面接触时，吸附速率取决于蛋白质从本体溶液向材料表面的传输速率。Andrade 和 Hlady 认为有四种传输机制：包括扩散、热运动、流动、偶联运动-扩散[1]。在等温条件下，平行的层状流动或静态体系中蛋白质的传输只能靠扩散来完成；而在扰动或搅拌体系中，四种传输方式可能同时发生。

蛋白质吸附等温曲线是定量表征单一蛋白质吸附热力学性能的经典方法，它是指在保持温度等因素恒定时，测定不同蛋白质浓度条件下的蛋白质吸附量。朗缪尔（Langmuir）吸附等温线（图 4-2）是使用最为广泛的一种。该理论模型的前提条件是：蛋白质在固体表面的吸附是均匀的、单分子层吸附；吸附蛋白质之间无相互作用力。蛋白质吸附平衡是动态平衡，即蛋白质平衡吸附量随浓度增加而增大，在一定浓度时达到饱和，不再随浓度增加而增大，即饱和吸附量。朗缪尔吸附等温公式为 $Q=Q_{max}KC/(1+KC)$。其中，Q 为蛋白质吸附量；Q_{max} 为蛋白质单层达到饱和时的吸附量；C 为溶液中蛋白质在吸附平衡后的浓度；K 为吸附常数，与蛋白质和材料表面的理化性质及环境温度有关。

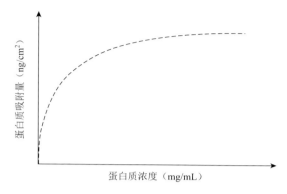

图 4-2　蛋白质吸附等温曲线示意图

蛋白质吸附等温曲线的实质是蛋白质吸附平衡随蛋白质浓度的变化而发生变化。该现象的分子基础是，当溶液中蛋白质浓度较低时，发生吸附的蛋白质能够在材料表面进一步铺展，从而使吸附蛋白质与材料表面之间形成大的接触面。但是当溶液中蛋白质浓度较高时，其邻近的空余位点很快被其他蛋白质占据，使得吸附蛋白质在材料表面的铺展受到限制，从而以更加紧密的形式吸附在材料表面（图 4-3）。所以，在一定范围内，当溶液中蛋白质浓度增加时，同一单位面积的材料表面能够吸附更多蛋白质。

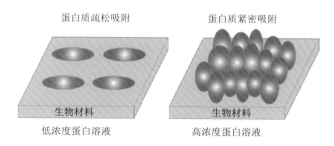

图 4-3　单一蛋白质在材料表面的疏松吸附和紧密吸附示意图

4.1.2　蛋白质竞争吸附

在含有多种蛋白质的复杂体系中，材料表面对蛋白质的吸附具有选择性，使得材料表面对某些蛋白质的吸附表现出富集现象，即某些蛋白质在吸附蛋白质层中所占的比例高于初始溶液中该蛋白质的比例。导致该现象的原因是，材料表面可供蛋白质吸附的位点有限，而不同蛋白质对材料表面的亲和力不同。所以，在含有多种蛋白质的复杂体系中，材料表面的蛋白质吸附是一个竞争的动态结合过程，即蛋白质竞争吸附，如图 4-4 所示。

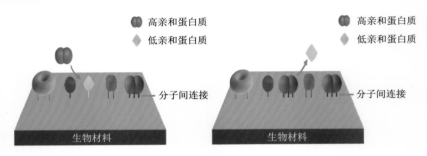

图 4-4 蛋白质竞争吸附示意图

如果溶液中蛋白质的浓度高、蛋白质的尺寸小，即蛋白质扩散系数大，那么这些蛋白质将能够迅速地到达材料表面，这就使得这些与材料表面亲和力较小、但扩散速率快的蛋白质可能先行吸附在材料表面。而随着时间增加，那些扩散速率慢、但与材料表面亲和力较大的蛋白质逐渐到达表面并能够跟已经吸附但与材料表面亲和力较小的蛋白质发生交换。直到与材料表面有较强亲和力的蛋白质全部吸附在材料表面，蛋白质交换的过程才结束。这个逐级碰撞、吸附、交换的过程称为 Vroman 效应。

1969 年 L. Vroman 和他的同事 J. D. Andrade、V. Hlady 等观察发现纤维蛋白原（fibrinogen，Fg）从血浆中向玻璃、阳极化钽和氧化硅表面吸附时结构会发生变化导致免疫原性丧失，但受检测手段的限制无法对造成该变化的可能原因加以区别。免疫反应性的丧失，可能是由于在固体表面固定或吸附的 Fg 被其他血浆蛋白质置换、吸附的 Fg 被如血纤维蛋白溶酶等酶分解、被吸附的其他蛋白质掩蔽等原因而使 Fg 的结构与定向发生改变，从而使其抗原决定簇的反应性改变。后两种原因会引起吸附蛋白膜的厚度明显变化，但事实上并未发现明显的膜厚度变化，可能的原因是：①吸附的 Fg 结构改变而引起抗血清反应性降低；②Fg 被一种或多种不同的血浆蛋白置换。研究发现，对于带负电荷的表面如钽、硅、钛表面或生物聚合物表面如聚氨酯，材料表面早期吸附的一些血浆蛋白质最后被血浆中其他蛋白质所取代。例如，带负电荷的表面早期吸附的纤维蛋白原在后期会被血浆中的高分子量激肽原等蛋白质取代，该现象属于典型的 Vroman 效应[2]。现在，Vroman 效应一般指在复杂蛋白质的吸附过程中，丰度高、扩散速率快但与材料亲和力较低的蛋白质会首先吸附在材料表面，然后这些吸附的蛋白质会被与材料亲和力更高的蛋白质所取代的现象。

4.2 材料表面蛋白质吸附的影响因素

影响材料表面蛋白质吸附的因素很多，主要包括两类：一类是材料表面自身的化学和物理性质；另一类是蛋白质本身的性质，如尺寸大小和结构。本节将着重讨论这两类因素对材料表面蛋白质吸附的影响。

4.2.1　材料表面性质对蛋白质吸附的影响

4.2.1.1　表面化学成分对蛋白质吸附的影响

材料表面的化学成分对蛋白质的吸附效率、吸附数量及构象变化起重要作用，这是因为蛋白质吸附是通过蛋白质与材料表面的官能团发生相互作用来实现的。材料表面的化学成分可通过静电或疏水相互作用产生较强的蛋白质-材料表面相互作用[3]。目前，实验和计算机模拟研究证实，静电力在材料表面蛋白质吸附过程中起重要作用[4]，材料表面带电荷的离子或基团能够与蛋白质分子上带电荷的官能团（如氨基、羰基、羧基和芳香基等）发生连接，这些离子或基团通常被称为材料表面的吸附位点。

目前已研究了材料的化学成分、溶解性、降解速率和 ζ 电势对蛋白质吸附的影响，发现这些因素可以通过调节材料表面的电荷密度、电荷分布以及吸附位点分布来影响蛋白质吸附。以钙磷表面的蛋白质吸附为例，Ca^{2+} 和 PO_4^{3-} 是钙磷材料表面的蛋白质结合位点[3]，而不同成分的钙磷材料具有不同的结构，使得材料表面的电荷/吸附位点分布产生差异，如 Ca^{2+} 和 PO_4^{3-} 在羟基磷灰石（HAp）上的分布与在磷酸八钙（OCP）上的分布具有巨大的差异。这种差异导致不同钙磷材料表面的净电荷差异。

而蛋白质一般可分为两类，一类是等电点小于 7 的酸性蛋白质，另一类是等电点大于 7 的碱性蛋白质。当溶液 pH 值为 7.4，即与生理环境的 pH 值相等时，酸性蛋白质和碱性蛋白质分别带负电荷和正电荷。在不同的溶液中，材料表面和蛋白质之间的静电相互作用会受到材料表面电荷和蛋白质净电荷的影响。有文献报道，在 pH 值为 7.4 的磷酸盐缓冲溶液中，羟基磷灰石（HAp）、双相磷酸钙（BCP）、磷酸三钙（TCP）表面带负电荷，与呈现酸性的牛血清蛋白相比，这些材料表面更易于吸附碱性蛋白溶菌酶（LSZ）[2]。HAp 具有较高表面净电荷，因此较高 ζ 电位值表现出较高的 LSZ 吸附，其原因是它们之间存在较强的静电引力。

钙磷晶体表面的空位和缺陷也会影响蛋白质在材料表面的吸附[6]。当 Zn^{2+} 取代到羟基磷灰石晶体中的 Ca^{2+} 位，锌-羟基磷灰石的吸附量随着锌含量的增加而增加，虽然总吸附量增加了，但吸附在锌-羟基磷灰石上的牛血清白蛋白的量随着锌含量的增加而减少。吸附总量的增加是由于离子或基团在取代羟基磷灰石上的特殊排列及形貌效应导致锌-羟基磷灰石对 β2-微球蛋白（β2-microglobulin，β2-MG）的高选择性吸附。也有报道指出，随着碳酸盐含量的增加，富含脯氨酸的酸性唾液酸蛋白（PRP1）吸附在碳酸化羟基磷灰石（C-HAp）上的程度低于羟基磷灰石，BSA 吸附在碳酸化羟基磷灰石上的程度也低于羟基磷灰石，其可能原因是晶体形态和质地发生变化[7]。然而，Takemoto 等发现，高碳酸含量的 C-HAp 比低碳酸含量的 C-HAp 能吸附更多的 β2-MG[8]。Segvich 等[9]也报道了三种人工肽在 C-HAp 和 HAp 上的不同吸附行为。因此，这些由材料缺陷/替代引起的吸附差异归因于材料表面的结合位置分布和表面电荷密度/分布的差异。

4.2.1.2 纳米形貌特征和表面粗糙度对蛋白质吸附的影响

早在 1911 年就发现微观形貌特征在调节细胞行为方面具有重要作用，目前的研究更进一步证实，材料表面纳米形貌特征（如粗糙度、几何形状和曲率等）对蛋白质吸附行为有重要影响[10]。当前有许多方法可用于研究蛋白质的吸附和构象变化现象，其中最常用的方法有原子力显微镜（AFM）[11]、飞行时间二次离子质谱法（TOF-SIMS）、傅里叶变换红外光谱法（FTIR）、椭圆偏振分析（EPM）和石英晶体微量天平法（QCM）。这些方法的介绍都将远远超出本章篇幅限制，因此对相关文献感兴趣的读者可以自行选择阅读[12-17]。

有研究发现，细胞对材料表面纳米形貌的反应与材料表面结合的蛋白质具有相关性，而在不含血清的培养条件下，纳米形貌不影响细胞在材料表面的黏附[18]。这表明材料表面纳米形貌是通过影响蛋白质吸附行为，进而影响细胞黏附行为。为表征随机纳米表面形貌对蛋白质吸附的影响，人们已经进行了一些尝试。一般来说，因为表面粗糙度增加能提供更多的吸附位点，因而增加蛋白质的吸附量。Rechendorff 等[19]的研究表明，纤维蛋白原的吸附量随着均方根粗糙度（从 2.0 nm 到 32.9 nm）的增加而增加，而不随表面积的增加而增加。有趣的是，在相同的表面上，白蛋白的相对吸附增量更接近于表面积的增量。通过将吸附数据与形貌参数关联起来，Scopelliti 等[20]提出了一种定量、高通量的方法来并行分析蛋白质与表面的相互作用，可同时系统地改变表面粗糙度、蛋白质浓度和蛋白质类型。结果表明，表面纳米尺度的形貌极大地影响了蛋白质的吸附量。特别是随着纳米粗糙度的增加，饱和吸收量非线性增加。表面粗糙度的增加与纳米孔径的增大有关，而纳米孔径的增大进而调节了蛋白质的吸附过程。因此，纵横比高于特定阈值（取决于每种蛋白质的特性）的孔会导致蛋白质成核并形成蛋白质聚集体。

大量的研究还表明，材料的表面曲率是影响蛋白质吸附行为的另一个重要因素[21-23]。Gu、Raffaini 和 Ganazzoli 等[24, 25]通过使用不同半径的碳纳米管以及不同的局部曲率，发现随着局部曲率半径的减小，对蛋白质的吸附能力变得更加突出。Hammarin 等[26]的实验研究结果表明，与具有平坦表面的磷酸镓相比，直径 55 nm 的磷化镓纳米线吸附层粘连蛋白的能力会高出 4 倍。Roach 等[27]系统评估了材料表面曲率对蛋白质构象的影响。也有研究显示，与直径 100 nm 颗粒相比，球形溶菌酶蛋白在直径 4 nm 的纳米颗粒的吸附，更有利于其维持原生结构和生物活性[28]。

Giamblanco 等[29]的研究发现材料表面曲率影响蛋白质取向。该研究表明，可以通过联系纳米结构平均高度 h 和大分子回转半径 R_g 得到表面曲率相关参数 γ，然后来预测层粘连蛋白取向从"侧段"到"末端"的转换。

4.2.1.3　表面亲/疏水性对蛋白质吸附的影响

表面疏水性/亲水性，通常与材料表面的润湿性有关，是另一个影响蛋白质吸附的重要因素。疏水性表面上的蛋白质分子的覆盖面积（未折叠）[30]和总表面覆盖率[31]比亲水性表面的更大[32]。对于亲水性表面，由于水分子与亲水性表面的相互作用很强，蛋白质被材料表面的高密度的水分子层屏蔽，从而实现脱附。总体而言，"软"蛋白维持了其天然状态的二级结构，几乎没有吸附在亲水表面上[33]。与之相反的是，蛋白质在疏水表面上能够部分展开并扩散开[34]。由于蛋白质吸附会受到材料表面功能基团的影响，而功能基团可以分为亲水性和疏水性基团，所以接下来将分别介绍材料表面的亲水性和疏水性对蛋白质吸附的影响。

1）亲水性表面

当材料表面存在亲水性基团时，溶液中的水分子会与之构成分子间氢键。分子间氢键会使材料表面形成一层亲水性薄膜。由于蛋白质分子在水溶液中为降低表面能，会将疏水性结构"收纳"于内部，露出亲水性结构，从而表现出亲水性。因此亲水性薄膜有效阻碍了蛋白质分子与水分子竞争材料表面吸附位点。不同亲水性基团作用机制不同，常见的亲水性基团包括羧基、氨基以及羟基等。

羧基在溶液中可以解离出带负电荷的羧基负离子（—COO^-），且通过静电作用可以吸引带正电荷的氨基酸残基。基于这种静电作用，羧基对白蛋白等具有较好的亲和力。Agashe 等[35]证实了—COO^- 与蛋白质的正电部分通过静电作用相互吸引并且不会形成分子间氢键。为研究牛血清蛋白（bovine serum albumin，BSA）在负载聚乳酸（polylactic acid，PLA）的复合膜上的吸附动力学，Kiss 等[36]利用膜天平技术，通过控制 PLA 的含量，证明其与蛋白质吸附量呈现负相关性。这是由于 PLA 水解后生成带负电的—COO^-，蛋白质与之产生静电作用，从而导致吸附量随之变化。还有研究报道了聚丙烯酸含量与纤维蛋白原吸附量的相关性，由于聚丙烯酸形成了亲水性分子层，并且聚丙烯酸水解后带负电，所以纤维蛋白原在含有聚丙烯酸的载体表面吸附量比无聚丙烯酸表面要低许多[37]。

与羧基不同，胺基在溶液中解离出正电荷。该正电荷与带正电荷的氨基酸残基因为排斥作用而导致吸附量降低，与带负电荷的氨基酸残基相互吸引而导致吸附量增大。

羟基是一种极易与水分子形成氢键的电中性基团，其阻碍蛋白质吸附的作用机理与羧基和胺基不同。Goncalves 等[38]通过对金表面进行类似羟基化的处理以引入羟基，探究了人血清蛋白吸附量与材料表面羟基含量的关系，发现二者具有很强的负线性相关性。纤维蛋白原的含量有时会随着羟基化程度增加而增多，出现该现象是因为在浓度较低的溶液里，纤维蛋白原传质速率较慢，在疏水性的基团附近长时间停留进而发生了构象调整以致增大了测量出的蛋白质覆盖面积。而纤维蛋白原在亲水性材料的表面很难发生构象变化，覆盖面积相对较小，因此表现为相对小的吸附量。

2）疏水性表面

与上述作用类型不同，蛋白质在吸附到疏水表面前可能会发生取向、构象甚至结构的变化。由于蛋白质分子在水溶液中为降低表面能会将疏水性结构"收纳"于内部，露出亲水性结构，从而表现出亲水性；然而在接触到疏水性材料表面时，会露出疏水性部分以便迅速结合疏水性基团。取向、构象、结构变化会伴随上述过程同时进行，并且该变化过程可能会导致部分生物活性的丧失。常见的疏水性材料包括含氟基团和甲基等基团的材料。

氟原子具有较强电负性，会导致材料的表面能降低。含氟基团会阻碍蛋白质在材料表面吸附，进而减少蛋白质吸附量。Tang 等[39]发现纤维蛋白原在氟原子修饰的聚氨酯材料表面的吸附量有大幅度降低。通过研究 B18 多肽的 α-螺旋转变，Rocha 等[40]证实表面有含氟基团的材料可促进蛋白质构象转变，并证实甲基不影响蛋白质构象。

甲基是另一种常用的疏水性修饰基团，其作用效果更多体现在将蛋白质吸附过程加速。Roach 等[41]分别在烷基化和羟基化的金表面探究纤维蛋白原的吸附动力学，结果表明疏水性烷基材料加快了蛋白质的吸附。Kim 等[42]发现不同末端基团的聚乙烯醇对蛋白质的吸附过程作用机制不同，且吸附量与末端基团的疏水性呈正相关关系。

4.2.1.4　表面电荷对蛋白质吸附的影响

材料的表面电荷是影响蛋白质吸附的又一个重要因素[43]。表面电荷通过改变材料表面与蛋白质之间的静电相互作用，从而影响蛋白质吸附的数量和结构。在生理环境中，材料表面通常带负电荷[44]。而蛋白质分子中由于存在不对称的电荷分布，以及表面电荷域的不同，导致蛋白质的表面电荷较为复杂[43]，且不同蛋白质的等电点（IEP）不同[45]。例如，BSA 的等电点约为 4.5，其处于生理酸碱性下时（pH 约为 7.4）带负电；而溶菌酶的等电点约为 11，生理酸碱性下时带正电[46]，所以很难归纳出材料表面电荷影响蛋白质吸附的通用规律[43, 47]。

由于生物医学材料表面在生理环境中带负电，同时大多数血清蛋白（如白蛋白、纤连蛋白）也带负电，因此，可以观察到生物材料表面吸附血清蛋白的量显著降低，且表面电荷中负电增加[48]。此外，在白蛋白溶液中，熔融态衍生硅酸盐生物材料表面的 ζ 电位值较低（表面负电荷较多），其吸附的蛋白量也偏低[49]。但是，在某些生物医学材料中存在相反的带电位点，如 Ca^{2+} 和 OH^-，同时在蛋白质分子中带有负电或正电官能团，如氨基、羧基、羰基[50]。因此，静电相互作用可以增强或抑制蛋白质吸附，这取决于蛋白质类型[47, 49]。除了吸附蛋白质的量外，生物医学材料的表面电荷还影响吸附蛋白质的构造和取向[47]，这可能最终影响它们的生物学功能。

4.2.2　蛋白质性质对材料表面吸附的影响

由于蛋白质的种类繁多，其自身的尺寸、净电荷和结构是影响材料表面蛋白质吸附行为的另一重要因素[51]。

首先，尺寸较大的蛋白质具有大量与材料表面相互作用的结合位点，在表面吸附上具有较强的亲和力。然而，对于包含数百种不同蛋白质的复杂溶液[52]，比如血浆，蛋白质分子在材料表面的传质速率与浓度直接相关，并且与分子量成反比。因此，对于含多种蛋白质的溶液，浓度高和扩散速率快的小尺寸蛋白质往往先吸附到表面上，然后被亲和力较强的较大蛋白质替换，即 Vroman 效应。由于大多数带电荷氨基酸都位于蛋白质分子的外部，因此蛋白质的电荷类型和电荷分布很可能影响其表面亲和力。而吸附蛋白质分子间在净电荷为零时排斥力最小，所以蛋白质在等电点 pH 处或附近具有更大的吸附力。

其次，蛋白质的结构也严重影响其在生物医学材料表面的吸附行为[53]。折叠蛋白的构象受到很大限制，即熵相对较低；但如果蛋白质在吸附时倾向于展开到不同程度，可能使构象熵增，这可以充当吸附的驱动力。此外，蛋白质的构象稳定对蛋白质吸附起重要影响。例如，IgG 或纤维蛋白原等结构稳定性相对较差的"软"蛋白在吸附后会发生大规模表面重排，其排列特点可以从天然状态变化到融化小球状态，再到完全变性。在此过程中的每个步骤都会增加蛋白质和表面之间、蛋白质与蛋白质之间的相互作用位点[54]。而相反地，溶菌酶等"硬"蛋白则更能抵抗这种变化[55]。Soria 等[56]的研究报道了蛋白质吸附到聚合物表面后构象变化的早期实例。与血液中的天然蛋白质相反，吸附的纤维蛋白原暴露了与单克隆抗体结合的 D 域。

例如，溶菌酶、β-乳球蛋白或胰凝乳蛋白酶等小分子量蛋白质在表面吸附后，其结构修饰的趋势相对较低；而白蛋白、转铁蛋白和免疫球蛋白等较大分子量的蛋白质与表面接触后，其具有更高的构象重定向能力。一般来说，较大分子量的蛋白质比较小分子量的蛋白质具备更强的表面结合能力，且较大分子量的蛋白质通常可以驱逐表面预吸附的较小分子量蛋白质[57]。

4.3 材料表面蛋白质吸附的研究方法

目前，已有多种手段被用于研究材料表面的蛋白质吸附，本节主要介绍研究材料表面蛋白质吸附行为的常用方法和新兴技术手段。

4.3.1 常用的研究方法

对材料表面吸附蛋白质含量测定常用的方法有：基于光学原理的紫外吸收法（UV）、椭圆偏振分析（EPM）、表面等离子共振法（SPR）和光波导模式光谱（OWLS）；基于测定标记分子含量的同位素标记法（IL）和荧光光谱法（FS）；基于声学原理的耗散型石英晶体微天平法（QCM-D）。

对材料表面吸附蛋白质构象变化测定常用的方法有：傅里叶变换红外光谱法（FTIR）、圆二色光谱法（CD）、耗散型石英晶体微天平法（QCM-D）。对材料表面吸附蛋白质活性测定常用的方法是酶联免疫吸附测定（ELISA）。

表 4-1 列举了材料表面蛋白质吸附常用研究方法以及其检测要素和优缺点。需要注意的是，这些方法主要用于测定材料表面的蛋白质吸附量、单一蛋白质吸附的构象变化或少数几种蛋白质的竞争吸附，对于材料表面吸附的复杂蛋白质层如血液蛋白质层，则需要采用其他新兴研究方法如蛋白质组学技术进行解析。

表 4-1 研究材料表面蛋白质吸附的常用方法[58-60]

检测方法	测量要素	优点	不足
紫外吸收法	蛋白质显色后，进行吸光度测定	费用低、简单快速	需在液体环境下对蛋白质显色、灵敏度低
椭圆偏振分析	吸附蛋白质厚度测定	费用低、简单快速	适用于平坦材料表面单一蛋白质吸附测定，不适用于混合蛋白质吸附测定
表面等离子共振法	表面等离子体	高灵敏度、实时测定、能够测定蛋白质竞争吸附	传感器昂贵、对材料类型和厚度有限制
光波导模式光谱	测定波导中激发的横向电场和磁场模式	非标记、实时	需要平面和光学透明基板、数据分析复杂
同位素标记法	放射性同位素	高精度、能够测定蛋白质竞争吸附	常规的同位素具有毒性且半衰期短
荧光光谱法	荧光	灵敏度高、能够测定蛋白质竞争吸附	荧光易猝灭、标记物昂贵、荧光基团可能影响蛋白质构象结构
耗散型石英晶体微天平法	石英晶体的频率	灵敏度高、实时、原位测定吸附动力学，适用不同材料表面	仅适用于水合质量的测定，质量计算受能量耗散影响
傅里叶变换红外光谱法	测定蛋白质二级结构	全面分析蛋白质的二级结构	需要的蛋白质样品量多、数据分析复杂

4.3.2 蛋白质组学分析

4.3.2.1 蛋白质组学技术概述

蛋白质组学技术的出现和发展为高通量研究生物医学材料表面的吸附蛋白质层组成提供了强有力的工具。目前，蛋白组学研究依赖的技术主要有两类：一类是蛋白质分离技术，另一类是蛋白质的质谱鉴定技术。

1）蛋白质分离技术

蛋白质分离技术是指采用蛋白质电泳或色谱等技术将样品中的各蛋白质分离开来。目前的分离技术主要有：双向凝胶电泳和液相色谱层析。

（1）双向凝胶电泳（two-dimensional gel electrophoresis，2D-GE）是分离蛋白质的最基本工具，其中最具代表性的是双向聚丙烯酰胺凝胶电泳（two-dimensional polyacrylamide gel electrophoresis，2D-PAGE），其原理是：第一向进行等电聚焦，蛋白质沿 pH 梯度凝胶进行迁移达到各自的等电点，从而分离等电点不同的蛋白质。在第一向分离的基础上，再根据蛋白质分子量的不同，进行第二向的十二烷基磺酸钠-聚丙烯酰胺凝胶电泳（SDS-PAGE）。由于带负电荷的 SDS 可与蛋白质多肽链结合，掩盖了蛋白质原有的电荷差别，因此可分离分子量不同的蛋白质。目前一张双向凝胶可以分离出几千个甚至更多蛋白质，其操作也全部实现自动化。特别是以双向凝胶电泳为基础发展起来的双向荧光差异凝胶电泳（2D-DIGE），由于在样品分离前，分别对蛋白质样品进行荧光标记，并在不同凝胶中引入相同的内标，使得蛋白质样品分离分析的精确度和重复性得到进一步提高。但是双向凝胶电泳技术存在不易分离极酸或极碱、极大或极小的蛋白质，不易检测低拷贝蛋白质或难溶解蛋白质等缺点。

（2）目前双向高效液相色谱层析已经成为蛋白质样品分离的另一个有力工具，其原理是：第一向用分子筛柱层析，将分子量不同的蛋白质进行分离；第二向用反向柱层析，将表面疏水性质不同的蛋白质进行分离。其优点是：可以分离得到较多的蛋白质以进行鉴定，并且可与质谱分析联用，将分离流出的蛋白质直接进入质谱仪进行鉴定。

2）蛋白质质谱鉴定技术

蛋白质的质谱鉴定技术是指采用质谱分析的方法对分离到的蛋白质或多肽序列进行分析，获得蛋白质的质谱数据，然后进一步通过数据库查询，获得蛋白质的种类、分子量等信息。质谱鉴定蛋白质的基本原理是先使样品蛋白质分子离子化，然后根据不同离子之间的质荷比（m/z）的差异来分离并确定蛋白质的分子量。

根据质谱分析得到的肽质量指纹图谱（PMF）、肽序列标签（PST）等数据搜索蛋白质或核酸序列数据库，可以获得蛋白质的种类和性质等信息，从而达到对蛋白质的快速和高通量鉴定。

根据产生离子的方法不同而发展起来的蛋白质质谱鉴定技术主要有：基质辅助激光解吸离子化质谱（MALDI-MS）和电喷雾离子化质谱（ESI-MS）。

4.3.2.2　材料表面血液蛋白质吸附的蛋白质组学研究

许多研究者已经采用蛋白质组学技术研究了多种材料表面的血清或血浆蛋白质的吸附行为。

2001 年，加拿大阿尔伯塔大学的 Derhami 等[61]首次报道采用基于二维电泳和质谱鉴定的蛋白质组学技术研究了牛血清和人血清蛋白质在金属钛表面和聚苯乙烯表面的吸附情况，结果表明金属钛表面和聚苯乙烯表面都吸附多种血清蛋白质，但金属钛表面能促进更多的血清蛋白质吸附，比如白蛋白、α2-HS-糖蛋白、α-胎蛋白、血纤维蛋白溶酶原、凝血酶致敏蛋白和血清铁传递蛋白等。

2003 年，美国斯坦福大学医学院的 Sun 等[62]采用一维电泳、二维电泳和氨基酸测序的方法研究了人血清蛋白质在金属、聚合物和陶瓷微粒上的吸附，并研究了微粒表面吸附的特定血清蛋白对单核/巨噬细胞活化的影响。结果显示，不同微粒材料具有不同的血清蛋白吸附能力，微粒表面吸附的血清白蛋白能够增加微粒对巨噬细胞的活化。

2005 年，美国华盛顿大学的 Kim 等[63]采用一维电泳、二维电泳和质谱鉴定的方法研究了人血清/血浆蛋白在四种材料（聚丙烯、聚对苯二甲酸乙二醇酯、聚二甲硅氧烷、组织培养聚苯乙烯）表面的吸附，并研究血清淀粉样蛋白-P 对白细胞黏附的影响。结果显示，血清与四种材料温育 4 小时后，材料表面的血清淀粉样蛋白-P 吸附量特别高，血清淀粉样蛋白 P 在钙存在时能促进粒细胞和单核细胞在材料表面的黏附。

2006 年，意大利的 Bonomini 等[64]采用二维电泳和质谱鉴定研究了人全血蛋白质在两种商业化透析膜（二醋酸纤维素和乙烯-乙烯醇膜）表面的蛋白质吸附，并研究了透析膜表面性能对蛋白质吸附的影响。结果鉴定出了许多过滤材料相互作用所共有或特有的不同蛋白质，这表明蛋白质组技术是一种具有潜力的研究血液透析膜表面蛋白质吸附的方法。

2011 年，日本东北大学的 Kaneko 等[65]采用液相色谱串联质谱（LC-MS/MS）的蛋白质组学技术研究了大鼠血清蛋白质在两种骨修复植入材料（磷酸八钙和羟基磷灰石）表面的吸附，获得了两种材料表面的吸附蛋白质种类，其中磷酸八钙表面鉴定出 138 种吸附蛋白质，羟基磷灰石表面鉴定出 103 种吸附蛋白质，两种材料表面共同吸附的蛋白质有 48 种。结果表明两种材料表面吸附的与骨形成相关的蛋白质种类不同。

2011 年，美国威斯康星大学的 Wang 等[66]采用多种基于质谱分析的蛋白质组学技术并结合酶联免疫吸附测定研究了人血清在聚乙二醇水凝胶和组织培养聚苯乙烯表面的吸附。结果显示，聚乙二醇水凝胶表面吸附的玻连蛋白、凝血酶、纤维蛋白原和补体 C3 都显著低于在组织培养聚苯乙烯上的吸附。虽然补体 C3 在聚乙二醇水凝胶表面的吸附量低于组织培养聚苯乙烯，但是补体 C3 在两种材料表面的激活程度基本相当。聚乙二醇水凝胶表面黏附的单核细胞密度显著低于组织培养聚苯乙烯。该研究指出，生物材料表面吸附的补体 C3 可能对单核细胞的黏附起重要介导作用。

上述研究采用蛋白质组学技术研究了血清/血浆蛋白质在金属钛、组织培养聚苯乙烯和其他聚合物、血液透析膜、羟基磷灰石、聚乙二醇水凝胶等材料表面的吸附，获得了材料表面吸附的蛋白质种类和吸附量等信息。但是，这些众多的吸附蛋白质与后续的细胞反应有何种特异性关联？吸附蛋白质如何综合影响后续的细胞黏附和生长行为？通过何种机制发挥介导作用？对于这些重要的基础科学问题，还缺少相应的研究。

直到 2013 年，Yang 等[67]首次将"材料表面-蛋白吸附-细胞行为"这三个方面结合起来，系统研究了材料表面吸附的血清蛋白质层介导细胞黏附和生长的机理。他们采用基于非标记蛋白质定量的蛋白质组学方法研究了牛血清蛋白质在三种生物材料（镍钛合金、氮化钛涂层镍钛合金、壳聚糖膜）表面的吸附，然后通过生物信息学分析了吸附蛋白质层中不同蛋白质对细胞黏附和生长的介导作用，并采用生物学实验对这些分析进行了验证。蛋白质组学分析结果显示，镍钛合金表面吸附了 111 种蛋白质，氮化钛涂层镍钛合金表面吸附了 110 种蛋白质，而壳聚糖膜表面吸附了 86 种蛋白质；进一步的生物信息学分析发现，无涂层和 TiN涂层 NiTi 合金表面吸附的与细胞黏附和生长相关的血清蛋白质的种类和吸附量明显多于壳聚糖膜。无涂层和 TiN 涂层 NiTi 合金表面吸附的蛋白质层组分主要通过四种方式对内皮细胞的黏附和生长进行介导。

4.3.3　分子模拟

迄今为止，研究者已通过大量实验方法研究了蛋白质在材料表面的吸附行为，然而，由于蛋白质在材料表面的吸附行为受蛋白质自身性质、材料表面性质和环境等多种因素影响，使得现有实验方法对蛋白质吸附行为的测定还存在很多局限性，还无法在原子水平上定量测定蛋白质的取向和构象变化。随着计算机技术的飞速发展，分子模拟在揭示化学和生物过程的机理以及设计和开发新产品等方面发挥了越来越重要的作用。

分子模拟（molecular simulation）是利用计算机软件构建复杂的分子模型，并通过适当方法分析、计算和观察分子间的相互作用。由于分子模拟分析的时间和空间尺度都足够小，因此可以直观地提供清晰的分子微观信息。此外，分子模拟不仅可以模拟分子的静态结构，也可以模拟分子体系的动态行为。分子模拟作为实验方法的一种重要补充手段，为研究人员在分子水平上理解蛋白质的构象转变和解释蛋白质的吸附过程提供了一种新的有力的研究手段，为生物材料表面设计和新型功能材料开发提供了强有力的支撑。

1）分子模拟方法

分子模拟方法基本上可以分为两类：量子力学（quantum mechanics，QM）方法以及经典力学（classical mechanics，CM）方法。其中量子力学方法将电子视为体系的基本单元，使用薛定谔方程来近似计算体系中分子的行为和性质；而经典力学方法则将单个的原子或原子团视为体系的基本单元，使用经验力场来计算体系中分子的行为和性质。

虽然量子力学方法的模拟结果通常非常精确，且一般不需要使用到经验数据，但其对计算的要求十分严格，因此往往模拟范围只局限于一小部分原子（即几十个原子）的计算，而不适用于模拟蛋白质与材料表面的相互作用过程。相比而言，经典力学方法对计算的要求较低，可以进行包含数十万个原子的模拟，若使用联合原子的方法，甚至可以适用于更大的体系，因此其更适用于模拟蛋白质在生物材料表面的吸附过程。然而，经典力学方法依赖于经验力场参数的准确性，这些参数用于确定体系中的原子在模拟过程中的相互作用。这种模拟方法可进一步细分为三种基本类型：分子力学（molecular mechanics，MM）方法、蒙特卡罗（Monte Carlo，MC）方法和分子动力学（molecular dynamics，MD）方法，每种方法都有各自的优点和局限性。

为扩大优点、提高模拟效率，多种方法相结合的模拟方法也被应用于蛋白质吸附的模拟研究中。Hagiwara 等[68]采用 MC 和 MD 相结合的方法模拟了 β-乳球蛋白在表面带有正电荷材料上的吸附行为，并对吸附过程中的范德瓦耳斯作用和静电作用进行了描述。

2）蛋白质模型

不同的蛋白质模型具有不同的模拟效率，目前使用最广泛的蛋白质模型大致可分为胶体模型、粗粒模型和全原子模型三大类。

（1）胶体模型是研究蛋白质最简单的模型。在此模型中，蛋白质被表示为一个带电球体或一些带电球体的组合。蛋白质和材料表面之间的库仑相互作用通过泊松-玻尔兹曼（Poisson-Boltzmann）方程描述，而范德瓦耳斯相互作用则通过哈马克（Hamaker）方法计算。在胶体模型的基础上，能够对蛋白质的吸附行为进行模拟计算。Ravichandran 等[69]将溶菌酶视为均匀带电的球体，研究了横向迁移率和粒子间相互作用对溶菌酶吸附动力学的影响。Carlsson 等[70]将溶菌酶表示为表面带有正负电荷的硬球，系统地研究了不同的蛋白质浓度、蛋白质净电荷、离子强度和表面电荷密度下溶菌酶在带电表面的吸附行为。为了预测抗体在带电荷表面的吸附方向，Zhou 等[71]根据抗体的特征 Y 型结构提出了一种简化的 12 珠模型，这种处理方法成功地模拟分析出抗体在不同溶液条件下和不同带电表面的定向吸附行为。

（2）粗粒度（coarse-grained，CG）模型与胶体模型相比，可以更准确地描述蛋白质的结构。而与全原子模型相比，CG 还能够缩短计算机处理器的计算时间。在粗粒度模型中，通常将一组原子合并视作为一个相互作用的位点以降低系统的自由度，同时还应包括一组高精度匹配的粗粒度模型力场。其中残差模型是以蛋白质的基本成分氨基酸为处理对象来研究蛋白质表面吸附的一种粗粒度模型。在此模型的基础上，Zhou 等[72]发展了基于残差的蛋白质表面相互作用势模型，在该模型中，蛋白质的每个氨基酸被还原为以 α 碳位置为中心的单个球体，准确地预测了两种抗体（IgG1 和 IgG2a）在带电表面的吸附方向。近年来，基于 Marrink 等建立的 Martinin 粗粒度模型的蛋白质研究也逐渐成为热点，在该模型中，每个氨基酸被表示为一个主链小球和几个侧链小球的组合，由于受到键参数的限制，氨基酸的空间几何结构得以保留[73]。

（3）在全原子（all-atom，AA）模型中，蛋白质上的每个原子都被表示为一个相互作用的位点，蛋白质的质量、电荷等物理属性，以及键长、键角等原子和分子性质都可以通过力场来明确地表示。全原子分子动力学（all-atom molecular dynamics，AAMD）模拟为预测生物分子在纳秒时间尺度和纳米空间尺度上的动力学和热力学行为提供了有力的工具，在过去的二十年中，这种模拟方法在蛋白质吸附领域提供了许多重要的信息。

4.4　蛋白质吸附对材料生物相容性的影响

当生物医学材料进入人体后，材料表面首先发生的生物学事件是蛋白质吸附，然后是细胞反应。材料表面吸附的蛋白质在细胞与生物材料相互作用中起关键的介导功能，进而影响生物医学材料的生物相容性。本节首先介绍吸附蛋白质如何影响细胞在材料表面的黏附和生长，然后介绍吸附蛋白质如何影响材料的血液相容性和免疫性能。

4.4.1　蛋白质吸附对细胞黏附和生长的影响

吸附在材料表面的蛋白质有助于细胞对材料的识别，从而促进细胞在材料表面的黏附和生长。表面吸附的特定蛋白质如纤连蛋白（fibronectin）或表面固定的特定多肽序列如含精氨酸-甘氨酸-天冬氨酸（arginine-glycine-aspartic acid，RGD）的多肽，对细胞黏附和迁移具有介导作用，可以明显地促进细胞黏着斑形成、细胞黏附、细胞铺展和细胞迁移。

例如，Lai 等在金的表面固定了一系列环形或线性的多肽序列，研究了不同多肽对 NIH/3T3 成纤维细胞黏附、铺展和细胞骨架的影响，结果发现同时含 RGD 序列和三个赖氨酸的多肽能够非常明显地促进 NIH/3T3 成纤维细胞在金表面的黏附、铺展和细胞骨架装配。

目前认为，细胞首先是通过细胞膜表面的黏附分子如整联蛋白（integrin）识别材料表面吸附蛋白质的特定氨基酸序列如 RGD 序列，并以受体-配体方式与之发生结合，激活与细胞黏附和生长相关的信号通路，从而介导细胞在材料表面黏附、铺展和生长。

4.4.2 蛋白质吸附对材料血液相容性的影响

生物材料植入体内后，各种血浆蛋白质随着材料表面性质不同而进行选择性吸附。吸附的蛋白质种类和构象变化影响后续的血小板黏附行为，进而影响植入材料血液相容性如凝血和溶血等性能。生物材料表面吸附蛋白质的种类和数量一般由材料表面的性能及拓扑结构决定，如表面的化学性质、表面能、正负电荷的分布、亲疏水性质、表面几何形状和粗糙度等。

蛋白质吸附层的组成、构象以及蛋白质的性能直接影响材料的血液相容性。血浆蛋白中，纤维蛋白原对血小板黏附和血栓的形成起重要作用。纤维蛋白原由 α、β 和 γ 肽链构成，各肽链可以与多种蛋白质或细胞结合，比如：α 肽链的 RGD 序列可与整联蛋白结合，β 肽链可与肝素和钙黏蛋白结合，而 γ 肽链易于与血小板膜蛋白结合。在生理情况下，血液中的纤维蛋白原不会与静息的血小板结合，但是当纤维蛋白原在材料表面吸附后，如果其构象发生改变，暴露出血小板膜糖蛋白 GPⅡb/Ⅲa 的结合结构域，那么纤维蛋白原能够通过与血小板膜糖蛋白 GPⅡb/Ⅲa 的结合而启动血小板的活化，从而引起血小板在材料表面聚集，最终形成血栓。

在其他血浆蛋白吸附的研究中，人们还发现白蛋白与纤维蛋白吸附量的比值能够反映材料的抗凝血性能。由于白蛋白具有抑制血小板黏附和凝血过程的功能，因此优先吸附白蛋白的材料能够抑制血小板黏附和抗血栓形成，表现出良好的血液相容性，而优先吸附纤维蛋白原的材料则易于黏附大量血小板，表现出较差的抗凝血性能。

鉴于血浆蛋白的吸附对材料的血液相容性具有重要影响，对生物材料的表面调控则具有重要意义。为提高其血液相容性，可采取如惰性修饰、引入活性物质、仿生改进等表面修饰方法。为了改善材料的血液相容性，人们常用聚乙二醇（polyethylene glycol，PEG）对材料表面进行修饰。其作用机制是，PEG 修饰能够降低材料表面与蛋白质的相互作用，阻碍蛋白质吸附及其构象变化。在临床应用中，人们常用肝素对血液接触材料表面进行涂层处理，提高材料抗凝血和抗血栓性能，从而改善材料的血液相容性。其原因是肝素能够增强抗凝血酶与凝血酶的结合，加速凝血酶的失活，同时肝素也能够抑制血小板的黏附聚集。另外，在仿生表面修饰的研究中，两性离子聚合物可以仿生物膜的磷脂结构，这种含有两性基团的聚合物在溶剂化作用和氢键作用下形成表面水合层，可有效阻抗非特异性蛋白质吸附，提高材料的血液相容性。

4.4.3　蛋白质吸附对材料免疫反应的影响

对侵入的感染性物体进行探测和消除是哺乳动物免疫系统的主要功能。当生物医学材料植入体内后，在材料与机体的界面会发生异物反应（foreign body reaction，FBR）。目前认为生物材料的异物反应分为 5 个阶段：①材料表面蛋白质吸附；②急性炎症反应；③慢性炎症反应；④异体巨细胞形成；⑤纤维化或纤维囊形成。

植入材料表面吸附的蛋白质不同及其构象变化可引起不同的细胞免疫反应，如材料表面吸附的玻连蛋白和纤连蛋白有利于单核细胞黏附和巨大细胞形成，而纤维蛋白原有利于巨噬细胞黏附。补体系统的激活是影响植入材料异物反应结果的一个重要体系。此外，白细胞（包括中性粒细胞和单核细胞）可以黏附在生物材料表面，或者被生物材料表面激活，并释放多种细胞因子，进而引发机体的免疫反应。

4.4.3.1　补体系统激活

补体系统是由 30 多种存在于血清、组织液中的蛋白质共同组成的反应系统，它与血液凝固级联反应有关，主要功能是参与机体微生物防御反应以及免疫调节，一般通过经典途径、旁路途径和凝集素途径激活。

材料表面吸附的免疫球蛋白（IgG）能够与补体蛋白 C1 的亚基结合，激活补体蛋白 C3 转化酶，进而通过经典途径激活补体系统。而含羧基、羟基和氨基的材料表面能够与补体蛋白 C3b 结合，激活补体蛋白 C3 转化酶，从而通过旁路途径激活补体系统。

补体系统激活后会产生大量的补体蛋白 C3a 和 C5a，而这两种补体蛋白是吞噬细胞的强烈趋化因子。另外，材料表面吸附的补体蛋白 C3b 能够与白细胞表面的整联蛋白结合，介导白细胞在材料表面黏附和激活。白细胞被激活后可产生并释放多种细胞因子，进而引发机体的免疫反应。因此，补体系统的激活是影响植入材料异物反应结果的重要驱动力。

4.4.3.2　白细胞激活

吸附在生物材料表面的一些蛋白质（如纤维蛋白原、纤连蛋白和 iC3b 等）对白细胞的黏附和激活具有非常重要的作用和影响。白细胞被激发后，会使得 CD11b 上调，L 型选择蛋白（L-selectin）丢失，并释放活性氧、中性粒细胞弹性蛋白酶、组织蛋白酶 G 和白介素 8（IL-8）。其结果会导致局部组织损伤并募集或激活更多的炎症细胞。

针对血液中外来物质的第一个先天性炎症反应主要是来自于中性粒细胞和单核细胞。在其被活化后，细胞内部发生重组并导致 CD11b 等黏附配体呈现在细胞表面。这使得细胞能够黏附在材料表面并与其他中性粒细胞、单核细胞和血小板相互作用。除此之外，它们还能释放可溶性因子（弹性蛋白酶、髓过氧化物酶等）和微粒，进而形成中性粒细胞胞外陷阱（neutrophil extracellular traps，NETs）。粒性白细胞的激活也会导致 NETs 的形成，其由释放到细胞外的核 DNA、瓜氨酸组蛋白和弹性蛋白酶等构成。而构成 NETs 的这些成分极易导致血栓的形成，使得其成为研究血栓和炎症的热点。

（杨达云　陈爱政）

参 考 文 献

[1]　Andrade J D，Hlady V. Plasma protein adsorption：The big twelve[J]. Annals of the New York Academy of Sciences，1987，516：158-172.

[2]　Andrade J D，Hlady V. Protein adsorption and materials biocompatibility：A tutorial review and suggested hypotheses[J]. Biopolymers/Non-Exclusion HPLC，1986，79：1-63.

[3]　Roach P，Eglin D，Rohde K，et al. Modern biomaterials：A review—Bulk properties and implications of surface modifications[J]. Journal of Materials Science Materials in Medicine，2007，18（7）：1263-1277.

[4]　Zhu X D，Fan H S，Zhao C Y，et al. Competitive adsorption of bovine serum albumin and lysozyme on characterized calcium phosphates by polyacrylamide gel electrophoresis method[J]. Journal of Materials Science Materials in Medicine，2007，18（11）：2243-2249.

[5]　Feng B，Chen J Y，Zhang X D，et al. Interaction of calcium and phosphate in apatite coating on titanium with serum albumin[J]. Biomaterials，2002，23（12）：2499-2507.

[6]　Hay D I，Moreno E C. Differential adsorption and chemical affinities of proteins for apatitic surfaces[J]. Journal of Dental Research，1979，58（2）：930-942.

[7]　Kandori K，Saito M，Takebe T，et al. Adsorption of bovine serum albumin on synthetic carbonate calcium

hydroxyapatite[J]. Journal of Colloid and Interface Science，1995，174（1）：124-129.

[8]　Takemoto S，Kusudo Y，Tsuru K，et al. Selective protein adsorption and blood compatibility of hydroxy-carbonate apatites[J]. Journal of Biomedical Materials Research A，2004，69A（3）：544-551.

[9]　Segvich S J，Smith H C，Kohn D H，et al. The adsorption of preferential binding peptides to apatite-based materials[J]. Biomaterials，2009，30（7）：1287-1298.

[10]　Harrison R G. On the stereotropism of embryonic cells[J]. Science，1911，34（870）：279-281.

[11]　Silva L P. Imaging proteins with atomic force microscopy：An overview[J]. Current Protein and Peptide Science，2005，6（4）：387-395.

[12]　Wagner M S，Mcarthur S L，Shen M，et al. Limits of detection for time of flight secondary ion mass spectrometry (ToF-SIMS) and X-ray photoelectron spectroscopy (XPS)：Detection of low amounts of adsorbed protein[J]. Journal of Biomaterials Science，Polymer Edition，2002，13（4）：407-428.

[13]　Welsch N，Lu Y，Dzubiella J，et al. Adsorption of proteins to functional polymeric nanoparticles[J]. Polymer，2013，54（12）：2835-2849.

[14]　Kroning A，Furchner A，Aulich D，et al. *In situ* Infrared ellipsometry for protein adsorption studies on ultrathin smart polymer brushes in aqueous environment[J]. ACS Applied Materials & Interfaces，2015，7（23）：12430-12439.

[15]　Höök F，Rodahl M，Kasemo B，et al. Structural changes in hemoglobin during adsorption to solid surfaces：Effects of pH，ionic strength，and ligand binding[J]. Proceedings of the National Academy of Sciences，1998，95（21）：12271-12276.

[16]　Wei Q，Becherer T，Angioletti-Uberti S，et al. Protein interactions with polymer coatings and biomaterials[J]. Angewandte Chemie International Edition，2014，53（31）：8004-8031.

[17]　Nakanishi K，Sakiyama T，Imamura K. On the adsorption of proteins on solid surfaces，a common but very complicated phenomenon[J]. Journal of Bioscience and Bioengineering，2001，91（3）：233-244.

[18]　Lim J Y，Hansen J C，Siedlecki C A，et al. Human foetal osteoblastic cell response to polymer demixed nanotopographic interfaces[J]. Journal of the Royal Society Interface，2005，2（2）：97-108.

[19]　Rechendorff K，Hovgaard M B，Foss M，et al. Enhancement of protein adsorption induced by surface roughness[J]. Langmuir，2006，22（26）：10885-10888.

[20]　Scopelliti P E，Borgonovo A，Indrieri M，et al. The effect of surface nanometre-scale morphology on protein adsorption[J]. PLoS ONE，2010，5（7）：e11862.

[21]　Hulander M，Lundgren A，Berglin M，et al. Immune complement activation is attenuated by surface nanotopography[J]. International Journal of Nanomedicine，2011，6：2653-2666.

[22]　Kurylowicz M，Paulin H，Mogyoros J，et al. The effect of nanoscale surface curvature on the oligomerization of surface-bound proteins[J]. Journal of the Royal Society Interface，2014，11（94）：20130818.

[23]　Shaw C P，Middleton D A，Volk M，et al. Amyloid-derived peptide forms self-assembled monolayers on gold nanoparticle with a curvature-dependent β-sheet structure[J]. ACS Nano，2012，6（2）：1416-1426.

[24]　Gu Z L，Yang Z X，Chong Y，et al. Surface curvature relation to protein adsorption for carbon-based nanomaterials[J]. Scientific Reports，2015，5：10886.

[25]　Raffaini G，Ganazzoli F. Surface topography effects in protein adsorption on nanostructured carbon allotropes[J]. Langmuir，2013，29（15）：4883-4893.

[26]　Hammarin G，Persson H，Dabkowska A P，et al. Enhanced laminin adsorption on nanowires compared to flat surfaces[J]. Colloids and Surfaces B：Biointerfaces，2014，122：85-89.

[27] Roach P，Farrar D，Perry C C，et al. Surface tailoring for controlled protein adsorption：Effect of topography at the nanometer scale and chemistry[J]. Journal of the American Chemical Society，2006，128（12）：3939-3945.

[28] Vertegel A A，Siegel R W，Dordick J S. Silica nanoparticle size influences the structure and enzymatic activity of adsorbed lysozyme[J]. Langmuir，2004，20（16）：6800-6807.

[29] Giamblanco N，Martines E，Marletta G，et al. Laminin adsorption on nanostructures：Switching the molecular orientation by local curvature changes[J]. Langmuir，2013，29（26）：8335-8342.

[30] Song S，Ravensbergen K，Alabanza A，et al. Distinct adsorption configurations and self-assembly characteristics of fibrinogen on chemically uniform and alternating surfaces including block copolymer nanodomains[J]. ACS Nano，2014，8（5）：5257-5269.

[31] Kumar N，Parajuli O，Gupta A，et al. Elucidation of protein adsorption behavior on polymeric surfaces：Toward high-density，high-payload protein templates[J]. Langmuir，2008，24（6）：2688-2694.

[32] Absolom D R，Zingg W，Neumann A W. Protein adsorption to polymer particles：Role of surface properties[J]. Journal of Biomedical Materials Research，1987，21（2）：161-171.

[33] Ouberai M M，Xu K，Welland M E. Effect of the interplay between protein and surface on the properties of adsorbed protein layers[J]. Biomaterials，2014，35（24）：6157-6163.

[34] Firkowska-Boden I，Zhang X Y，Jandt K D，et al. Controlling protein adsorption through nanostructured polymeric surfaces[J]. Advanced Healthcare Materials，2018，7（1）：1700995.

[35] Agashe M，Raut V，Stuart S J，et al. Molecular simulation to characterize the adsorption behavior of a fibrinogen gamma-chain fragment[J]. Langmuir，2005，21（3）：1103-1117.

[36] Kiss E，Dravetzky K，Hill K，et al. Protein interaction with a pluronic-modified poly(lactic acid) Langmuir monolayer[J]. Journal of Colloid and Interface Science，2008，325（2）：337-345.

[37] 杨周华，詹红彬. 表面接枝聚丙烯酸聚氨酯的生物相容性研究[J]. 武汉理工大学学报，2010，32（15）：27-29+34.

[38] Gonçalves I C，Martins M C L，Barbosa M A，et al. Protein adsorption on 18-alkyl chains immobilized on hydroxyl-terminated self-assembled monolayers[J]. Biomaterials，2005，26（18）：3891-3899.

[39] Tang Y W，Santerre J P，Labow R S，et al. Use of surface-modifying macromolecules to enhance the biostability of segmented polyurethanes[J]. Journal of Biomedical Materials Research，1997，35（3）：371-381.

[40] Rocha S，Thünemann A F，Pereira M C，et al. The conformation of B18 peptide in the presence of fluorinated and alkylated nanoparticles[J]. ChemBioChem，2005，6（2）：280-283.

[41] Roach P，Farrar D，Perry C. Interpretation of protein adsorption：Surface-induced conformational changes[J]. Journal of the American Chemical Society，2005，127（22）：8168-8173.

[42] Kim J，Somorjai G A. Molecular packing of lysozyme，fibrinogen，and bovine serum albumin on hydrophilic and hydrophobic surfaces studied by infrared-visible sum frequency generation and fluorescence microscopy[J]. Journal of the American Chemical Society，2003，125（10）：3150-3158.

[43] Hartvig R A，Van De Weert M，Østergaard J，et al. Protein adsorption at charged surfaces：The role of electrostatic interactions and interfacial charge regulation[J]. Langmuir，2011，27（6）：2634-2643.

[44] Lu H H，Pollack S R，Ducheyne P. 45S5 bioactive glass surface charge variations and the formation of a surface calcium phosphate layer in a solution containing fibronectin[J]. Journal of Biomedical Materials Research，2001，54（3）：454-461.

[45] Lee W H，Loo C Y，Rohanizadeh R. A review of chemical surface modification of bioceramics：Effects on protein adsorption and cellular response[J]. Colloids and Surfaces B：Biointerfaces，2014，122：823-834.

[46]　Mueller B，Zacharias M，Rezwan K. Bovine serum albumin and lysozyme adsorption on calcium phosphate particles[J]. Advanced Engineering Materials，2010，12（1-2）：B53-B61.

[47]　Rabe M，Verdes D，Seeger S. Understanding protein adsorption phenomena at solid surfaces[J]. Advances in Colloid and Interface Science，2011，162（1-2）：87-106.

[48]　El-Ghannam A，Hamazawy E，Yehia A. Effect of thermal treatment on bioactive glass microstructure，corrosion behavior，ζ-potential，and protein adsorption[J]. Journal of Biomedical Materials Research，2001，55（3）：387-395.

[49]　Krajewski A，Malavolti R，Piancastelli A. Albumin adhesion on some biological and non-biological glasses and connection with their Z-potentials[J]. Biomaterials，1996，17（1）：53-60.

[50]　Wang K，Zhou C，Hong Y，et al. A review of protein adsorption on bioceramics[J]. Interface Focus，2012，2（3）：259-277.

[51]　MacRitchie F. Proteins at interfaces[J]. Advances in Protein Chemistry，1978，32：283-326.

[52]　Schaller J，Gerber S，Kämpfer U. Human Blood Plasma Proteins：Structure and Function[M]. Chichester：Wiley，2008.

[53]　Norde W. Adsorption of proteins from solution at the solid-liquid interface[J]. Advances in Colloid and Interface Science，1986，25：267-340.

[54]　Moulin A M，O'shea S J，Badley R A，et al. Measuring surface-induced conformational changes in proteins[J]. Langmuir，1999，15（26）：8776-8779.

[55]　Hlady V，Buijs J. Protein adsorption on solid surfaces[J]. Current Opinion in Biotechnology，1996，7（1）：72-77.

[56]　Soria J，Soria C，Mirshahi M，et al. Conformational change in fibrinogen induced by adsorption to a surface[J]. Journal of Colloid and Interface Science，1985，107（1）：204-208.

[57]　Rabe M，Verdes D，Seeger S. Understanding protein adsorption phenomena at solid surfaces[J]. Advances in Colloid and Interface Science，2011，162（1-2）：87-106.

[58]　Cho D H，Xie T，Truong J，et al. Recent advances towards single biomolecule level understanding of protein adsorption phenomena unique to nanoscale polymer surfaces with chemical variations[J]. Nano Research，2020，13（5）：1295-1317.

[59]　Zheng K，Kapp M，Boccaccini A R. Protein interaction with bioactive glass surfaces：A review[J]. Applied Materials Today，2019，15：350-371.

[60]　Wei Q，Becherer T，Angioletti-Uberti S，et al. Protein interactions with polymer coatings and biomaterials[J]. Angewandte Chemie International Edition，2014，53（31）：8004-8031.

[61]　Derhami K，Zheng J，Li L，et al. Proteomic analysis of human skin fibroblasts grown on titanium：novel approach to study molecular biocompatibility[J]. Journal of Biomedical Materials Research，2001，56（2）：234-244.

[62]　Sun D H，Trindade M C D，Nakashima Y，et al. Human serum opsonization of orthopedic biomaterial particles：Protein-binding and monocyte/macrophage activation in vitro[J]. Journal of Biomedical Materials Research Part A，2003，65A（2）：290-298.

[63]　Kim J K，Scott E A，Elbert D L. Proteomic analysis of protein adsorption：serum amyloid P adsorbs to materials and promotes leukocyte adhesion[J]. Journal of Biomedical Materials Research Part A，2005，75A（1）：199-209.

[64]　Bonomini M，Pavone B，Sirolli V，et al. Proteomics characterization of protein adsorption onto hemodialysis membranes[J]. Journal of Proteome Research，2006，5（10）：2666-2674.

[65]　Kaneko H，Kamiie J，Kawakami H，et al. Proteome analysis of rat serum proteins adsorbed onto synthetic octacalcium phosphate crystals[J]. Analytical Biochemistry，2011，418（2）：276-285.

[66]　Wang X T，Schmidt D R，Joyce E J，et al. Application of MS-based proteomics to study serum protein

adsorption/absorption and complement C3 activation on poly(ethylene glycol) hydrogels[J]. Journal of Biomaterials Science, Polymer Edition, 2011, 22 (10): 1343-1362.

[67] Yang D, Lu X, Hong Y, et al. The molecular mechanism of mediation of adsorbed serum proteins to endothelial cells adhesion and growth on biomaterials[J]. Biomaterials, 2013, 34 (23): 5747-5758.

[68] Hagiwara T, Sakiyama T, Watanabe H, et al. Molecular simulation of bovine β-lactoglobulin adsorbed onto a positively charged solid surface[J]. Langmuir, 2009, 25 (1): 226-234.

[69] Ravichandran S, Talbot J. Mobility of adsorbed proteins: A Brownian dynamics study[J]. Biophysical Journal, 2000, 78 (1): 110-120.

[70] Carlsson F, Hyltner E, Arnebrant T, et al. Lysozyme adsorption to charged surfaces: A Monte Carlo study[J]. The Journal of Physical Chemistry B, 2004, 108 (28): 9871-9881.

[71] Zhou J, Tsao H K, Sheng Y J, et al. Monte Carlo simulations of antibody adsorption and orientation on charged surfaces[J]. The Journal of Chemical Physics, 2004, 121 (2): 1050-1057.

[72] Zhou J, Chen S, Jiang S. Orientation of adsorbed antibodies on charged surfaces by computer simulation based on a united-residue model[J]. Langmuir, 2003, 19 (8): 3472-3478.

[73] Monticelli L, Kandasamy S K, Periole X, et al. The MARTINI coarse-grained force field: Extension to proteins[J]. Journal of Chemical Theory and Computation, 2008, 4 (5): 819-834.

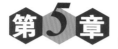

第5章

生物材料表面的细胞黏附与铺展

近年来，随着细胞生物学、分子生物学及生物材料等学科领域的突飞猛进和人们健康意识的提高，生物医学材料已经从传统的外科手术应用发展到由有机整合活细胞与生物材料构建复合植入物，用以替代或修复体内局部组织或器官的缺损或坏死。因此，生物材料表面与活体细胞之间产生的相互作用的表界面问题是生物材料有效性研究的核心科学问题之一[1]。而细胞在生物材料表面上的黏附和铺展效果会直接调控细胞功能，进而影响组织或器官的修复和再生。本章分为四节，主要从细胞黏附与铺展的基本概念、影响因素、分子基础及表面改性等方面展开论述，为细胞与生物材料的相互作用奠定理论基础，并为生物医用材料的改性和应用提供方向。

5.1 材料表面细胞黏附与铺展的生物学意义

细胞的黏附与铺展及其后续迁移、增殖、分化等系列行为与组织生长及组织修复等生理过程密切相关，其中以组织工程中细胞的黏附与铺展最具代表性。

组织工程（tissue engineering）是一个将细胞生物学和材料学的理论与方法综合运用于医学临床的新兴多学科交叉领域，专注于组装构建可恢复、维持或改善受损组织或整个器官的功能结构。组织工程包括三个基本要素：种子细胞、支架材料和细胞因子。细胞黏附是通过传递细胞外或细胞内力而附着到另一个细胞或细胞外基质（extracellular matrix，ECM）的能力，对组织形成或修复过程至关重要。它在细胞通讯、细胞分化、细胞周期、迁移和存活的信号中起着关键作用。细胞基质锚定主要由整合素（跨膜蛋白）形成，而细胞与细胞黏附由黏附分子形成。整合素家族（integrin）的分子通过黏着斑附着在细胞骨架上，通过细胞骨架调控细胞核功能并维持细胞形状，从而决定了细胞的迁移、增殖和分化。

5.1.1　细胞黏附与黏附分子

细胞黏附（cell adhesion）是组织形成的基本细胞过程，它是指细胞通过其表面黏附相关蛋白与细胞外基质或另一个细胞的结合过程。这种通过细胞黏附蛋白实现的结合对细胞内信号的传递具有两个作用：对细胞骨架元件产生作用力，该作用力通过激活细胞质内的信号通路传递到细胞核来调控基因表达，且这两个过程并不相互排斥。通过黏附分子与表面受体结合并将信号传输到细胞骨架需要"黏着斑"的参与。黏着斑是交叉节点，一旦接收到微环境中的机械信号后，则通过细胞骨架连接和信号蛋白转换为细胞内力和化学信号。在细胞骨架上产生牵引力后，该力由细胞骨架元件传递到细胞中的各种结构，其中细胞核的重要性不言而喻。细胞黏附后，细胞的许多功能包括分化、凋亡和基因表达谱的变化等，都会间接受到细胞核的影响。

细胞彼此黏附或黏附到 ECM 都依赖于称为细胞连接的结构上，这些结构称为紧密连接（封闭小带）、中间连接（黏附小带）和桥粒（黄斑黏附）。紧密连接由相邻细胞膜融合形成，中间连接是由均质无定形物质占据的细胞间隙，长度大约为 200 Å，而桥粒是长度大约为 240 Å 的细胞间隙。

要使细胞黏附在基质表面上，基质表面必须有特定的化学基团，被称为细胞黏附分子。细胞黏附分子主要包括整合素家族（integrin）、免疫球蛋白超家族（Ig-SF）、选择素家族（selectin）、钙依赖性黏附素家族（钙黏素，cadherin）和透明质酸黏素（hyaladherin）等。整合素由 α 和 β 亚基组成，负责细胞-细胞和细胞-基底相互作用。免疫球蛋白超家族由 CD2、CD58、细胞间黏附分子（ICAM）、血管细胞黏附分子-1（VCAM-1）、血小板-内皮细胞黏附分子-1（PE-CAM-1）和黏膜地址素细胞黏附分子（MAdCAM-1）组成。选择素是一组表达于内皮细胞、白细胞和血小板表面的细胞黏附分子，分为三个亚家族：Endothelial 选择素（E-选择素）、Platelet 选择素（P-选择素）和 Leukocyte 选择素（L-选择素）。钙黏蛋白是 Ca^{2+} 依赖性细胞黏附分子的超家族，在细胞间相互作用中起到非常重要的作用。

5.1.2　细胞铺展与骨架形变

细胞铺展（cell spreading）一般是指悬浮的细胞与基底形成初始黏附后，细胞形态随着时间发生变化并最终达到稳定贴壁状态的过程。该过程主要包括以下三个步骤：①细胞周边伪足伸出；②伪足的尖端部分与基底形成新的黏附位点；③细胞铺展过程的驱动力与阻碍力达到平衡，细胞不再向前铺展[2]。根据铺展速率的不同，可将细胞的整个过程分为 3 个阶段：细胞铺展早期、细胞铺展中期以及细胞铺展晚期。在铺展的初始阶段，铺展速率很慢，随后的细胞铺展阶段铺展速率明显加快，在最后一个阶段，铺展细胞的形态不再发生改变，从而达到一个相对稳定的状态。各个阶段的铺展速率的不同可能是由于各个阶段起主导作用的驱动力类型和作用形式不同导致的。

细胞铺展早期主要指细胞与基底发生接触，然后二者之间形成早期的黏附位点。早期黏附位点的形成涉及多种蛋白质，整合素就是其中一种。该时期的铺展速率一般由细胞黏弹性、细胞膜张力以及基底的刚度等细胞和基质的物理性质决定。当参与早期黏附的蛋白质与基底的结合达到阈值后，细胞进入铺展中期，在该时期，细胞会发生许多变化，例如细胞与基底间的接触面积迅速增加，参与黏附的蛋白质与胞外基质相结合形成的新黏附位点变多，并且细胞骨架产生的收缩力也会增大。当细胞铺展的驱动力与阻碍力达到平衡状态时，细胞铺展面积达到阈值，这也就意味着细胞铺展第三个时期开始。作为一个动力学过程，细胞铺展过程中驱动力与阻碍力一直发挥着重要作用：在整个铺展过程中，细胞骨架的肌动蛋白丝聚合力起主导作用，细胞与基底的黏附力起到促进作用，而细胞膜的张力则起到阻碍作用。

5.1.3　细胞黏附与铺展的力学参数测量

细胞黏附于材料表面后，细胞对其支撑材料产生收缩力。在由软成分构成的材料上，从细胞传递的力会导致材料变形。这种现象可用于评估细胞的机械特性与细胞外环境的刚度之间的联系。早期可以通过计算细胞引起的材料变形来评估收缩力的大小。然而，这种方法在空间和时间分辨率方面受到限制，因为形变发展缓慢，并且本质上是非线性的。随着细胞生长软聚合物层中嵌入荧光珠方法的引入，牵引力显微镜应运而生。在经典的牵引力显微镜中，通过荧光显微镜跟踪示踪粒子的位移进行计算，揭示细胞对软材料施加的力。在过去的几年中，牵引力显微镜已应用于硅胶、聚丙烯酰胺和聚乙烯等多种弹性材料上力的测量。

通过金纳米阵列的功能化可以实现整合素配体的纳米级分布检测。电流体动力学纳米滴墨打印（electrohydrodynamic nanodrip-printing）可以在有机硅弹性体内生成精确的荧光量子点阵列，从而使得牵引力显微镜得到改进。此外，超分辨率荧光显微镜的使用提高了基底上收缩力检测的分辨率。通过使用具有可调尺寸和刚度的均匀水凝胶颗粒，创建了复杂的 3D 牵引力显微镜。细胞培养基底的纳米尺度微柱也可以用来测量细胞拉力，即在聚丙烯酰胺或聚二甲基硅氧烷基底上制造圆柱形微米级微柱阵列，并且通过在微柱顶部裱衬 ECM 分子使其功能化，增强细胞在微柱上的黏附；当细胞在微柱上铺展和黏附时，它们会对黏附的微柱施加拉力。这些力的大小可以根据微柱偏转位置的位移计算出来，该法的优点是不需要像经典牵引力显微镜那样进行细胞分离过程。

5.1.4 细胞在材料表面黏附与铺展的生物学意义

细胞-组织工程材料的黏附与铺展引领着材料的发展和改进，被认为是迁移、增殖和分化之前细胞相互作用的初始指标。细胞在材料表面黏附和铺展涉及组织工程、微流体或高通量筛选设备等生物医学学科方向的多个研究领域。细胞在材料表面的黏附及铺展是其在材料表面进一步生长、分化的基础，深入地研究该过程的影响因素可以为更好的设计和改造组织工程材料提供依据，从而改善生物材料的细胞相容性，以改造或合成更有效的生物医用材料。

在细胞黏附过程中，细胞在材料表面黏附的分子机制分为受体介导的特异性细胞黏附和非受体介导的非特异性细胞黏附两种典型情况。①受体介导的细胞黏附依赖于细胞外基质分子。事实上，活细胞并不直接与材料相互作用，但它们很容易黏附在吸附于材料表面的胞外基质蛋白上，这些基质来源于体内生理液或体外培养基。因此，细胞的生理活动，如细胞的代谢状态、细胞表面的电荷、细胞的疏水性、细胞与物质的接触时间等，对细胞的黏附有很大的影响。②在没有细胞外基质蛋白或相关多肽的情况下，非受体介导的细胞黏附也可以通过非特异性细胞-材料相互作用发生，即所谓的弱化学键，如氢键、静电、极性或离子相互作用。然而，非受体介导的细胞黏附不能保证从细胞外环境向细胞传输足够的信号。如果细胞不能在相对较短的时间内合成和积累自己的细胞外基质分子，就会发生细胞凋亡。然而，真正的细胞-基质相互作用要复杂得多，受不同材料表面的多种特性以及许多环境因素的影响，包括温度、pH 等。

众所周知，组织工程学在之前的 30 余年间极大地拓展了医学的广度。而在对生物材料的研究中，细胞与材料之间的作用关系则是一个基础性问题，因为细胞响应材料的第一步即是细胞黏附及其铺展，所以其也被作为生物材料中材料表面改性的一种重要考察因素[3]。例如，通过改变材料的粗糙程度来调控细胞黏附，将聚乳酸纤维浸泡在缓冲液或者有机溶剂中，待浸泡液体挥发以后，纤维表面会呈现出凹凸不平的现象，从而促进了细胞的黏附，这表明生物材料的表面特性对细胞的非特异性黏附在一定程度上得到提升。又如，在血管支架表面改性过程中，可以将血管钙黏蛋白、特异性抗体修饰于支架，甚至直接黏附内皮细胞于支架上，从而能够在植入支架以后使其与内皮细胞、内皮祖细胞之间产生特异性黏附，进而促进支架的内皮化。此外，在生物材料表面添加细胞外基质构成成分如胶原、氨基葡聚糖、纤维蛋白凝胶、骨基质明胶、透明质酸、精氨酸-甘氨酸-天冬氨酸等，在缓解细胞对材料的免疫排斥反应的同时，使得细胞特异性黏附及其分化等功能得到明显提升。

在应用于复杂的机体系统时，利用细胞和材料黏附及其铺展的这一改性策略也会表现出其两面性。在机体中植入生物材料后，免疫系统会被血清蛋白、细胞外基质蛋白快速激活，从而出现炎症反应。而机体的炎症反应程度决定了在组织修复中，到底是形成功能组织还是形成非功能的纤维化组织。这一平衡中的决定性因素就是黏附的细胞类型及其活性。在持续研究和认识炎症反应的功能过程中，生物惰性材料也成为重要的研究方向用来避免炎症反应，以实现对组织愈合的促进作用以及对生物材料不良反应的缓解作用。此外，细胞黏附也随着不同组织再生的要求而有所不同。例如骨和软骨再生的要求就存在较大差异，骨再生材料需要内皮细胞黏附而软骨材料则不需要。

细胞在生物材料上的黏附以及进一步在所黏附生物材料上的迁移、生长、分化等，呈现出一个复杂的作用过程。想要为更加妥当的设计、改造材料表面结构提供根据，就需要持续性地研究细胞黏附和铺展的分子基础及其过程，从而能够控制细胞、组织与材料的界面反应，最终进一步提高生物材料的细胞相容性，提升生物医用材料的有效性。

5.2　材料表面特性对细胞黏附与铺展的影响

生物材料的生物相容性是材料可以被应用于临床的最基本需求和最基本属性，除了植入物本体的化学成分，细胞接触的植入物的表面结构和形貌也尤为重要。细胞-底物相互作用研究的最终目标是研究基底表面与其引起的细胞反应之间的关系。通常，生物材料植入/介入人体时，首先与机体内生物分子、生物体液和组织接触的是材料的表面，因此，材料表面的物理化学性质对生物分子在基底上的黏附行为有强烈的影响，包括材料表面形貌、表面电荷、表面亲疏水性、表面润湿性等。高分子材料是生物材料表面改性经常使用的材料，其表面特性对其吸附蛋白质的能力、种类和方式具有重要影响，不同的表面具有不同的吸附程度和吸附速度（表 5-1）[4]。

表 5-1　材料表面特性对细胞黏附的影响

影响因素	阻碍黏附	促进黏附
聚合物含水率与极性	高含水率水凝胶	极性高的聚合物
吸附蛋白质种类	吸附血清蛋白	吸附骨胶原，血纤维蛋白和糖
电荷	适度负电荷	正电荷
亲疏水性	含有亲水和疏水的多相结构	属于疏水性的硬质聚合物
表面形貌	表面平滑性	表面粗糙
化学基团	封闭特定的活性基团	特定的受体基团

细胞的形状、黏附、迁移、命运和增殖等受基底物理特性的影响。模拟细胞外基质的形貌会影响并在某些情况下改善细胞功能。基底不仅是细胞支持物，而且通过提供物理和化学信号来引导细胞黏附、铺展、增殖和分化。另外，基底材料的刚度和化学性质等对不同类型的细胞具有不同的作用。亚微米到纳米级的形貌直接影响细胞，因为它们与 ECM 蛋白（如纤连蛋白、胶原蛋白和层粘连蛋白）具有相似的大小。这些材料表面包含大量细胞，因此亚毫米形貌也会影响细胞间相互作用、细胞间信号传导和其他细胞活动。为了解表面形貌对细胞形状和其他特性的影响，应深入研究细胞在材料表面的黏附和铺展。

有趣的是，细胞与材料相互作用的方式也一定程度取决于材料表面的纤维分布。因此，纤维取向、孔径、空隙连通性以及支架几何形状的控制是实现合适的细胞成熟度和细胞外基质形成取得成功的重要因素。通过调整材料的孔隙率（例如孔径、几何形状和方向），整个支架的互连性受到控制，并且表面化学也会发生改变。材料孔径的大小、支架微结构和表面构象中的互连性也会影响细胞与材料之间的黏附与铺展。

5.2.1 表面拓扑形貌的影响

所谓材料表面拓扑形貌（topological morphology），是指材料表面上有粗糙度、高度差和特性尺寸的几何形貌，包括表面粗糙度、孔洞大小及分布、沟槽的尺寸和取向等。生物材料表面的拓扑形貌和化学特性在细胞与其相互作用中具有重要作用。在生物相容性方面，材料表面的拓扑形貌也具有重要影响，而且细胞能够依据所接触的材料表面的拓扑形貌取向生长。

在粗糙的材料表面，细胞与材料接触的表面积会增加，进而增加其在材料表面上的湿润度并影响细胞的黏附强度。除此之外，材料表面的微小刻痕或者其他微结构也会增强细胞黏附性。一般而言，细胞铺展方向受到材料和细胞的接触引导，即细胞顺着表面纤维或者刻痕的取向黏附和铺展。表面的应力分布可以被人工胞外基质的拓扑结构所改变，从而导致细胞形态改变。此外，黏着斑的形成及其所接受的信号，也决定着材料表面拓扑形貌对细胞黏附的影响。在材料表面出现由细胞形成的黏着斑时，细胞骨架受到材料表面形貌影响而形成特定的应力或应变信号，黏着斑将这些信号传递给细胞内部的相关受体，从而使这些受体被激活并引起细胞骨架的重新排列。

生物材料的微观形貌影响细胞黏附生长的方式主要体现在三个方面。①通过对细胞黏附蛋白整合素等的表达和功能产生影响，生物材料在细胞整合素形成中的积极影响更利于细胞黏附于材料表面。②通过对细胞骨架的分布产生作用，进而影响细胞黏附生长。在生物材料的微观形貌的作用下，如果细胞骨架的分布能够促进细胞间的物质传输，则更利于细胞在此类材料上的黏附生长。③通过材料的孔隙率影响细胞的生物学行为，从而增加细胞在材料上的黏附生长，孔隙率较高的生物材料会加快细胞新陈代谢。

基底的粗糙度模仿了天然的组织，这增加了生物材料对蛋白质的吸附和对细胞的黏附以及相应的生物活性，如纤连蛋白和玻连蛋白的吸附。与光滑支架相比，聚(丙交酯-共-乙交酯)电纺纳米纤维支架上的细胞黏附和生长速率增加。除了粗糙度，高度和横向间距也会影响纳米级的细胞黏附。细胞黏附、增殖和形态也被发现受微观结构的显著影响。在具有不同间距（微米级）的纳米材料表面上接种成纤维细胞，间距较小的表面上黏附的细胞较少[5]。细胞黏附后形态差异也较大，PC12 细胞在脊宽 500 nm 的基底上呈纺锤形，而在 2000 nm 宽度处细胞尺寸最大[6]。因此，纳米光栅脊宽度的增加（500～2000 nm）不仅促进了细胞在材料表面黏附，而且增强了细胞在材料表面的铺展。

通过光刻技术、软光刻技术、微接触印刷技术和热压印技术等方法可以制备具有所需特性的材料表面。光刻技术（photolithography）是通过对涂有树脂的光膜进行紫外线曝光来在基板上形成或去除图案，而软光刻技术（soft lithography）是使用软印模来进行图形光刻，可以用来制备微结构和纳米结构，具有成本低和操作简便等优点。微接触印刷（microcontact printing）技术是一种类似于常规印章和墨水的图像转移方法，可用于大面积图案生成，并且可以通过重复施加单个印章来获得多个重复图案。能实现结构复制的热压印（hot embossing）技术是借助加热将压印箔结合在表面形成图案的技术，是制造微图案一种便捷方法。通过使用这些技术，对细胞-基质相互作用和植入物设计的研究得到了改进。细胞黏附是一个非常复杂的过程，需要与基质进行特定的化学、物理和机械相互作用。在组织工程和再生医学中，控制基质特性可以实现细胞分化的控制，实现组织器官的更好整合，以达到总体上提高生物材料的性能。

5.2.2　材料表面电荷的影响

生物材料表面的电荷也是调节细胞反应的重要影响因素，表面电荷的分布特性影响细胞在材料表面的黏附和铺展过程。作为两性分子的蛋白质，其本身的电荷特性会根据周围 pH 来平衡，材料的表面电荷影响材料本身吸收蛋白质的数量、种类和结构变化，从而决定随后的细胞黏附过程。而作为细胞外基质的重要组成成分，纤连蛋白在细胞黏附和增殖中起着关键作用。此外，当材料的表面带正电荷时，由于静电吸引力，材料与细胞之间的作用增强，有利于细胞与材料之间的黏附过程。

细胞、蛋白质在材料上的黏附度会受生物材料表面电荷、电荷分布、电荷量的影响。在无血清时，细胞在带正电荷的材料表面的黏附性会增加，因为带正电荷的材料表面与表面带负电荷的细胞之间存在非特异性静电作用，这有利于增加细胞的黏附性。有血清时，血清中蛋白质的吸附行为在材料表面的正电荷区和负电荷区具有很大差异，正电荷区吸附的玻连蛋白有助于细胞黏附[7]。而通过辉光放电（glow discharge）或硫酸处理，能够提升聚苯乙烯生物材料表面的带电基团数，从而增强细胞在此类材料表面的黏附性。再如，虽然聚羟乙基丙烯酸树脂的黏附性极差，但通过硫酸处理后可以改变其表面正电荷，进而增强内皮细胞对其的黏附性。在聚苯乙烯表面也能够通过射频技术（radio frequency technique）实现血浆沉积，从而增强成纤维细胞和成肌细胞的黏附性。细胞的黏附和铺展会受表面电荷和离子化基团的影响，从而增强细胞在材料上的黏附性，这是因为细胞表面含有大量的黏附分子和多种生长因子，而这些黏附分子和生长因子的选择性吸附能够在包含电荷的带点区域找到结合位点。

5.2.3 材料表面润湿性影响

润湿性是材料表面一个基本特性，在细胞黏附与铺展过程中发挥着重要作用。材料表面的润湿性和表面活化能的增加会直接影响材料表面与细胞之间的相互作用。到目前为止，基于"自下而上"或"自上而下"的合成方法已经制造了多种具有超润湿表面的生物材料。"自下而上"法主要包括喷洒法、溶胶-凝胶法、静电纺丝法等，而"自上而下"法主要包括模板法、等离子处理、激光纹理化法等。

以超亲水性到超疏水性的润湿性梯度阐释了表面润湿性对细胞黏附的影响。根据润湿性强度分为五个梯度：超亲水、亲水、疏水、润湿超疏水和非润湿超疏水。在血清条件下孵育约 1 小时后[8]，黏附细胞的数量从亲水区到超亲水区以及从疏水区到润湿超疏水区两个维度的分布大大增加。因此，调节表面润湿性可能是控制材料表面生物黏附的一种有前途的方法。当表面润湿性从中等润湿性扩展到超疏水性、超亲水性等极端润湿性时，细胞黏附也会发生变化。

事实上，包括表面形貌、表面能和化学成分在内的表面性质是表面润湿性的综合体现。撇开生物分子的内在特性，表面的物理化学性质对生物分子在基材上的黏附行为有很强的影响，包括化学成分、表面电荷、拓扑结构以及疏水性和亲水性等润湿性。例如，与亲水和疏水区域相比，超亲水和润湿超疏水区域表现出更高的表面粗糙度，这些区域增强了表面纳米结构与细胞之间的相互作用，导致更高的细胞黏附。与微米级粗糙度相比，具有纳米级粗糙度的超疏水涂层高度阻碍了细胞黏附和细胞增殖。

多种纳米材料的表面形态、粗糙度和化学性质与疏水性和细胞黏附之间的相互关系也被研究。使用聚合物和纳米复合材料表面来研究不同的形貌和润湿性对细胞黏附行为的影响发现[9]，与含有 10%的纳米二氧化硅颗粒的超疏水纳米复合材料相比，未引入纳米二氧化硅颗粒的超疏水样品显示出更高的防水性能。然而，与未引入纳米二氧化硅颗粒样品相比，含有 10%的纳米二氧化硅颗粒样品更不利于 4T1 小鼠乳腺肿瘤细胞的黏附和增殖，这可能是由于含有 10%的纳米二氧化硅颗粒表面的纳米级粗糙结构和超疏水的原因。也就是说，与微米级形貌相比，具有纳米级形貌的超疏水涂层可以显著降低细胞黏附。此外，样品中引入 30% TiO_2 的纳米颗粒与样品中含有 20% TiO_2 的纳米颗粒样品具有非常相似的表面粗糙度；然而，样品中引入 30% TiO_2 的纳米颗粒表现出超疏水性，而含有 20% TiO_2 的纳米颗粒表现出疏水性[10]。此外，由于表面润湿性的不同，人结肠癌细胞含 30% TiO_2 的纳米颗粒上的黏附程度更低。

5.3　材料表面细胞黏附与铺展的分子基础

　　细胞黏附是细胞与材料接触后的一个自发过程，该过程需要多种生物分子参与和相互作用。细胞在材料表面的黏附过程受到多种因素的影响和调控，除了受所处的环境影响外，材料表面特性亦对细胞黏附起关键性作用。因此，了解细胞外基质和种类繁多的黏附分子在细胞黏附中的作用对于组织工程学的研究具有非常重要的意义。

5.3.1　细胞外基质

　　以植入物修复组织或促进组织再生都离不开良好的细胞黏附，而细胞外基质对于细胞的黏附及随后的细胞行为具有非常重要的影响。细胞外基质（extracellular matrix，ECM）的主要成分是胶原蛋白、层粘连蛋白、蛋白聚糖和糖胺聚糖等，这些分子由细胞在胞内分泌至胞外，在细胞外部相互结合并形成复杂的网状结构，与各个组织形成独特的三维结构紧密相关。因此，ECM 可以支持并连接组织结构、调节组织和细胞的生理活动。

　　细胞在发挥其生理功能时，首先要与细胞外基质黏附产生应答，这些应答反应取决于细胞类型、细胞外基质的组成结构及瞬时状态[11]。不同细胞根据自身生理需求合成不同的细胞外基质，在为细胞发挥功能提供必要环境的同时还可以传递各种力学、化学信号。细胞通过改变自身形状、迁移、增殖、分化甚至修正活性等活动响应黏附信号。在这些过程中细胞外基质不仅保持组成结构，还利用细胞表面受体将配体、信号肽、蛋白酶及其抑制剂的信息传导至所黏附细胞的内部，这就意味着，ECM 还负责将环境信号传递给细胞，影响细胞生命的各种生理功能。ECM 还能储存生长因子和细胞因子，在接收到适当的信号时将因子释放出来提供给邻近的细胞。同时，ECM 给细胞提供了赖以生存的物理微环境，为细胞锚定提供了底物并充当组织支架，从而在胚胎发育和伤口修复过程中指导细胞迁移，实现组织形态发生。

5.3.2　细胞黏附分子

细胞黏附分子（cell adhesion molecule，CAM）是一类介导细胞间或细胞与细胞外基质间相互结合的细胞膜蛋白，最常见的功能是维持细胞连接和介导细胞的增殖和迁移，同时，也有报道其在胚胎发育、机体免疫应答、炎症反应、血栓形成、损伤修复等生理和病理过程中发挥重要作用。根据其编码基因结构同源性及产物的功能特点可以分为五类：钙依赖性黏附素家族、选择素家族、免疫球蛋白超家族、整合素家族及透明质酸黏素。

多数细胞黏附分子依赖二价阳离子通过以下三种模式发挥作用：①相邻两个细胞表面的相同黏附分子相互识别与结合，也称亲同性黏附；②相邻两个细胞表面的不同黏附分子相互识别与结合，也称亲异性黏附；③相邻两个细胞表面的相同黏附分子借助其他连接分子相互识别与结合。

1）钙依赖性黏附素家族

钙黏素（cadherin）是一类介导 Ca^{2+} 依赖的细胞间黏附的亲同性跨膜糖蛋白（图 5-1），钙黏素通过黏附作用调节细胞的生长和分化，其分子质量约为 120 kDa，由胞外结构域、跨膜区和胞内结构域组成，胞外部分是 5～34 个重复的细胞外结构域构成。

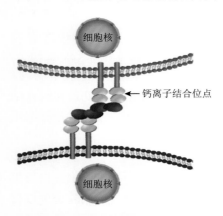

图 5-1　钙黏素的结构和功能特性示意图

不同的组织中所存在钙黏素蛋白的种类有所不同，最常见的有上皮钙黏素（E-cadherin）、胎盘钙黏素（P-cadherin）、神经钙黏素（N-cadherin）等。除此之外，近年来的研究又根据钙黏素蛋白间序列的差异将其分为了典型-钙黏素（classical-cadherin）、桥粒-钙黏素（desmosomal-cadherin）、原黏素和 T-钙黏素等亚家族。钙黏素通常通过与连环蛋白（catenin）形成钙黏素-连环蛋白复合体参与细胞识别、细胞骨架排列、细胞增殖分化、细胞黏附以及细胞迁移等功能[11]。

2）选择素家族

选择素（selectin）又称凝集素细胞黏附因子（Lec-CAM），是一种介导细胞与细胞之间黏附、具有高度选择性、配体为细胞膜的亲异性单次跨膜糖蛋白，由胞外区、跨膜区、胞内区三部分组成。选择素的胞外区结构从氮端到碳端由三个结构域组成：凝集素样区、表皮生长因子样区和 2～9 个连续重复的补体结合区段。根据其表达细胞的不同，可以分为 L-选择素（CD62L 或 LAM-1）、P-选择素（CD62P 或 PADGEM）、E-选择素（CD62E 或 ELAM-1），分子质量分别为 75～80 kDa、115 kDa 和 150 kDa。L-选择素在多种白细胞上表达，介导白细胞的滚动与捕获，参与淋巴细胞的归巢；E-选择素在未激活的内皮细胞内不表达，细胞受特定因子刺激后可在短时间内迅速增加，进而介导中性粒细胞、肿瘤细胞与内皮细胞的黏附；P-选择素通常存在于血小板中，在受到凝血酶、组胺或细胞因子等刺激后可在数分钟内转移到细胞表面，介导白细胞的滚动及其与内皮细胞的黏附。除了上述的功能外，选择素在机体的许多生理和病理过程中都发挥着作用，如参与某些类型的血管生成、参与造血过程、参与器官移植免疫排斥等[12]。

3）免疫球蛋白超家族

免疫球蛋白超家族（immunoglobulins superfamily，Ig-SF）是一类细胞表面与免疫球蛋白 IgV 区或 C 区相似折叠结构的跨膜蛋白（图 5-2），多数介导 Ca^{2+} 非依赖性同种和异种细胞之间的黏附反应，Ig-SF 广泛分布于内皮细胞、上皮细胞、单核细胞、淋巴细胞等细胞表面，通常作为配体与受体结合后发挥功能。Ig-SF 受体主要包括巨噬细胞 Fcγ 受体（FcγR）、白细胞免疫球蛋白样受体（LILR）、成对免

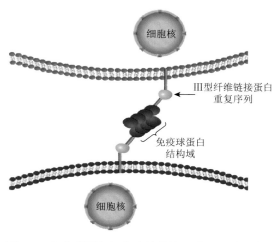

图 5-2　免疫球蛋白超家族的结构和功能特性示意图

疫球蛋白样受体（PIR）、血小板内皮细胞黏附分子-1（PECAM-1/CD31）、骨髓分化蛋白（MyD-1）、骨髓细胞上表达的触发受体（TREM-1）、白细胞分化抗原 CD200 和 CD200R 等。FcγR 与免疫球蛋白 G（IgG）的 Fc 段有高亲和力。共有 3 种 FcγR，分别是 FcγRⅠ、FcγRⅡ、FcγRⅢ，三者之间具有高同源性。FcγRⅡ不同异型的功能有所不同，FcγRⅡA 通过胞内信号传导引起细胞兴奋，而 FcγRⅡB 则主要传导抑制性信号。FcγRⅢ（CD16）是 40～80 000 kDa 的糖蛋白[13]。

4）整合素家族

整合素家族（integrin family）是介导细胞与细胞外基质黏附的最主要分子，大多为亲异性细胞黏附分子，其作用依赖于 Ca^{2+}，在细胞外环境和细胞内途径之间传递信号，并且这种通信在两个方向上均能发生（图 5-3）。

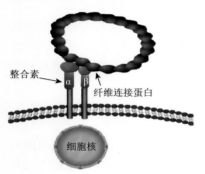

整合素几乎在所有动植物细胞中表达，是由一个 α 亚基和一个 β 亚基通过非共价键连接而形成的异二聚体跨膜糖蛋白。α 亚基的分子质量一般为 150～210 kDa，β 亚基的分子质量为 90～110 kDa，个别 β 亚基会达到 210 kDa。α 亚基和 β 亚基均为Ⅰ型跨膜蛋白，由大的细胞外结构域、单次跨膜螺旋和短的胞质结构域组成。整合素这种二聚体结构有助于其与多种 ECM 成分结合，也有助于与其他细

图 5-3　整合素的结构和功能特性示意图

胞类型的受体结合。目前已经确认至少有 18 种 α 亚基和 8 种 β 亚基，共组成了至少 24 种整合素复合体。这两个亚基的组合并不是随机的，大部分 α 亚基只结合一种 β 亚基，少数的如 $α_v$ 亚基可以和不同的 β 亚基结合。整合素种类繁多，不同的 α 亚基或 β 亚基之间氨基酸序列存在不同程度的同源性，因此它们在结构上有其共同的特点。

整合素的主要功能是调节细胞的黏附依赖性生长、增殖、迁移和血管生成，其介导癌细胞的侵袭已被广泛研究[14]。目前已有大量设计控制整合素结合特异性的材料，以激发所需的细胞活性，从而增强生物材料的生物相容性。

5）透明质酸黏素

透明质酸黏素（hyaladherin）即透明质酸连接蛋白，是一类可结合透明质酸糖链的跨膜糖蛋白，这类分子之间具有相似氨基酸序列和空间构象，由胞外、跨膜及胞质三个部分构成。它们在体内涉及的功能非常广泛，除了参与异质性黏附

之外，还介导透明质酸的摄取与降解，参与细胞与细胞间的信号传导、细胞与基质黏附、细胞内信号转导等。

透明质酸黏素代表分子 CD44 是一种广泛分布于细胞表面的蛋白，分子质量范围为 85～250 kDa，介导细胞与细胞间及细胞与胞外基质间的连接[15]。CD44 可与透明质酸、纤连蛋白及胶原等胞外分子结合，从而介导细胞与细胞外基质之间的黏附，参与细胞对透明质酸的摄取及降解、淋巴细胞归巢、T 细胞的活化、细胞迁移等细胞生理过程。CD44 在多种肿瘤细胞中高表达，因此也是肿瘤科学研究的重点关注蛋白。

5.3.3 材料表面细胞黏附的分子效应及过程

细胞在材料表面黏附的过程中，首先会分泌黏附分子，然后才能进行后续的生物活动，因此对细胞黏附分子效应的研究必不可少[16]。细胞与材料黏附能力的大小由细胞和材料表面的物理性质及化学性质共同决定，并且黏附作用根据其是否有特异黏附分子参与分为非特异黏附和特异黏附。细胞在材料上的黏附行为与黏附特性不仅是细胞表面性质的一种体现，而且是与细胞本身内部结构与功能变化密切相关的过程。

1）细胞的非特异黏附

细胞与材料的非特异黏附中，细胞主要受到三种作用力的调控，包括静电斥力（electrostatic repulsion）、近距位阻力（short range steric repulsion）和范德瓦耳斯力（van der Waals force）。①细胞与材料结合的过程中，细胞与材料携带同种电荷，产生静电斥力。细胞与材料彼此靠近时，利用库仑定律可算出二者间斥力和势能的变化规律。②近距位阻力是当细胞与材料相互作用时，因细胞表面大分子空间结构改变而产生的相互作用力，即维持立体结构稳定性产生的斥力。细胞与材料彼此作用时，细胞表面的多糖会发生形变，进而导致多糖构型和自由能发生变化，相应的近距位阻力改变。③范德瓦耳斯力则是细胞与材料之间的分子间力的作用。如它们的运动如果不受限制，将相互吸引，由此而产生力的大小与距离的六次方成反比。

在细胞与材料的非特异黏附中，静电斥力和近距位阻力在通常情况下远大于范德瓦耳斯力。实际应用中可以通过单细胞微管吸吮法等来测定细胞离开不同材料表面所需的力，寻找适合的生物医学材料或调整材料的表面特性，并以此来促进细胞的黏附[17]。

2）细胞的特异黏附

除了非特异黏附，组织工程研究中还有细胞与材料分子之间的特异结合，即可以通过在材料表面增加能与细胞黏附相关分子特异性结合的物质来实现（如抗原与特异性受体的相互作用）。

免疫球蛋白超家族因其分子结构特殊，拥有一个免疫球蛋白折叠或免疫球蛋白区，可以特异性地识别并结合目标分子，一般参与细胞不依赖于 Ca^{2+} 的黏附过程。上文提及钙黏素是钙依赖的嗜同种抗体的细胞黏附受体，可参与细胞跨膜转导过程和调控细胞生长。钙黏素介导的黏附必须与胞浆蛋白和肌动蛋白微丝形成复合物。整合素主要参与细胞与基质间的黏附，识别细胞外的基质分子诸如纤连蛋白（fibronectin，FN）、层粘连蛋白（laminin，LN）以及各种胶原并与之特异结合，因此整合素可看作这些基质蛋白的膜受体。

结合钙黏素与整合素对细胞黏附的特点，通过设计特殊的材料表面涂层，可使细胞与材料表面的特异性黏附增强。例如有研究设计了一种具有血管内皮-钙黏蛋白（VE-cadherin，VE）和贻贝蛋白 5（M）功能结构的融合蛋白 VE-M 涂层，单纯的金属支架 316L 表面或者支架表面黏附上胶原蛋白后表面主要由整合素与材料发生特异黏附的相互作用，而在具有 VE-M 涂层的 316L 材料上则既有整合素的特异结合位点，又有钙黏素与材料的特异结合位点，大大增加了材料表面细胞的黏附数量和黏附能力（图 5-4）[18]。

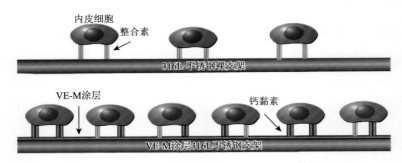

图 5-4　VE-M 涂层及其促进血管内皮细胞黏附的示意图

5.4　基于细胞黏附与铺展理论的表面改性技术

生物医学材料的表面改性就是在保持材料本体原有组成、结构及形态的前提下，改变材料的表面特性（如表面拓扑结构、表面化学成分、表面亲疏水性、表面电荷等），赋予材料新的性能。

生物医学材料在应用过程中首先是通过材料的表面与其接触的生物环境发生相互作用，各种生物材料能否成功应用，很大程度上取决于材料表面的生物学性能。然而，绝大多数生物医学材料表面都缺乏良好的生物相容性，导致其应用失败。因此，通过表面改性来改善材料的生物相容性，甚至引入特定的生物功能诱导活性，是生物材料发展的关键环节[19]。

5.4.1　材料表面改性的分类

大部分生物医用材料虽然兼顾了材料的力学性能和生物化学性能，但是很难同时具备良好的生物功能性和生物相容性。目前已发展出多种生物材料表面改性策略用以提高材料表面的生物学性能，根据其应用技术的不同大体可分为：物理化学表面改性（physicochemical surface modification）及生物表面改性（biological surface modification）两大类。

5.4.1.1　物理化学表面改性技术

物理化学表面改性是运用物理方法或化学反应去改变材料表面组成成分或者微观形貌等。物理化学表面改性可以产生共价连接和非共价连接的表面涂层，由于这种方法不涉及在材料表面结合生物活性分子，因此一般不能赋予材料表面特殊的生物学功能[20]。

1）共价表面涂层

常用的表面物理化学共价连接涂层方法包括等离子体处理技术（plasma technology）、化学或物理气相沉积法（physical or chemical vapor deposition）、辐射接枝（radiation grafting）或光学接枝（photo grafting）聚合、自组装单分子层（self-assembled monolayer，SAM）、多巴胺涂层（dopamine coating）等。

2）非共价表面涂层

常用的非共价键物理化学涂层方法包括溶液涂层法（solution coating method）、Langmuir-Blodgett 膜法、表面改性添加剂法（surface-modifying additive）等。这些方法也可用于在生物材料上涂覆生物活性分子。

3）无覆盖层的物理化学表面改性方法

无覆盖层的物理化学表面改性方法可以用来改性材料表面上已有的原子，但是没有黏附形成明显的涂层。这类表面改性方法主要包括离子束注入（ion beam implantation）、转换涂层（conversion coating）、生物活性玻璃（bioactive glasses）、表面激光处理等方法。相比于上面介绍的物理化学改性，离子注入技术在提高生物材料的表面硬度及其耐磨性能方面得到了成功的应用。

5.4.1.2 生物表面改性技术

通常，生物医学材料植入体内时，无论何种材料，在植入后仅几秒钟就会被一层非特异性黏附的蛋白质覆盖，这是由于外部材料的植入激活了机体的异物反应。而生物表面改性技术有可能通过对材料表面覆盖生物活性分子（如蛋白质、多肽、包括 DNA 或 RNA 在内的核酸衍生物或者药物等）的方式，赋予材料表面生物学活性，降低异物反应。同时，通过在材料表面赋予不同的生物活性分子，还可以给予材料表面特殊的生物学功能。

许多生物活性分子的行为对于其构象的改变非常敏感，如蛋白质构象变化会造成其功能的缺失和寿命的减少，因此，需要特别注意连接后单个分子的取向和旋转能力[21]。维持所连接分子的生物活性是这项技术的首要问题。连接活性分子的方式主要包括共价和非共价连接。

1）共价生物涂层

共价生物涂层即将生物活性分子以共价键结合的方式连接到生物医学材料的表面。因此，通常需要基材表面具有羟基（—OH）、羧基（—COOH）或氨基（—NH$_2$）等反应性基团。

有的生物医用材料的表面缺少这些基团，需要共价连接就必须通过前面介绍的物理化学改性技术让材料表面去获得基团。例如：需在材料表面共价连接上蛋白质类生物活性分子，由于蛋白质上存在氨基（—NH$_2$），那么则可以利用前面提到的物理化学改性技术在材料表面引入大量的羧基（—COOH），再通过化学催化使得材料表面的羧基（—COOH）与蛋白质上的氨基（—NH$_2$）发生脱水缩合反应生成酰胺键，从而将蛋白质共价连接到材料表面。

2）非共价生物涂层

非共价生物涂层是将生物活性分子以非共价键的形式吸附到生物医学材料的表面。例如，可以通过范德瓦耳斯力、离子或静电作用、氢键和疏水作用力等多重相互作用，将蛋白质吸附在材料表面形成黏附层，这些非共价力也可以用于材料表面改性。

通常来讲，非共价方式连接的生物活性分子在结合力上要远远弱于共价形式的连接，导致改性表面容易出现生物涂层的脱落。但也正因为结合较弱，生物活性分子在一定程度上可以实现缓慢释放的功能。

5.4.2 表面改性对细胞黏附与铺展的影响

细胞的生命活动受到胞外环境的调控，任何微小的改变都有可能引起细胞活动的变化，而细胞在材料表面的黏附与铺展行为直接和材料表面特性相关。若材料表面的拓扑结构、化学组成、亲疏水性、电荷和生物分子的种类发生变化，就会影响细胞在其表面的黏附和铺展行为。因此，材料表面物质改变后对细胞黏附与铺展的影响具有重要意义。

5.4.2.1　物理化学表面改性技术对细胞黏附与铺展的影响

前面已经介绍，各种物理化学方法的改性技术都有可能改变材料表面的拓扑结构、化学组成、亲疏水性和电荷等表面特性。而这些表面特性对细胞在材料表面的黏附与铺展的作用及影响在前面部分内容中已经详细介绍，这里就不再赘述。

5.4.2.2　生物表面改性技术对细胞黏附与铺展的影响

生物表面改性技术是在材料表面覆盖一层有生物活性的分子。这种方式的主要作用还在于不同生物活性分子能够与细胞膜上的蛋白分子发生特异性的相互作用，从而减缓异物反应和促进细胞的某些功能。相较于小分子，生物分子行使功能的过程更为复杂，影响细胞生命活动的方式也较多。通过生物分子和细胞膜表面蛋白质的结合方式的不同，可以将这种对细胞黏附和铺展的影响分为特异性和非特异性两种类型。

1）特异性增强细胞黏附和铺展

组织工程研究中，需要增强细胞在支架上的黏附和铺展活动，为植入材料提供更好的性能。因此通过将能与细胞表面黏附分子特异性结合的生物活性分子连接到生物材料表面，来特异性地促进目标细胞的黏附和铺展。

特异性增强细胞黏附和铺展技术的关键点，在于选择合适的生物分子连接到材料的表面。例如，研究者构建了一种血管内皮-钙黏蛋白胞外活性结构域和贻贝蛋白 5（Mfp-5）的融合蛋白 VE-cadherin/Mfp-5（简称 VE-M），该融合蛋白首先能够通过 Mfp-5 对基底的强效黏附作用，在 316L 不锈钢表面形成 VE-M 涂层；此外，涂层上的 VE-cadherin 胞外端的活性结构域能与血管内皮细胞上的钙黏蛋白特异性识别结合，从而有效促进血管内皮细胞在 VE-M 涂层上的黏附和铺展[19]。

许多生物医用领域都需要材料表面具有特定的生物学功能。例如，对于生物传感器和生物芯片，要求表面具有识别目标信号分子的能力；对于组织工程支架材料，要求表面能够促进细胞的黏附、生长和分化。

在前面的内容中已经介绍了细胞表面具有多种能够发挥黏附功能的黏附蛋白分子，如整合素、免疫球蛋白超家族、选择素、钙黏蛋白、透明质酸黏素等。针对这些已知的黏附相关蛋白质，可以选择性地用来促进材料表面细胞黏附的修饰分子通常是黏附分子的受体或配体，例如：整合素结合的配体有胶原、明胶、纤连蛋白、层粘连蛋白及 RGD 多肽等（整合素分子可以识别仅由数个氨基酸组成的短肽序列）[22, 23]；选择素结合的配体主要是糖类物质或类似结构的分子，如唾液酸化的路易斯寡糖；免疫球蛋白超家族可以结合血管间黏附因子抗体、血管细胞黏附因子抗体等；钙黏蛋白可与各种钙黏蛋白抗体、多肽等结合；而透明质酸黏素最常结合的是透明质酸。

通过将这些类型的生物活性分子连接到生物材料表面就可以有效地结合细胞黏附分子进而促进细胞的黏附和铺展。

2）非特异性增强细胞黏附和铺展

除了可以特异性增强细胞黏附和铺展的生物分子，另外还有一些生物活性因子可以在不与细胞表面黏附分子特异性结合的情况下，非特异性地促进细胞的黏附和铺展。因为其能与细胞表面相应受体特异结合去增强细胞的某些功能，因此在一定程度上也能够促进细胞的黏附和铺展。

常见的这类生物活性分子包括：表皮生长因子（epidermal growth factor，EGF）、成纤维细胞生长因子（fibroblast growth factor，FGF）、血管内皮生长因子（vascular endothelial growth factor，VEGF）、肝细胞生长因子（hepatocyte growth factor，HGF）、神经生长因子（nerve growth factor，NGF）、转化生长因子 α（transforming growth factor α，TGFα）、骨形态发生蛋白（bone morphogenetic protein，BMP）等。

将这些生长因子修饰到材料表面后，它们能够与靶细胞上的相应受体特异性识别结合，调控细胞增殖的同时非特异性地促进细胞黏附。例如，研究者将 VEGF 共价连接到涂覆有贻贝黏蛋白（MAP）涂层的 316L 不锈钢表面。与裸的 316L 不锈钢表面相比，形成的 VEGF 生物活性涂层（MC/EDC/VEGF）能够有效促进血管内皮细胞的黏附和铺展（图 5-5）[24]。

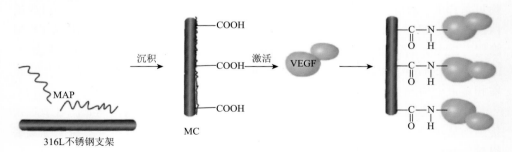

图 5-5　VEGF 共价连接到 316L 不锈钢表面示意图

（王贵学　邱菊辉）

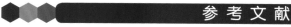

参考文献

[1]　刘刚，胡蕴玉. 骨组织工程材料的表面修饰和细胞粘附[J]. 国外医学生物医学工程分册，2002，6：267-270.

[2]　Carey S P，Charest J M，Reinhart-King C A. Forces during cell adhesion and spreading：Implications for cellular homeostasis[J]. Studies in Mechanobiology，Tissue Engineering and Biomaterials，2011，4：29-69.

[3]　李建军，韩东，赵亚溥. 细胞外基质及基底的力学性质对细胞铺展动力学的影响[C]. 桂林：第十二届全国物理力学学术会议论文摘要集，2012.

[4]　陈敏. 生物支架材料的表面化学特性对细胞生物学行为的影响[D]. 上海：华东理工大学，2016.

[5]　Nguyen A T，Sathe S R，Yim E K F. From nano to micro：Topographical scale and its impact on cell adhesion，morphology and contact guidance[J]. Journal of Physics-Condensed Matter，2016，28（18）：183001.

[6]　Ferrari A，Cecchini M，Dhawan A，et al. Nanotopographic control of neuronal polarity[J]. Nano Letters，2011，11（2）：505-511.

[7]　Hallab N J，Bundy K J，O'Connor K，et al. Cell adhesion to biomaterials：Correlations between surface charge，surface roughness，adsorbed protein，and cell morphology[J]. Journal of Long-Term Effects of Medical Implants，1995，5（3）：209-231.

[8]　Meng J X，Yang G，Liu L，et al. Cell adhesive spectra along surface wettability gradient from superhydrophilicity to superhydrophobicity[J]. Science China Chemistry，2017，60（5）：614-620.

[9]　Yousefi S Z，Tabatabaei-Panaha P S，Seyfi J. Emphasizing the role of surface chemistry on hydrophobicity and cell adhesion behavior of polydimethylsiloxane/TiO$_2$ nanocomposite films[J]. Colloids and Surfaces B：Biointerfaces，2018，167：492-498.

[10]　Machado M M，Lobo A O，Marciano F R，et al. Analysis of cellular adhesion on superhydrophobic and superhydrophilic vertically aligned carbon nanotube scaffolds[J]. Materials Science & Engineering C：Materials for Biological Applications，2015，48：365-371.

[11]　肖晓辉，刘国艺. 钙黏素超家族的研究进展[J]. 国际遗传学杂志，2007，30（6）：472-475.

[12]　陈志鸿，宋宝辉，巴雪青. 选择素及其配体的研究进展[J]. 国外医学遗传学分册，2005，5：270-273，276.

[13]　孙晨鸣，马海霞，刘光伟，等. 巨噬细胞免疫球蛋白超家族受体的研究进展[J]. 细胞与分子免疫学杂志，2007，2：183-186.

[14]　李娜，张贺龙. 整合素家族与肿瘤骨转移相关性研究进展[J]. 现代肿瘤医学，2011，19（3）：579-582.

[15]　张飞. 基于透明质酸粘多糖的功能性材料及其应用研究[D]. 上海：上海交通大学，2013.

[16]　王蕾，张思炫，杨贺，等. 生物材料表面高分子改性的研究进展[J]. 高分子通报，2019，2：33-43.

[17]　秦廷武，杨志明，蔡绍皙，等. 组织工程中细胞与材料的粘附作用[J]. 中国修复重建外科杂志，1999，13（1）：31-37.

[18]　Yang D C，Qiu J H，Xu N，et al. Mussel adhesive protein fused with VE-cadherin domain specifically triggers endothelial cell adhesion[J]. Journal of Materials Chemistry B，2018，6（24）：4151-4163.

[19]　张燕霞，于谦，武照强，等. 能够促进细胞黏附的生物活性表面的制备[J]. 高分子学报，2011，6：622-627.

[20]　Williams R. Surface Modification of Biomaterials：Methods Analysis and Applications[M]. Cambridge：Woodhead Publishing Series in Biomaterials，2011.

[21]　Meyers S R，Grinstaff M W. Biocompatible and bioactive surface modifications for prolonged *in vivo* efficacy[J]. Chemical Reviews，2012，112（3）：1615-1632.

[22]　Shen Y，Gao M，Ma Y L，et al. Effect of surface chemistry on the integrin induced pathway in regulating vascular

endothelial cells migration[J]. Colloids and Surfaces B：Biointerfaces，2015，126：188-197.

[23] Zhang Q，Shen Y，Tang C，et al. Surface modification of stent with SiCOH coating for improvement of anticoagulation and endothelialization[J]. Journal of Biomedical Materials Research Part B：Applied Biomaterials，2015，103B：464-472.

[24] Pompe T，Salchert K，Alberti K，et al. Immobilization of growth factors on solid supports for the modulation of stem cell fate[J]. Nature Protocols，2010，5：1042-1050.

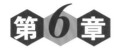

第**6**章

>>

凝血、溶血与血栓

目前，各种生物医学材料已被广泛应用于制造各种生物医用制品，如人工血管、人工心脏瓣膜、心脏起搏器及引线、体外氧合器、人工骨、人工肾脏、血浆分离器、传感器、导管、导丝、支架等，涉及组织修复、人工器官、医疗设备和临床使用的医疗器械等不同的应用领域。这些人工器官或医疗制品植入物将与生物体组织、细胞或生物学流体接触，尤其是心血管系统的生物医学材料及相应医疗器械将长期或短期地与血液直接接触，有可能导致血液成分或血液状态的异常，最常见的是凝血、溶血的发生和血栓的生成，也可能造成血液凝聚功能异常甚至导致血液的其他病变。

由于临床应用的生物医学材料多种多样，血液成分也极其复杂，生物医学材料及相应医疗器械与血液接触是否引发血液反应的发生以及反应的类型与程度怎样，很大程度上取决于生物医学材料的各种组分与血液不同成分之间的相互作用及其作用的后果。因此，从生物医学材料的性质和血液基本属性两个方面出发，系统掌握材料与血液之间发生作用的机制及作用所带来的可能后果，从而保证生物医学材料应用中血液系统的正常与安全，在生物医学材料研究与应用中，具有非常重要的意义。

6.1 血液成分及其生理特性

6.1.1 血液的组成与生理功能

血液（blood）是一种在心脏和血管腔内循环流动的特殊形式的结缔组织，由各种血细胞及其胞外间质液（血浆）组成。一般成人的循环血容量在 5 升左右，约占人体体重的 7%～8%，在机体中主要发挥物质输运、体温调节、防御、渗透压和酸碱调节等四大功能，对于维持机体正常的生理过程和生命活动具有极其重要的作用。

6.1.1.1 血浆

血浆（plasma）是一种晶体物质溶液，包括水和溶解于其中的多种电解质、小分子有机化合物和一些气体。由于这些溶质和水都很容易透过毛细血管壁与组织液中的物质进行交换，所以血浆中电解质的含量与组织液的基本相同。

血浆中含有多种蛋白质，统称为血浆蛋白（plasma proteins）。血浆蛋白分子量很大，不易透过毛细血管壁，用盐析法可从血浆中分离出白蛋白、球蛋白和纤维蛋白原三类血浆蛋白，采用电泳法可将球蛋白进一步区分为 α1-、α2-、β-和 γ-等不同的球蛋白亚类。正常成人血浆蛋白含量为 65～85 g/L，其中白蛋白为 40～48 g/L、球蛋白为 15～30 g/L。除 γ-球蛋白来自血浆细胞外，白蛋白和大多数球蛋白主要由肝脏产生。

血浆蛋白的功能主要包括：①形成血浆胶体渗透压，保持部分水存于血管内；②与甲状腺激素、肾上腺皮质激素、性激素等结合，使血浆中的激素不会很快经肾脏排出，从而维持激素在血浆中有相对较长的半衰期；③作为载体运输脂质、离子、维生素、代谢产物以及一些异物（如材料降解产物）等低分子物质；④参与血液凝固、抗凝和纤溶等生理过程；⑤抵御病原微生物（如病毒、细菌和真菌等）的入侵；⑥营养功能等。

6.1.1.2 血细胞

血细胞（hematocytes 或 blood cells）又称为"血球"，是存在于血液中的细胞的总称，主要来源于骨髓的造血多能干细胞。血细胞约占血液容积的 45%，主要分为红细胞（erythrocytes 或 red blood cells，RBC）、白细胞（leukocytes 或 white blood cells，WBC）和血小板（platelets 或 thrombocytes）。血液中红细胞的数量最多，约占血细胞总量的 99%，血小板相对较少，而白细胞的数量最少。

若将一定量的血液与抗凝剂混匀，以 3000 r/min 的速度离心 30 min，由于比重不同，血细胞将与血浆分开，上层淡黄色液体为血浆，下层深红色为红细胞，二者间有一白色不透明薄层为白细胞和血小板。

正常生理情况下血细胞有一定的形态结构，并有相对稳定的数量，其类别及数量列举如下：

血细胞
- 红细胞$(3.5\sim5.5)\times10^{12}$/L
- 白细胞$(4.0\sim10.0)\times10^{9}$/L
  - 粒细胞
    - 中性粒细胞50%～70%
    - 嗜酸性粒细胞0.5%～5%
    - 嗜碱性粒细胞0～1%
  - 无粒白细胞
    - 淋巴细胞20%～40%
    - 单核细胞3%～8%
- 血小板$(1.0\sim3.0)\times10^{11}$/L

1）红细胞

红细胞（RBC）是血液中数量最多的血细胞。我国成年男性血液中红细胞的数量为（4.0～5.5）×10^{12}/L，女性为（3.5～5.0）×10^{12}/L。正常的成熟红细胞无核、无细胞器，呈双凹圆碟形，直径 7～8 μm，周边最厚处约 2.5 μm，中央最薄处约 1 μm。红细胞的这种形态使其具有较大的表面积（约 14 μm^2），从而能最大限度地发挥其携带 O_2 和 CO_2 的功能。

成熟的红细胞无线粒体，糖酵解是其获得能量的唯一途径，红细胞从血浆中摄取葡萄糖，通过糖酵解产生 ATP，维持细胞膜上钠泵的活动，以保持红细胞内外 Na^+、K^+ 的正常分布、细胞容积和正常双凹圆碟形。红细胞胞质内充满血红蛋白（hemoglobin，Hb），使血液呈红色。我国成年男性血红蛋白浓度为 120～160 g/L，成年女性为 110～150 g/L。正常人的红细胞数量和血浆蛋白浓度不仅存在性别差异，还因年龄、生活环境和机体功能状态不同而存在较大的差异。

红细胞所具有的可塑变形性、悬浮稳定性和渗透脆性等特性，使其具有一些特殊的行为特征。

（1）可塑变形性：正常红细胞在外力作用下具有变形的能力，这种特性称为可塑变形性（plastic deformation）。外力撤销后，变形的红细胞可恢复其正常的双凹圆碟形。双凹圆碟形使红细胞具有较大的表面积与体积之比，使其在外力作用时易于变形；如果红细胞变成球形，则其表面积与体积之比降低，变形能力减弱。此外，当红细胞内的黏度增大或红细胞膜的弹性降低时，也会造成红细胞变形能力减弱。血红蛋白发生变性或细胞内血红蛋白浓度过高时，可因红细胞内黏度增高而降低红细胞的变形性。

（2）悬浮稳定性：将盛有抗凝血的血沉管垂直静置，尽管红细胞的比重大于血浆，但正常时红细胞能相对稳定地悬浮于血浆中，这一特性称为悬浮稳定性（suspension stability）。红细胞能相对稳定地悬浮于血浆中，是由于红细胞和血浆之间的摩擦阻碍了红细胞的下沉。双凹圆碟形的红细胞具有较大的表面积与体积之比，所产生的摩擦较大，故红细胞下沉缓慢。当机体处于病变时，红细胞彼此能较快地以凹面相贴，称之为红细胞叠连（rouleaux formation）。发生叠连后，红细胞沉降加快。决定红细胞叠连形成快慢的因素是血浆成分的变化。通常血浆中纤维蛋白原、球蛋白及胆固醇的含量增高时，可加速红细胞叠连和沉降；血浆中白蛋白、卵磷脂的含量增多时则可抑制叠连发生，使沉降速率减慢。

（3）渗透脆性：红细胞在低渗盐溶液中发生膨胀破裂的特性称为红细胞渗透脆性（osmotic fragility）。红细胞在等渗的 0.9% NaCl 溶液中可保持其正常形态和大小。若将红细胞悬浮于一系列浓度递减的低渗 NaCl 溶液中，水将在渗透压差作用下渗入细胞内，使红细胞由正常的双凹圆碟形逐渐胀大，成为球形；当 NaCl

浓度降低至 0.42%时，部分红细胞开始破裂而发生溶血（hemolysis）；当 NaCl 浓度降低至 0.35%时，全部红细胞发生溶血。这一现象表明，红细胞对低渗盐溶液具有一定的抵抗力，且同一个体的红细胞对低渗盐溶液的抵抗力不相同。生理情况下，衰老红细胞对低渗盐溶液的抵抗力降低，即脆性高；初成熟红细胞的抵抗力高，即脆性低。

红细胞的平均寿命约为 120 天。衰老的红细胞的机能活动和理化性质都会发生相应改变，如酶活性降低、血红蛋白变性、细胞变形能力减退而难以通过微小的孔隙、脆性增高而易于破裂等，因此容易滞留于脾和骨髓中而被巨噬细胞所吞噬。与此同时，由红骨髓生成和释放同等数量的红细胞进入外周血液，维持红细胞数的相对恒定。

2）白细胞

白细胞（WBC）为无色、有核的细胞，在血液中一般呈球形。根据细胞质有无特殊颗粒，可将其分为有粒白细胞和无粒白细胞，有粒白细胞可分为中性粒细胞（neutrophil）、嗜酸性粒细胞（eosinophil）和嗜碱性粒细胞（basophil）；无粒白细胞包括单核细胞（monocyte）和淋巴细胞（lymphocyte）。男性与女性体内白细胞的数量无明显差异。正常人血液中白细胞数量为（4.0～10.0）×10^9/L，可因年龄不同和机体处于不同功能状态而变化。各类白细胞均参与机体的防御功能。白细胞所具有的变形、游走、趋化和吞噬特性，是执行防御功能的生理基础。

除淋巴细胞外，所有的白细胞均能伸出伪足做变形运动，使其可穿过毛细血管壁，这一过程称为白细胞渗出（diapedesis）。渗出的白细胞可借助变形运动在组织内游走，并在趋化因子（chemokine）的吸引下，迁移到炎症区发挥其生理作用。白细胞朝向趋化因子运动的这一特性，称为趋化性（chemotaxis）。人体中的细胞降解产物、抗原-抗体复合物、细菌和细菌毒素等都具有趋化活性，白细胞按照这些物质在体内形成的浓度梯度游走到炎症部位，将细菌等异物吞噬，进而将其消化、杀灭。

白细胞的吞噬具有选择性。正常细胞表面光滑，其表面存在可以排斥吞噬的保护性蛋白，故不易被吞噬。坏死的组织和外源性颗粒，因缺乏相应的保护机制而易被吞噬。在特异性抗体和某些补体激活产物的作用下，白细胞对外源性异物的识别和吞噬作用得以加强。中性粒细胞是血液中主要的吞噬细胞，其游走能力和吞噬活性都很强；单核细胞是尚未成熟的细胞，在血液中停留 2～3 天后迁移入组织，继续发育成巨噬细胞（macrophage），具有比中性粒细胞更强的吞噬能力；嗜碱性粒细胞释放肝素，具有抗凝血作用；嗜酸性粒细胞和淋巴细胞则主要参与免疫反应。

3）血小板

血小板的体积较小，直径 2～3 μm，无细胞核，呈双面微凹圆盘状。当血小板受刺激时，可伸出伪足呈不规则的形状。正常成人血液中的血小板数量大约为（1.0～3.0）×10^{11}/L。血小板有助于维持血管壁的完整性，其机制尚未完全阐明。血小板可以释放具有稳定内皮屏障功能的物质和生长因子，如血管内皮生长因子（vascular endothelial growth factor，VEGF）和血小板源生长因子（platelet-derived growth factor，PDGF），促进血管内皮细胞、平滑肌细胞及成纤维细胞的增殖，有利于受损细胞的修复。循环中的血小板一般处于"静默"状态，当血管损伤时，血小板被激活而在生理止血过程中起到重要作用。

血小板在机体止血和凝血过程中有极其重要的作用。在血小板膜上的糖蛋白（glycoprotein，GP）、内皮下成分（主要是胶原纤维）及血浆 Willebrand 因子［又称血管性假血友病因子（von Willebrand factor，vWF）］的共同作用下，血小板可黏附于内皮下组织。血小板与非血小板表面的黏着称为血小板黏附（platelet adhesion）。血管受损后，内皮下胶原暴露，vWF 首先与胶原纤维结合，引起 vWF 变构，然后血小板膜上的血小板膜糖蛋白 Ib 与变构 vWF 结合，从而使血小板黏附于胶原纤维上。血小板颗粒内含有与凝血有关的物质，其受刺激后将储存于致密体、α-颗粒或溶酶体内的物质排出，这种现象称为血小板释放（platelet release）或血小板分泌（platelet secretion）。被释放的物质除来自血小板颗粒外，也可来自临时合成并即时释放的物质，如血栓烷 A_2（thromboxane A_2，TXA_2），具有强烈的聚集血小板和缩血管作用。血小板与血小板之间的相互黏着，称为血小板聚集（platelet aggregation）。

能引起血小板聚集的因素，通常也能引起血小板的释放反应，而且血小板的黏附、聚集与释放几乎同时发生。血小板释放的许多物质可进一步促进血小板的活化、聚集，加速止血过程。此外，血小板还具有收缩能力，当血凝块中的血小板发生收缩时，可使血块回缩。血小板表面还可吸附血浆中多种凝血因子（如凝血因子Ⅰ、Ⅴ、Ⅺ、Ⅷ等）。如果血管内皮破损，随着血小板黏附和聚集于破损部位，可使局部凝血因子的浓度升高，有利于血液凝固和生理止血。血小板还有保护血管内皮、参与内皮修复、防止动脉粥样硬化等多重作用。

6.1.2　血液的理化特性

1）血液的比重

正常人全血的比重为 1.050～1.060 g/cm³。血液中红细胞数量越多，全血比重越大。血浆的比重为 1.025～1.030 g/cm³，其高低主要取决于血浆蛋白的含量。红细胞的比重为 1.090～1.092 g/cm³，与红细胞内的血红蛋白含量呈正相关。利用红细胞和血浆比重的差异，可进行血细胞比容和红细胞沉降率的测定，也可进行红细胞与血浆的分离。

2）血液的黏度

以水的黏度为 1，则全血的相对黏度为 4～5，血浆的相对黏度为 1.5～2.4（温度为 37℃）。当温度不变时，全血的黏度和血浆的黏度分别主要取决于血红细胞比容的高低和血浆蛋白含量的多少。全血的黏度还受血流切率的影响，血液的黏度是形成血流阻力的重要因素之一。

3）血浆渗透压

血浆的渗透压主要来自溶解于其中的晶体物质。由晶体物质所形成的渗透压称为晶体渗透压（crystal osmotic pressure），其 80% 来自 Na^+ 和 Cl^-。由蛋白质所形成的渗透压称为胶体渗透压（colloid osmotic pressure）。由于蛋白质的分子量大，血浆中蛋白分子数量少，所形成的渗透压低，一般为 $1.3\ mOSM/(kg\cdot H_2O)$，相当于 3.3 kPa 或 25 mmHg。血浆胶体渗透压的 75%～80% 来自于白蛋白，若血浆中白蛋白含量减少，即使其他血浆蛋白相应增加仍维持血浆蛋白总量基本不变，血浆胶体渗透压也将明显降低。

4）血浆 pH

正常人血浆 pH 为 7.35～7.45。血浆 pH 的相对恒定主要依赖于血浆内的缓冲物质，以及肺和肾的正常功能。血浆内的缓冲物质主要包括 $NaHCO_3/H_2CO_3$、蛋白质钠盐/蛋白质和 Na_2HPO_4/NaH_2PO_4 三对缓冲对，其中以 $NaHCO_3/H_2CO_3$ 缓冲对的作用最为重要，比值为 20。此外，红细胞内还有血红蛋白钾盐/血红蛋白等缓冲对，参与维持血浆的恒定。当血浆 pH 低于 7.35 时，称为酸中毒，高于 7.35 时称为碱中毒。血浆 pH 低于 6.9 或高于 7.8 时都将危及生命。

6.2 正常机体凝血与抗凝血平衡

凝血与抗凝血功能平衡是机体重要的防御功能之一。当机体由于某种原因而导致出血时，可先后启动外源性凝血系统和内源性凝血系统。同时血管痉挛，血小板激活、黏附、聚集于损伤血管的基底膜，并在局部引起血液凝固，最终形成纤维蛋白凝块，而产生止血作用。这种重要的功能主要依靠凝血系统、血小板、抗凝血系统和纤溶系统协同作用及其精细调节[1]。

6.2.1 凝血系统

凝血系统由多种凝血因子（blood clotting factors）组成，所谓凝血因子是指血浆和组织中直接参与凝血过程的各种物质，多数凝血因子是在肝脏合成，并以酶原的形式存在于血浆中，绝大多数凝血因子具有蛋白酶解特性，被称为凝血蛋白酶（coagulation proteases）。

目前已知的凝血因子共有 12 种，包括凝血因子 I（F I）、II（F II）、III（FIII）、Ca^{2+}（曾被称为FIV）、V（F V）、VII（FVII）、VIII（FVIII）、IX（FIX）、X（F X）、XI（FXI）、XII（FXII）、XIII（F XIII）。其中因子 FIII 也称组织因子（tissue factor，TF），来源于组织细胞。凝血过程是一系列凝血因子相继酶解激活、反馈增强的过程，故又称凝血瀑布反应（coagulation cascade）。凝血瀑布反应可分为三大步：①凝血酶原酶复合物（也称凝血酶原激活复合物）的形成；②凝血酶原的激活；③纤维蛋白的生成。

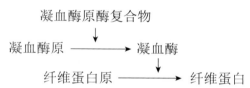

凝血酶原复合物可经外源性凝血途径和内源性凝血途径生成。两条途径的主要区别在于启动方式和参与的凝血因子不同，两者相互联系，并不完全独立，两条途径中的某些凝血因子可相互激活。

1）外源性凝血途径

外源性凝血途径由血液外的组织因子（TF）启动，故又称组织因子途径。TF是存在于大多数组织细胞内的一种跨膜糖蛋白，正常生理情况下，直接与循环血液接触的血细胞和血管内皮细胞（vascular endothelial cell，VEC）不表达 TF。当组织损伤或 VEC、单核巨噬细胞活化时，TF 可大量表达并释放入血，与 FVIIa/VII 及 Ca^{2+} 形成复合物，激活 FIX 和 F X，启动外源性凝血途径。TF 是最重要的生理性凝血启动因子，凝血过程的启动，主要通过 TF 途径。

2）内源性凝血途径

内源性凝血途径是由活化的 FXII（称为接触因子或 Hageman 因子）所启动，故又称接触因子途径，但是 FXII的活化，只有在血液与带负电荷的异物（如玻璃、胶原等）表面接触时才会启动。当血液与带负电荷的异物表面接触时，首先是FXII结合到异物表面，进而被激活为FXIIa，其主要功能是激活 FXI 和 F X，启动内源性凝血途径。在此过程中，FXIIa 还能使前激肽释放酶激活，称为激肽释放酶；后者可进一步激活 FXII 生成更多的 FXIIa，形成表面激活的正反馈效应。同时，FXIIa 可将纤溶酶原激活为纤溶酶，因此，关于 FXII 在生理凝血中的作用，仍存在争议。

机体凝血的发生，无论是外源性凝血途径还是内源性凝血途径，当凝血酶（FIIa）形成后，都会正反馈激活 FXI、FVIII、FV、FXIII、FX 等，增强凝血过程的瀑布反应（图 6-1）。

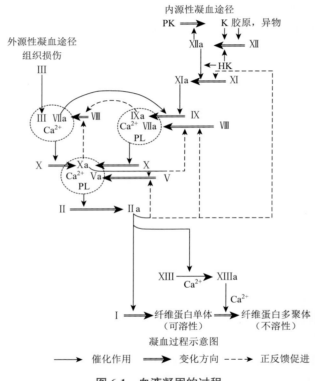

图 6-1 血液凝固的过程

6.2.2 体内生理凝血机制

在体内，当组织和器官损伤时，暴露出的组织因子和胶原可分别启动外源性凝血系统和内源性凝血系统。目前认为，外源性凝血途径在体内生理性凝血反应的启动中起关键性作用，组织因子（TF）是生理性凝血反应的启动物。由于 TF 镶嵌在细胞膜上，可起"锚定"作用，有利于使生理性凝血过程局限于受损血管部位。此外，血小板具有黏附、聚集、释放、收缩及吸附等生理特性，其生理功能主要是止血和凝血。正常情况下，血小板还参与维持血管壁的完整性。当血管受损伤时，循环中的血小板便与暴露的内皮成分发生黏附，并通过黏附和聚集形成血小板血栓，达到封闭伤口和一期止血的目的。凝血酶、胶原、二磷酸腺苷（adenosine diphosphate，ADP）、肾上腺素、TXA_2、血小板活化因子（PAF）和 5-羟色胺（5-HT）等均是血小板的激活因子，可加速血小板黏附、聚集等作用。活化的血小板在参与止血或凝血的同时，还引起血管收缩、激活粒细胞、损伤 VEC 和使血管壁通透性增高等作用，故血小板被激活是血栓形成的重要机制之一。

6.2.3 抗凝血系统

抗凝血系统是机体最重要的防御系统之一，是维持血液正常流动循环的主要保障。抗凝血系统主要包括体液抗凝和细胞抗凝两部分。

1）体液抗凝

体液中存在多种天然抗凝因子，主要包括组织因子途径抑制物、丝氨酸蛋白酶抑制物、蛋白 C 系统和肝素等。天然抗凝因子对于抗凝血系统功能的发挥具有重要作用。

（1）组织因子途径抑制物（tissue factor pathway inhibitor，TFPI），是一种糖蛋白，分子量为 34 000，主要由 VEC 产生，目前认为是体内主要的生理性抗凝物质。其抗凝机制是与 FXa 结合，抑制 FXa 活性；形成 TF-FVIIa-TFPI-FXa 四合体，灭活 TF-FVIIa 复合物。TFPI 并不阻断 TF 对外源性凝血途径的启动，待到生成一定数量 FXa 后才负反馈地抑制外源性凝血途径。

（2）丝氨酸蛋白酶抑制物，主要有抗凝血酶III（antithrombin-III，AT-III）、肝素辅因子 II 等，这些物质与属于丝氨酸蛋白酶的凝血酶（FIIa）、FVII、FIXa、FXa、FXIa、FXIIa 等凝血因子的活性中心——丝氨酸残基结合，"封闭"这些因子的活性中心使之失活，从而产生抗凝作用。在缺乏肝素的情况下，抗凝血酶的直接抗凝作用慢而弱，但与肝素结合后，其抗凝作用可增强 2000 倍。

（3）蛋白 C 系统（protein C，PC）包括蛋白 C、内皮细胞蛋白 C 受体、凝血调节蛋白（thrombomodulin，TM）、蛋白 S（protein S，PS）、补体 C4b 结合蛋白及蛋白 C 抑制物。凝血调节蛋白可抑制凝血酶原活化并促使凝血酶灭活，还可通过 PC 系统起抗凝作用。

（4）肝素（heparin）主要由肥大细胞和嗜碱性粒细胞产生，其抗凝机制主要是与 AT-III 和肝素辅因子 II 结合，可以明显增强这些抗凝蛋白质的抗凝活性。肝素还可刺激 VEC 释放 TFPI。

2）细胞抗凝

（1）VEC 主要通过三个途径实现抗凝作用：①提供物理屏障，防止循环液中血小板及 FⅦa/Ⅶ与内皮下成纤维细胞及组织细胞表面的 TF 接触；②产生及吸附多种抗凝物质；③抑制血小板活化和聚集。

（2）单核巨噬细胞系统可以吞噬、清除血液中凝血酶、凝血酶原复合物等多种促凝物质。

（3）肝细胞合成主要的抗凝物质如 PC、AT-Ⅲ和纤溶酶原，并且肝脏能够将活化的 FⅨa、FⅩa、FⅪa 等灭活。单核巨噬细胞系统和干细胞可以发挥非特异性抗凝作用。

6.2.4　纤溶系统

纤溶系统（fibrinolysis system）的功能是分解液化血液凝固过程中形成的纤维蛋白，由纤溶酶原（PLg）、纤溶酶（plasmin，PLn）、纤溶酶原激活物（plasminogen activators，PAs）和纤溶酶原激活物抑制物-1（PAI-1）等组成。PLn 可以水解纤维蛋白和纤维蛋白原，产生具有强大抗凝作用的纤维蛋白降解产物，PLn 使 Fbn 溶解时，血液可从凝胶状凝固物重新转变成为溶胶物（液态）。

6.2.5　凝血与抗凝血平衡调节

机体内凝血与抗凝血平衡主要是依靠 VEC 和凝血与抗凝血分子共同进行调节（图 6-2）。

（1）VEC 具有促凝和抗凝的双重作用，在调节凝血和抗凝血平衡中起重要作用。其促凝还是抗凝作用，完全取决于刺激因素的性质和数量。一般来讲，在生理情况下 VEC 主要表现为抗血栓形成特性；病理情况下，VEC 主要表现为促进凝血、血栓形成及炎症反应。同时 VEC 对纤溶过程以及血管舒缩活性也具有一定的调节作用。

（2）凝血酶是促凝血反应最关键的酶，可激活血小板；另一方面，凝血酶可与抗凝分子 TM 形成复合物，使凝血酶活性降低，不再裂解纤维蛋白原，不再发挥促凝作用。

①血管收缩

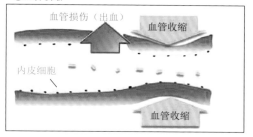

③凝固因子激活二次血栓形成

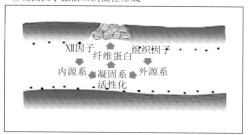

②血小板激活一次血栓形成

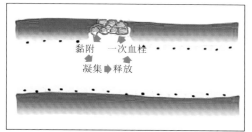

④纤溶系统激活血栓溶解

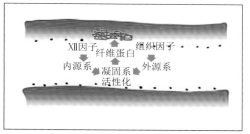

图 6-2 机体凝血与抗凝血平衡调节

6.3 血液与材料的相互作用

6.3.1 生物材料对凝血的影响

正常情况下，机体可通过血管 VEC 调节体内凝血与抗凝血平衡，以抵抗血栓形成。然而，有异物存在的情况下，可能干扰机体的调节功能。生物医学材料可能通过一系列级联酶促反应来促进凝血的发生，包括蛋白质吸附、血小板和白细胞黏附、凝血酶生成及补体激活[1, 2]。

材料与血液接触后会引起血液的物理化学变化。其中最快的变化是血浆蛋白在材料表面的吸附，蛋白质吸附的动力学和蛋白质的化学、物理性质有关。蛋白可吸附于材料表面并形成厚度 2～10 nm 的表面蛋白层，这种表面吸附通常是可逆的，被吸附的蛋白质的组成会随着时间的推移而变化。这种现象，被称为 Vroman 效应[3]。纤维蛋白原为最先沉积在材料表面的血浆蛋白，其他黏合蛋白，包括纤维连接蛋白和血管性假血友病因子（von Willebrand factor，vWF），依次吸附到材料表面，并与纤维蛋白原一起介导血小板黏附[4]。接下来纤维蛋白原被接触材料的其他血浆成分所取代，包括因子 FXII、高分子量激肽原、前激蛋白和 FXI。表面结合的 FXII 不仅通过凝血途径触发凝血酶生成，还可诱导补体激活。通过补体和凝血途径之间的交叉对话，补体的激活放大了凝血酶的产生（图 6-3）[5]。

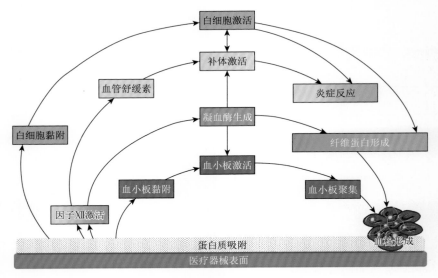

图 6-3 医疗器械表面的凝血过程

此外，吸附的蛋白层介导血小板、白细胞和红细胞与材料表面的附着。纤维蛋白原是介导血小板黏附的主要蛋白质。附着在材料表面的血小板被激活并释放血栓烷 A2 和 ADP 等因子，通过这些物质激活附近的血小板，进一步放大了血小板黏附、激活和聚集，导致血小板血栓的形成。血栓的形成将污染材料，并可能导致其故障。

6.3.2 生物材料对溶血的影响

血液的理化性质是保证血液各项功能的基本要素，一般包括颜色、比重、黏滞性、酸碱度和血浆渗透压。一种具有良好血液相容性的生物材料不应该影响血液的基本性质和功能。因此，与血液接触的生物材料除了要考虑材料引起凝血现象外，还必须注意材料对血液中红细胞的影响[6]。如前所述，材料表面可能吸附大量蛋白质，从而引起凝血，若材料表面吸附蛋白激活血液内源性凝血途径，可能还会导致红细胞在材料表面的吸附，从而造成红细胞变形破裂导致溶血。

材料对红细胞的影响，主要表现为改变血浆渗透压造成的溶血现象。渗透是水分子由稀溶液透过半透膜进入浓溶液的扩散现象，当渗透达到平衡时，半透膜两侧液面差所产生的静水压称为渗透压（osmotic pressure）。如果血浆渗透压发生变化，就会对红细胞产生较大的影响。正常情况下，血浆与细胞内的渗透压相等，如果血浆中的渗透压低于细胞内的渗透压，血浆中的水分大量进入红细胞，使细胞发生膨胀，甚至破裂。红细胞的这种破裂现象称为溶血（hemolysis）。

溶液中溶质的颗粒越多，吸引水分子的能力越大，渗透压越高。血浆中无机盐产生的渗透压主要来自于 Na^+ 和 Cl^-，而胶体渗透压主要来自白蛋白。血浆蛋白不易透过毛细管壁，对维持血管内外水平衡起重要作用。血浆中绝大部分晶体物质不易透过细胞膜，对维持细胞内外的水平衡和细胞的正常形态起重要作用。

材料对血浆渗透压的影响，主要表现在改变血浆中晶体小分子物质的浓度，因此血液相容性良好的生物材料不仅不能释放小分子物质，也不能吸附血液中的各种物质。此外，蛋白质的变性和在血浆中的浓度变化也会直接影响血浆的渗透压，对溶血现象的影响也不容忽视。材料表面的蛋白质若因吸附血浆蛋白发生构象变化，则可能引起红细胞、白细胞和补体激活，也可能改变血浆渗透压，最终导致溶血。

此外，外界非免疫性因素，如红细胞机械性损伤、高温损伤、病原体直接侵入、细菌感染、生物毒素等也可以引起红细胞膜损伤而造成溶血[7]。对生物医学材料而言，化学物质所导致的红细胞破坏更为重要，有些化学物质本身具有氧化作用或是能与氧反应生成氧自由基，引起氧化溶血，这类物质主要有酚类、氯酸盐、苯肼、硝基苯、呋喃类、磺胺类等，因此在进行生物材料的分子设计时应避免上述基团。

6.3.3 血栓形成

生物医学材料如果拥有不良的血液相容性通常会造成一系列的负面作用[8]，包括产生溶血、凝血或形成血栓、补体和免疫系统激活等，给材料甚至人体带来巨大的影响[9, 10]。其中血栓的形成可加重引起动脉阻塞，导致严重受伤，包括心脏病发作甚至死亡[4]。在活体心血管系统内血液成分形成固体质块的过程称为血栓形成。血栓形成包括三个方面：心血管 VEC 损伤、血液凝固性增高、血液流变学改变。

1）VEC 损伤

缺氧、理化因素、生物学因素及免疫性因素等都可能引起 VEC 损伤。VEC 机械性损伤造成内皮屏障缺失，使血小板和内皮下成分（胶原、vWF、FN 等）

黏附，促进血小板聚集，同时促使血浆 FⅫ接触激活，启动内源性凝血途径。VEC 损伤可使 TF 表达增多，则启动外源性凝血途径。同时 VEC 表达 TFPI、AT-Ⅲ、TM 减少，使抗凝力量减弱；分泌内皮素、PAF 增多，收缩血管作用增强，扩张血管能力减弱，血管管径变小，血流阻力增大，流速变慢，利于血栓形成。

2）血液凝固性增高

血小板增多或黏性增加、凝血因子合成增多或纤维蛋白溶解系统活性降低等均可使血液凝固性增高。在组织严重损伤、晚期肿瘤和内毒素性休克等情况下，血小板数目和黏性增加、凝血因子浓度增加、产生的 TF 以及抗凝血因子（如 AT-Ⅲ）浓度减少，使血液处于高凝状态。

3）血流状态的改变

正常的血流是分层的，红细胞和白细胞在血管中轴流动，构成轴流，血小板在其外周；血浆在血管周边流动，构成边流，以阻止血小板与内膜接触和激活。当血流缓慢或涡流时，均可造成血管内皮细胞损伤，并促进血小板黏附于血管壁，白细胞也将发生滚动、贴壁和黏附于内皮细胞上。同时凝血因子也容易在局部堆积并激活，启动凝血过程。涡流或血流缓慢都容易使 VEC损伤。此外，血液浓缩、血浆黏度增加、红细胞聚集也可使血流变慢，血液淤滞或血栓形成。

在血栓形成的过程中，首先是血小板黏附于内膜损伤后裸露的胶原表面，被胶原激活后发生肿胀变形，随后释放出血小板颗粒，再从颗粒中释放出 ADP、血栓素 A2、5-HT 及血小板Ⅳ因子等物质，使血流中的血小板不断地局部黏附，形成可逆的血小板小堆。随着内源及外源性凝血途径启动，变为不可逆的血小板血栓，成为血栓的起始点。由于不断生成的凝血酶、ADP 和血栓素 A2 的协同作用，使血流中的血小板不断激活和黏附于血小板血栓上，致其不断增大。由于血小板血栓的阻碍，血流在其下游形成漩涡，形成新的血小板小堆。如此反复，血小板黏附形成不规则梁索状或珊瑚状突起，称为血小板小梁。在血小板小梁间则有大量红细胞的纤维蛋白网填充。血栓形成后的发展、形态和组成以及血栓的大小，取决于血栓发生的部位和局部血流状态。

虽然 VEC 损伤是血栓形成的最重要、也是最常见原因，但血栓形成的条件往往是同时存在的。例如，术后卧床、创伤、晚期癌症全身转移时的血栓形成，既是血液凝固性增加，又因静卧时血流缓慢和下肢静脉受压引起的。

（蒲曦鸣　尹　星）

参 考 文 献

[1]　Gorbet M，Sperling C，Maitz M F，et al. The blood compatibility challenge. Part 3：Material associated activation of blood cascades and cells[J]. Acta Biomaterialia，2019，94：25-32.

[2]　Bowry S K，Kircelli F，Himmele R，et al. Blood-incompatibility in haemodialysis：Alleviating inflammation and effects of coagulation[J]. Clinical Kidney Journal，2021，14：159-171.

[3]　Brash J L，Horbett T A，Latour R A，et al. The blood compatibility challenge. Part 2：Protein adsorption phenomena governing blood reactivity[J]. Acta Biomaterialia，2019，94：11-24.

[4]　Ruhoff A M，Hong J K，Gao L Z，et al. Biomaterial wettability affects fibrin clot structure and fibrinolysis[J]. Advanced Healthcare Materials，2021，10（20）. DOI：10.1002/adhm.202100988.

[5]　Jaffer I H，Weitz J I. The blood compatibility challenge. Part 1：Blood-contacting medical devices：The scope of the problem[J]. Acta Biomaterialia，2019，94：2-10.

[6]　Dufour N，Radjou A，Thuong M. Hemolysis and plasma free hemoglobin during extracorporeal membrane oxygenation support：From clinical implications to laboratory details[J]. ASAIO Journal，2020，66（3）：239-246.

[7]　Kumar S，Jha I，Mogha N K，et al. Biocompatibility of surface-modified gold nanoparticles towards red blood cells and haemoglobin[J]. Applied Surface Science，2020，512：145573.

[8]　Maitz M F，Martins M C L，Grabow N，et al. The blood compatibility challenge. Part 4：Surface modification for hemocompatible materials：Passive and active approaches to guide blood material interactions[J]. Acta Biomaterialia，2019，94：33-43.

[9]　Zhang J，Li G L，Qu Y F，et al. Fabrication and hemocompatibility evaluation of a robust honeycomb nanostructure on medical pure titanium surface[J]. ACS Applied Materials & Interfaces，2022，14（7）：9807-9823.

[10]　Manivasagam V K，Sabino R M，Kantam P，et al. Surface modification strategies to improve titanium hemocompatibility：A comprehensive review[J]. Materials Advances，2021，2（18）：5824-5842.

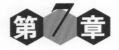

生物材料的毒性效应

　　生物医学材料应用过程中，材料表面直接与机体细胞、组织或体液接触，或由于生理环境中的腐蚀作用、降解作用和摩擦磨损等作用的存在，植入材料中的可溶物、降解产物或摩擦磨损所产生的离子、分子、碎片/微粒将会被释放，都有可能在分子、细胞、组织和器官水平上与机体发生作用，从而对机体产生广泛的毒性效应。由于不同的生物医学材料本体及其释放物的性质会有很大差异，其对机体的毒性作用可以表现为对细胞或局部组织的毒性，也可转运至其他机体组织和器官，表现为系统性或全身性的毒性。因此，了解和掌握生物医学材料各种释放物产生毒性的机理、毒性效应的形式和毒性作用的对象等，完善生物医学材料的毒性分析评价方法，对于生物医学材料的研究和应用具有极其重要的意义。

7.1　生物材料的毒性作用

7.1.1　生物材料毒性概述

　　毒性（toxicity），又称为生物有害性，一般是指外源性化学物质与生物机体接触或者进入活体体内后，能引起机体直接或间接损害作用的相对能力，或简称为损伤生物体的能力。也可简单表述为，外源性化学物质在一定条件下损伤生物体的能力。

　　毒性作用（toxic effect），毒物小分子与机体大分子相互作用所致的变化，即产生毒性效应的原发作用过程。毒物进入体内，产生毒性效应，使机体器官、组织细胞形态结构或其功能受到损害而出现的疾病状态，称为中毒。由毒物所产生的中毒反应统称为毒性作用，是毒物对机体所产生的损害的总称。毒物的毒性作用是在一定条件下发生的，包括受作用的生物体起作用的剂量、作用途径与方式和个体因素等[1, 2]。毒性作用表现为毒性效应，是毒物对机体所致的不良或有害的生物学改变，故也可称为不良效应，或有害效应，可分为局部毒性效应、全身毒性效应、速发性毒性效应和迟发性毒性效应[3, 4]。毒性作用大致表现为：各种功能障碍、应激能力下降，维持机体稳态能力降低及对环境中其他有害因素敏感性增高等其他有害效应。

　　生物材料对受体（人体或动物）的毒性作用可以通过生物材料生物学评价来评估。一般可通过模拟体内外生物学试验、动物体内植入试验及综合信息和资料的分析等进行安全性评价，以对生物材料最终应用于医学临床的风险做出客观评估，同时预测生物材料在与人体接触与使用过程中潜在的危害性，以确保生物材料应用的安全。目前，生物学评价试验可从细胞和组织水平，利用形态学等检测方法，通过体外、体内等多种方式来获取必要的证据。观察生物材料与机体短期、长期的相互作用关系来评价生物材料的安全性和有效性是最常用的方法。近几年来，又引入了许多分子生物学等先进的检测方法和手段，使得生物材料的生物学评价从细胞水平进入了分子水平。

　　生物材料生物学评价主要针对生物材料的生物相容性（包括分子水平、细胞水平及组织水平）进行评估，具体包括对毒性反应、组织变异、抗凝血和抗溶血、致畸致癌、免疫原性和异常生化反应等进行的综合评价，评价方法已从定性逐渐向定量分析和评价的方向发展，并逐渐形成一个完整的评价体系[5]。实际上，材料与机体之间的相互作用使各自的功能和性质受到影响，这种影响不仅会引起生物材料的变化，也会引起生物体方面的变化，如图 7-1 所示[6, 7]。

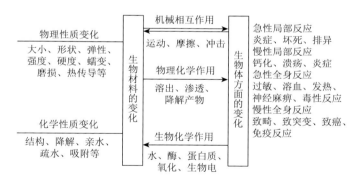

图 7-1　生物材料与机体相互作用示意图

　　生物学评价主要解决生物材料对宿主的生物学反应的评价问题，包括整体反应、局部组织反应、血液反应和免疫反应，如图 7-2 所示。其实质是对生物材料的生物相容性问题进行判断，也是确认生物材料是否能进入临床应用的关键之一。众所周知，生物材料的研制和开发主要是应用于生物医学领域，也就是说，生物材料的最终目的之一是制成人工器官短期或长期植入机体内替代某一受损的组织或器官而发挥生物学作用，其安全性和有效性是必须关注的首要问题。因此在研制开发生物材料时，需要对生物材料进行安全性的生物学评价，客观评价生物材料的毒性效应。

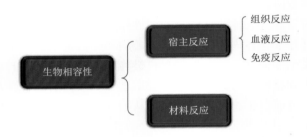

图 7-2　生物材料和宿主的相互作用

　　影响生物医学材料安全性评价的因素很多，它不仅与生物医学材料的化学组成、形态结构、物理特性和表面性质有关，还与生物医学材料的应用目的及植入部位的条件和环境等因素有密切关系[8, 9]。

7.1.2　材料与组织相互作用

7.1.2.1　炎症反应

　　炎症（inflammation）通常被定义为血管化活性组织对局部创伤的反应。炎症实质上是限制、中和、稀释或隔绝损伤性因素的过程。此外，它促进一系列的事件发生，可能通过细胞的再生、纤维性瘢痕组织形成或这两种过程的联合来治愈并重建植入损伤部位。在炎症反应中占主导地位的细胞类型随着炎性创伤时间的不同而变化。生物材料的大小、形状，化学和物理性质都可能对炎症和损伤愈合过程的强度和持续时间有明显影响。因此炎症反应的强度和（或）持续时间可以表征材料的生物相容性[10, 11]。

7.1.2.2　异物反应

　　生物医学材料在机体内的异物反应（foreign body reaction）多表现为纤维包囊形成、异物巨细胞（FBGC）和肉芽组织等。生物医学材料的异物反应与材料表面性质、植入形式、生物材料植入量等有关联。通常，纤维化（纤维包囊形成）包绕生物材料或植入物及其界面处的异物反应，使植入物和异物反应局部组织环境隔离[12]。

　　当材料有毒性物质（往往是生物材料中溶出的小分子物质作用的结果，如单体、低分子聚合物，以及诸如催化剂、稳定剂、增塑等添加剂）释出时，局部炎症不断加剧，严重时出现组织坏死。植入物长期存在时，材料被淋巴细胞、成纤维细胞和胶原纤维包裹，形成纤维性包膜囊，使正常组织和材料隔开。如果材料无任何毒性，性能比较稳定，组织相容性良好，则在半年、一年或更长时间内材料周围包膜囊变薄，囊壁中的淋巴细胞消失，在显微镜下只见到很薄的 1～2 层成纤维细胞形成的包膜囊[13, 14]。

如果材料组织相容性差，材料中残留小分子毒性物质不断渗出，就会刺激局部组织细胞形成慢性炎症，材料周围的包囊壁增厚，淋巴细胞浸润，逐步出现肉芽肿，甚至出现细胞恶变。涉及毒性表现的评价方法有许多，如急性或慢性全身毒性试验、植入试验、刺激试验、细胞毒性试验、遗传毒性试验和致癌试验等。这些试验均需要生物材料直接或间接与生物体或组织细胞接触，通过观察生物体或细胞的反应，来判断生物材料的组织相容性。

组织反应的评估可通过制备生物材料浸提液得到溶出的小分子物质，或将植入物直接作用于机体或组织细胞，观察浸提液中小分子溶出物或植入物自身对细胞组织的影响，以反映生物材料的组织相容性。组织相容性要求包括：细胞黏附性、无抑制细胞生长性、细胞激活性、抗细胞原生质变化性、抗炎症性、无抗原性、无诱变性、无致癌性、无致畸性等。

7.1.3 材料与血液相互作用

当生物医学材料表面直接或间接与血液接触时，将与血液中的血小板、红细胞、白细胞、血浆蛋白、细胞因子等成分发生作用，可能会出现溶血、血浆蛋白黏附、补体系统中不同成分的激活、细胞因子的抑制和激活、血栓形成等各种反应[15]。这些反应中最重要的是对血小板的黏附、激活引起的一系列凝血和纤溶系统的反应，最终形成血栓。

通常情况下，生物医学材料表面在与血液接触的数秒内首先被吸附的是血浆蛋白（白蛋白、γ-球蛋白、纤维蛋白原等），接着如果材料设计不良，将可能发生血小板黏附、聚集并被激活，同时一系列凝血因子相继被激活，参与材料表面的血栓形成，并引起严重的不良后果[16]。血小板黏附后释放出 α 颗粒内容物，包括血小板因子 4（PF4）、β-血小板球蛋白（β-TG）和致密颗粒（含 ADP）等。当血小板聚集后，血小板促凝血活性也产生，凝血酶可快速形成并超越血液内抗凝机制的能力，当凝血酶作用于纤维蛋白原时，会导致凝血酶和一个可溶性的纤维蛋白胶形成。

总之，血小板、血液凝固和内皮系统通过许多方式相互作用，促进局部止血但防止全身血栓形成，这些关系和抑制途径发生在生物材料表面与血液直接或间接接触中，如图 7-3 所示[17-19]。

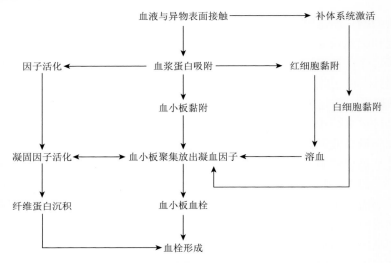

图 7-3　生物材料与血液接触的反应

　　血液相容性至少要求：抗血小板血栓形成、抗凝血性、抗溶血性、抗白细胞减少性、抗补体系统抗进性、抗血浆蛋白吸附性、抗细胞因子吸附性等[20]。因此，用于制造人工心脏、人工血管、人工心血管的辅助装置及各种进入或留置血管内与血液直接接触的导管、功能性支架等医用装置的生物医用材料，必须具备优良的血液相容性。

7.1.4　材料与免疫系统相互作用

　　免疫反应（immune reaction）是指机体对于异己成分或者变异的自体成分做出的防御反应。免疫反应可分为非特异性免疫反应和特异性免疫反应。非特异性免疫构成人体防卫功能的第一道防线，并协同和参与特异性免疫反应。特异性免疫反应可表现为正常的生理反应、异常的病理反应以及免疫耐受。按介导效应反应免疫介质的不同，特异性免疫反应又可分为 T 细胞介导的细胞免疫反应和 B 细胞介导的体液免疫反应[21, 22]。

　　生物材料进入机体后，会引起机体一系列应答，明确生物医学材料对免疫系统和免疫细胞的影响，可有效地降低机体对生物医学材料的不良免疫反应而增强生物医学材料的生物相容性。一般来说生物医学材料的免疫反应主要存在炎症期和修复期两个过程，若材料或材料降解物在体内长期存在，成为一个持续的炎性刺激物，生物医学材料的炎症期和修复期相较于普通的创伤修复过程也会延长。另外，生物医学材料的炎症期和修复期的长短和程度主要取决于植入物的生物相容性和生物降解性。生物医学材料免疫应答的基本过程包括植入物表面上的蛋白质吸附和炎细胞浸润、巨噬细胞募集和异物巨细胞形成、成纤维细胞活化和异物的纤维包封等过程。

人体补体系统是由 20 余种理化性状和特性不同的血清蛋白组成，通常以非活化状态的前体分子形式存在于血清中，约占血浆球蛋白总量的 15%。当因某种原因（植入体内的材料）激活补体时，补体各成分按一定顺序呈链锁的酶促反应，即补体活化。生物医学材料引起的补体激活主要通过经典激活途径及旁路激活途径（或称替代途径）[23, 24]。补体激活的经典途径是依赖于抗原抗体的复合物的形成而被激活。

如果生物材料不恰当地激活了补体系统，可能会导致一些不良后果，主要包括：①机体中可以形成许多裂解产物，如 C4a、C3a、C3b、C5a 和 C3b 等。C3a、C5a 被称为过敏素，可引起患者过敏症状。患者首次透析时出现的头痛、恶心、呕吐等症状与 C3a、C5a 有关。②C3b 将引起白细胞在材料表面黏附，通过释放血小板激活因子促进血小板聚集，参与血栓的形成。③植入物的表面黏附了大量的白细胞，而由于 C3b 结合在材料表面，起到白细胞在材料表面黏附的调理作用。白细胞在材料表面黏附可通过释放血小板激活因子而促进血小板聚集。补体裂解产物对细胞功能的影响见表 7-1。

表 7-1　补体裂解产物对细胞功能影响

补体裂解产物	生物活性	作用机制
C3a、C5b	过敏毒素	促进肥大细胞或嗜碱性粒细胞释放组胺，引起血管扩张
C3a、C5b	趋化因子	与中性粒细胞表面受体结合导致中性粒细胞募集
	免疫黏附	引起白细胞在材料表面黏附，并释放血小板激活因子促进血小板凝集
C3b	调理作用	

7.2　医用金属的潜在毒性

医用金属指可用于医学诊断及治疗，可替换生物体内组织器官以修复或提高其功能，或可植入与组织器官相结合的金属材料[25-27]。元素周期表中 70% 的元素是金属，但其中大部分金属因其性质的限制，不宜作为生物医用材料。一般来说，除了金属本身物理性质的限制，针对特定用途还存在体内的临界浓度值，超过此临界限度则会表现出明显的毒性效应[28, 29]。目前，临床上使用的医用金属包括相对生物惰性的金属及生物可降解金属等。这些金属既可以是单质也可以是合金，但均遵循以上规律，常见的医用金属主要有不锈钢、钛基合金、钴基合金、铝基合金、铌、钽、镁、锌、铁等，可应用于骨科、牙科以及矫形外科的植入体、假体、硬组织及软组织的修复材料等[30, 31]。

生物医用金属在进入体内后因其本身在生物环境下的腐蚀、磨损及降解过程中可产生各种离子、颗粒及降解产物，这些成分将导致周围微环境进行改变，会对生物体内正常蛋白酶的活性产生抑制，从而改变细胞正常代谢，破坏溶酶体等细胞器的功能，此外还可以与体内蛋白因子进行结合，产生次生性有毒物质，从而对细胞及器官等产生毒性作用[32-34]。另外，过多的这些成分还可能激活机体的免疫系统，导致因炎性反应或其他生理病理过程而发生的组织损伤，并最终出现毒性效应[35, 36]。

一般而言，在进行生物医用材料设计时，对于所涉及金属材料基本成分的潜在毒性作用已经会有充足的认识与准备。在考虑产品安全有效与质量控制时已将可能带来患者受益小于风险的成分排除在外。但是，受限于认识程度及工艺限制等，一些潜在的污染性金属成分很难完全排除，而这些成分往往是导致医用金属潜在毒性的关键，需要在生物材料医疗器械设计研发与生产过程中着重识别并加以控制。

7.2.1 金属剂量与毒性效应的关系

剂量-效应关系（dose-effect relationship）是指外源化学物剂量与个体或群体内可定量的某种效应之间的关系[37]。剂量-效应关系总是存在于一定百分比的群体中，这种效应取决于化学剂量的多少。这种效应包括我们所期望的正效应，例如药理作用；也存在负效应，例如毒性作用。化学物剂量的增加不仅会导致个体效应的增强，也会导致群体反应的提升。

剂量-反应关系（dose-response relationship）指化学物作用于机体时的剂量与所引起的生物学效应的强度或发生频率之间的关系[38]。它主要反映毒性效应和接触特征，以及它们之间的关系，是评价毒性物质的毒性强度和确定安全接触水平的基本依据。

在上述关系中，要区别所谓的效应（effect）以及反应（response），两者都是由外源化学物剂量所决定的。但前者主要是指剂量的变化导致后续生物个体产生的生物学改变，这种改变是可以定量的（计量资料）；而后者主要是指剂量的变化导致特殊群体中百分比个体产生的特异性变化。当剂量改变时，作用于群体中的个体，会同时引起效应以及反应，一些个体会产生一定量的效应，而余下个体会产生更多或更少的效应（计数资料）。此外，在同一时间可能会产生多个效应/反应。当需要区别来自群体反应中个体效应的量以及种类时，就需要用到效应以及反应的概念。

7.2.2 医用金属的毒性分子机制

环境中已发现的部分金属存在一些毒性，会对生物机体产生不可逆的损伤，然而也有一些必需金属元素是机体正常生长过程中不可或缺的，如一部分金属是体内重要蛋白酶的组成部分，在完成正常生物代谢途径中必不可少[39, 40]。生物往往需要通过进食补充必需金属元素来维持机体内稳态，因为无法通过体内正常途径来进行合成。

对于必需金属而言，其细胞吸收和转运主要通过不同的内源性转运分子机制来进行调节，而必需金属的摄入量过多或过少都会导致细胞代谢功能的损伤[41]。研究表明，当以上特异性转运机制出现紊乱，导致必需金属元素过多的摄入则可能会产生细胞毒性，而转运蛋白分子除了可以特异性结合必需金属元素外，也可以与其他金属及复合物进行结合，这其实也是一些物质的毒性产生机制。当金属通过转运机制转运到体内后，影响所在局部的微环境，从而决定了其潜在毒性[42]。另外，金属可以结合多种细胞内生物大分子，而结合后可能对这些生物大分子的构象及功能产生影响，既可能降低其毒性，也可能升高其毒性。金属进入细胞时，大部分是通过必需金属分子拟态直接结合相关蛋白，或成为转运蛋白的一部分形成复合物进入细胞内。

非必需金属在体内的常规转运以及必需金属元素在体内的异常转运是决定金属及其复合物潜在毒性的重要因素，很多毒性/疾病的发生均是由金属转运以及代谢改变引起的[43]。细胞内常见的两种比较重要的金属结合分子为金属硫蛋白和谷胱甘肽，对于金属在体内的运转起到重要的作用。

1）金属硫蛋白

金属硫蛋白（metallothionein，MT）分子量低且富含半胱氨酸，富含巯基，使其具有金属结合特性，可以结合必需金属如 Cu 和 Zn 等，同样也可以结合毒性金属，如 Cd、Pb 和 Hg 等。金属硫蛋白可以聚集很多二价金属离子（如 Zn^{2+}），也可以结合一价金属离子（如 Cu^+）。金属硫蛋白还能影响肠内部 Zn 的吸收和排泄，同样能为细胞转运蛋白（如锌转运蛋白 ZnT-1、二价金属转运体 DMT-1 等）提供 Zn，也可以为含 Zn 的蛋白酶等提供锌离子[44]。

金属硫蛋白的结构在生物进化中高度保守，有四种异构体，MT-1 和 MT-2 在大多数哺乳动物的内脏器官中广泛存在，尤以肝、肾细胞为主，而且参加其功能调节。MT-3 的分布主要限于中枢神经系统，主要分布于星形胶质细胞（集中于细胞体和突起中），其次为神经元细胞，也有报道称少量分布于生殖细胞、小肠、胃、肾和嗅觉皮质细胞中。MT-4 主要分布于皮肤、舌、消化道等器官的角质细胞和复层鳞状上皮细胞中[45]。

金属硫蛋白是富含半胱氨酸的金属结合蛋白，其巯基能强烈螯合有毒金属，并将之排出体外，从而实现解毒功能。金属硫蛋白可以结合多种价态金属离子，且其结合金属离子后，金属离子的价态可以改变，因此，金属硫蛋白在细胞内是以与多种金属结合的混合形式存在。金属硫蛋白与痕量金属的代谢有关，在所有的哺乳动物组织中，MT-1 和 MT-2 可协同表达。MT-3 是该家族中的脑部特异成员，能结合锌和铜离子，具有重要的神经生理和神经调节功能。金属硫蛋白通过与毒性金属结合可以有效地减轻重金属对机体的毒害，是目前临床上最理想的生物螯合解毒剂[46, 47]。

　　2）谷胱甘肽

　　谷胱甘肽（glutathione，GSH）是一种含 γ-酰胺键和巯基的三肽，由谷氨酸、半胱氨酸及甘氨酸组成，几乎存在于身体的每一个细胞。谷胱甘肽的分子特点是具有活性巯基（—SH），可参与机体多种重要的生化反应，保护体内重要酶蛋白巯基不被氧化、灭活，保证能量代谢、细胞利用。同时，其通过巯基与体内的自由基结合，可直接使自由基还原成酸性物质，从而加速自由基的排泄，并对抗自由基对重要脏器的损害[48]。

　　谷胱甘肽具有六个金属离子结合位点，能够通过以下四种途径影响金属的转运、沉积以及毒性：①调节金属与配基之间的移动和传递；②运送金属至细胞膜；③半胱氨酸的储存库；④氧化还原反应的辅助因子。

　　谷胱甘肽可以结合、运送以及储存很多金属，因此可以影响生物系统中的金属内稳态。可以结合谷胱甘肽的金属有 Cu、Se、Zn、Cr、Hg、Ca、As、Ag 以及 Pd 等，在内环境中，金属-巯基化合物以及谷胱甘肽结合金属复合物动态结合配基，可以迅速调节金属在体内的含量。当谷胱甘肽结合金属后，金属离子以稳定的非反应形式或者通过氧化还原反应以金属化合物形式存在。谷胱甘肽结合金属可以预防金属毒性的发生，研究表明 0.5 mmol/L 谷胱甘肽可以抑制因 Hg^{2+}、Cu^{2+}、Zn^{2+} 等诱导的脱乙基酶活性。另外，针对 Cu 毒性的研究也表明谷胱甘肽的浓度与效应结果相关[49, 50]。

　　在生物体内，不仅只是金属硫蛋白以及谷胱甘肽与金属毒性有关，实际上还存在着很多其他的生物大分子，在金属代谢中的作用至关重要。比如其他含巯基的蛋白、牛血清白蛋白也能影响毒性金属与配基的结合过程[51]，此外类似于转铁蛋白以及铁蛋白等可以保证氧化激活的金属 Fe 不产生有害的氧化应激反应[52]。

7.2.3　人体必需金属元素的功能与毒性

　　必需金属元素在细胞体内以各种形式存在，如与蛋白质或其他分子结合，在细胞内起到重要的生物学作用。人体内有上百种酶中含有必需金属元素，当前尚未完全阐明其与医用金属毒性之间的明确关系。因此，下面仅列出一些有关必需金属元素的明确研究结果。

（1）钙（Ca） 体内正常的钙代谢是维持细胞内外离子稳态的关键，进入体内的多种金属成分都可以通过不同机制对钙的代谢途径进行干扰，最终影响钙的稳态。常见的受干扰靶组织包括肾脏及骨组织等，如肾脏尿钙过高往往就是因为机体钙调节失衡导致的，也是金属镉（Cd）中毒后的主要症状之一。金属铅（Pb）、锆（Zr）、铝（Al）等也可影响骨组织中的钙化、脱钙以及成骨等过程。铅能通过多种途径对钙代谢进行干扰。细胞水平钙的运送主要是通过神经电压门控钙通道来进行。在神经系统中，铅能够打断神经递质的传递，也能竞争性结合钙离子通道；同时，在Ca/Na ATP泵中，铅可以取代钙进行特异性位点结合，从而进入线粒体，结合下游钙蛋白信使，如钙调素或蛋白激酶 C 等，影响细胞正常的生物学功能[53, 54]。

（2）锌（Zn） 金属钙、铅以及亚砷酸等已经被证实可以影响必需金属锌的正常代谢。钙可以占用金属硫蛋白（MT）上锌的结合位点，虽然 Ca-MT 对肝脏没有毒性，但是对肾小管有一定的毒性。铅能直接抑制机体吸收和利用锌的过程，主要是通过抑制含锌金属硫蛋白的活性等。此外，铅、亚砷酸盐以及硒（Se）能够干扰锌指蛋白的功能，从而对细胞转录因子、DNA 损伤信号以及 DNA 修复蛋白的功能等进行干扰[55, 56]。

（3）镁（Mg） 金属镁离子可以与 DNA 的磷酸盐骨架结合，还有研究表明金属镍（Ni）可以替代金属镁进行 DNA 结合，导致染色质凝聚增加，也会导致DNA 甲基化[57]。

（4）铁（Fe） 金属铁是机体内的必需金属元素，在细胞的氧化还原反应中起重要作用。正常细胞内铁的含量较低，过量的铁通过氧化应激，激发细胞内活性氧（reactive oxygen species，ROS）反应。细胞内铁的含量水平主要受细胞内部稳态状况的影响，其平衡会直接受到毒性金属的干扰。比如，镍（Ni）以及其他二价金属可与铁竞争性结合 DMT-1 上的结合位点。在细胞内铁稳态维持过程中，细胞质乌头酸水合酶（铁调节蛋白，IRP）/铁响应元件（IRE）系统起到重要调节作用，当细胞内铁含量较低，4Fe-4S 簇蛋白顺乌头酸酶激活形成 IRP1，进一步会改变 mRNAs 转录过程，翻译转铁蛋白促进铁的吸收、储存以及利用过程。在细胞内铁含量低时，镍可以提高 IRP1 结合 IRE 过程。铝可以促进铁调节蛋白 2（IRP2）的稳定性。钴（Co）也可以如镍一样影响细胞内铁相关蛋白的活性。金属也可以影响铁依赖性酶，当细胞内摄取镍或者钴后，4Fe-4S 顺乌头酸酶会失活。镍也能抑制组氨酸甲基化酶。赖氨酸依赖性甲基化酶、DNA 复制酶、α-酮戊二酸依赖性双加氧酶 ABH2 的活性，也是通过替代铁结合催化位点来实现[58, 59]。

（5）铜（Cu） 金属铜存在于细胞内的多种酶中，如超氧化物歧化酶、细胞色素氧化酶、酪氨酸酶、单胺氧化酶以及血铜蓝蛋白等。铜在细胞内转运受到多种金属的调节，如锌、钙以及钼（Mo）等。在啮齿类动物体内发现，铅可以改变铜代谢过程，导致血浆内铜水平剧减[60, 61]。

7.2.4　金属对机体不同系统的潜在毒性

大量研究表明，人体必需金属元素在非正常浓度范围时有可能对机体产生毒性，而人体非必需的金属元素对人体的毒性则更加明显，甚至有的人体非必需元素即使剂量很低也会表现出显著的毒性，更应该给予高度的关注。这些金属在机体内的毒性效应可能作用于机体的不同系统或不同组织，如神经系统、心血管系统、泌尿系统、免疫系统等。

7.2.4.1　神经系统毒性

神经系统解剖学生理结构特点见表 7-2。研究发现，一些金属能够对神经系统造成损伤，临床上的表现是发生脑以及神经疾病。如汞（Hg）中毒、锰（Mn）中毒后，人容易出现易怒等情绪症状。金属可以通过不同途径、以不同的形式（如离子及微粒等）进入神经系统。直径小于 0.1 mm 的金属粒子可以直接通过呼吸道进入脑内的神经元；也能通过肺泡进入血液以及淋巴组织，进入吞噬细胞内；也能绕过血-脑屏障（blood brain barrier，BBB）通过鼻-脑途径进入中枢神经系统（central nervous system，CNS）。

表 7-2　神经系统解剖学结构与主要功能

主要结构		主要功能
中枢神经系统	脊柱	中枢神经与周围神经间信号接收传递
	脑干	脑神经发育，头颈信号检测，生命维持等
	前脑	脑皮质与其他组织间信号转导，平衡，认知和情感控制，内分泌等
周围神经系统	躯体神经系统	感知外部刺激，骨、肌肉等刺激
	自主性神经系统	交感神经，副交感神经，肠消化等
屏障	血-脑屏障	维持脑内环境的相对恒定
	血-脑脊液屏障	与外源性蛋白隔离
	血-视网膜屏障	避免血液成分对视网膜的侵害

在孕妇怀孕期间，大部分金属进入体内后会转移至胎儿体内，累积后会影响胎儿的发育并产生各种神经性疾病。此外，由于神经系统的高敏感性，低剂量的有毒金属成分也能产生明显的神经毒性。比如，金属在骨组织等沉积后通过缓慢释放到体内循环，最终却出现神经相关症状。高剂量的毒性金属暴露会直接导致周围神经系统（peripheral nervous system，PNS）的损伤，比如 Al、

Cd、Cu、Pd、Mn 及 Hg 等金属。而 Tl 的毒性即使在低剂量时也会损伤周围神经系统，高剂量时更是会损伤中枢神经系统。有意思的是，作为必需金属，Cu 含过高或过低都能表现出一定的神经毒性。表 7-3 中显示了神经毒性金属及其作用位点[62, 63]。

表 7-3　神经毒性金属及其毒理学位点

金属	中枢神经毒性位点	周围神经毒性位点
烷基锡	海马体，扁桃体，边缘系统感知区	—
Al	大脑皮质	—
As	中枢神经	周围神经
Cd	嗅觉系统	周围神经
Cu	脑半球，神经中枢基底	—
Pb	皮质	周围神经
Li	中枢神经	—
Hg	中枢神经	—
Mn	苍白球，基质神经节，皮质	—
Tl	—	线粒体，轴突
Zn	海马体，扁桃体	—

7.2.4.2　心血管系统毒性

心血管疾病（cardiovascular disease，CVD）是目前人类致死的第一大"杀手"，全世界每年约有 1750 万人死于心血管疾病。

铝普遍存在于生活环境中，主要通过饮食以及药物等途径进入生物体内。铝的摄入过多会提高缺血性心脑血管疾病的发生概率。另外，流行病学研究表明，饮用过多含有砷的啤酒会导致心肌病等。吸烟以及工业废气等中含有镉，吸烟者体内镉含量是非吸烟者的两倍，长期暴露于高镉环境中，会导致机体心血管、骨组织、肾组织以及肺组织等产生病变；体内镉水平过高会直接增加动脉疾病发病率。灰尘中含有的钴被人体吸收后，会导致肺间质纤维化的发生，并继发心血管系统的异常。此外，铁作为必需金属元素，在体内含量过高后会对心脏造成损伤，可能导致铁过载性心肌病的发生等[64, 65]。

7.2.4.3　泌尿系统毒性

铅、镉、汞等金属在体内含量过高时，会导致严重、长时程的肾脏损伤。铅积累是慢性肾脏疾病的主要病因之一，在病变的肾脏组织切片中，可以检测到铅的含量明显高于正常组织水平。研究表明，年老人群暴露于镉中更容易引发肾脏功能紊乱，主要原因是，年老人群体内积累的镉含量更高，随着年龄的增加，体内镉含量越来越高，导致镉诱导性肾小管损伤以及镉诱导性肾功能紊乱，并且会引起其他并发症，如糖尿、氨基酸尿及高钙尿等；此外镉含量过高，也会导致肾结石。另外，汞被认为是导致肾脏综合征和/或肾小管功能紊乱、蛋白尿的主要病因之一[66, 67]。

7.2.4.4 血液毒性

血液系统除了血液本身，还包括骨髓、淋巴结、胸腺以及脾脏等相关器官，以及通过血液运行散布至全身的血细胞。有毒元素镉、砷和铅等可以多种方式作用于血液系统。

例如，金属镉暴露会导致睾丸出血性损伤。在浓度为 $10 \sim 100$ mmol/L 时，镉在不表现细胞毒性的情况下，可抑制血管内皮细胞的趋化和血管形成能力，而这些血管抑制作用可能通过破坏血管内皮钙黏着蛋白来介导。此外，摄入含有致病浓度砷的水可以导致肝窦内皮的毛细血管化，由于毛细血管化是肝纤维化的重要前兆，并导致脂质代谢失衡，因此其对肝内皮细胞的影响可能是砷相关疾病的致病机制之一。

近年来，尽管工业用铅已大大减少，然而铅暴露仍然是一个重大的公共卫生问题。铅暴露可能导致成人血压持续升高，遗传易感动物可能对这一效应表现出更高的敏感性。硝酸铅$[Pb(NO_3)_2]$可通过在 Go/G1 位点诱导 DNA 损伤和通过细胞周期阻滞来抑制 HL-60 细胞的增殖，并通过激活 Caspase-3、核小体 DNA 碎裂以及继发性坏死来诱导白细胞凋亡。铅也可以非竞争性的方式抑制钙的吸收，也可以通过抑制 Ca(Mg)-ATP 酶来抑制钙外排。在生理条件下，ATP 酶的功能降低了铅对钙内流的影响。但在慢性铅中毒时，细胞内钙离子有少量增加，说明铅主要影响钙离子外流，影响了红细胞的钙平衡，从而影响红细胞正常生物功能的发挥，而对红细胞产生毒性[68, 69]。

此外，亚铁离子 Fe(Ⅱ)会损害多形核粒细胞（PMN）的功能，铁介导的 PMN 功能损伤不仅是毒性氧代谢物产生的结果，也是 Fe(Ⅱ)或 Fe(Ⅱ)-氧中间体与细胞膜分子直接相互作用的结果。

7.2.4.5 免疫系统毒性

一些金属能对机体免疫系统产生毒性，主要包括免疫抑制、免疫刺激、超敏反应以及导致自身免疫疾病等。一些金属如铝对不同的免疫器官表现出不同的剂量-效应/反应，低剂量时激发免疫活性，而高剂量时抑制免疫系统。临床上关于金属引起的超敏反应最典型的是 T 细胞介导的皮炎。比如，暴露于 Be、

Co、Cr、Au、Hg 以及 Ni 后，均可能会引起超敏反应性皮炎。此外，一些金属能引起类似的职业性哮喘以及皮炎等免疫系统疾病，如 Pt、Cr、Ni、Be 以及 Hg 等[70, 71]。

7.2.5　可降解医用金属材料的潜在毒性效应

可降解医用金属一般被定义为：在人体生理环境下，逐渐降解消失的医用金属材料，并且，在此过程中其释放的金属离子浓度在人体能够容许的范围之内。主要包括镁、锌、铁及其合金等。可降解医用金属因具有在植入人体后逐渐被腐蚀降解被人体吸收，最终由人体新生组织所替代的优势，受到医学领域的高度关注，在此领域的创新性研究也层出不穷。

镁基金属合金在人体生理环境下具有较高的降解速率，过快的降解速率会严重影响作为骨填充物的镁基金属的固定支撑作用，这主要是因为镁基金属的降解速率已经大于了人体的骨组织修复速率。降解过快的同时会有过量的氢气和镁离子产生，来不及释放的氢气会形成气泡，在一定程度上影响植入体周围的生理环境和人体恢复。过量释放的镁离子若超出人体正常范围，将可能出现一定的细胞毒性，生物机体也会出现肌肉麻痹、低血压等症状。另外，降解过快也会导致过多的镁离子储留于组织，导致局部组织 pH 过高，从而引起人骨形成蛋白-2 分泌过量，激活破骨细胞，导致溶骨现象等[72]。

锌是人体必需的营养素，与机体的生长发育、伤口愈合、生殖遗传、免疫和内分泌等功能密切相关。同时，锌是多种金属酶的组成成分，参与多种酶和转录因子的合成和转录。纯锌的标准电极电位为–0.763 V，介于纯镁和纯铁之间，因而锌比铁更易腐蚀，比镁更耐腐蚀。锌作为可降解金属材料，既有媲美镁合金的良好的生物相容性，又具有抗外界磁场干扰的能力，同时又有合适的体内服役时间，可避免因降解速率过慢或降解速率过快而引起的不良反应。但是，单纯的锌元素在机械力学适应性、与预期使用目的的适应性等方面尚有些不足，因此，多以合金的方式进行应用研究，而其中的合金元素可能在降解过程中释放出来，而表现出相应的生物学效应。在这种情况下，合金元素（如铜等）的可能毒性需要被高度关注[73]。

铁及其合金在可降解金属体系中有最优异的力学性能，可与传统的医用金属材料相当，元素 Fe 主要存在于血液环境中，研究表明，成人体内铁的总量约为 4～5 g，其中 72%以血红蛋白、3%以肌红蛋白、0.2%以其他化合物形式存在，因此往往被用来制备心血管支架。铁基材料相对降解较慢，因此其离子析出一般不会造成严重的毒性后果，但当机体已经处于铁负载过高的状况下时，也可能出现如上所述的毒性效应[74]。

7.3　生物陶瓷的潜在毒性

生物陶瓷（bioceramics）被定义为用作生物材料的任何陶瓷、玻璃、玻璃陶瓷或碳素材料[75]。作为生物陶瓷材料，需要具备如下条件：生物相容性，力学相容性，与生物组织有优异的亲和性，抗血栓，灭菌性并具有很好的物理、化学稳定性等。生物陶瓷在医学中最重要的用途是用于运动系统损伤的修复。医用生物陶瓷分为两种，即生物惰性陶瓷和生物活性陶瓷，前者主要包括氧化锆陶瓷（ZrO_2）和氧化铝陶瓷（Al_2O_3）等，后者包括羟基磷灰石陶瓷（HAp）或其他钙磷/硅生物陶瓷等。生物陶瓷作为植入性材料或替代性材料，因具有良好的骨传导、骨诱导及生物相容性而被广泛用于人体骨骼的替代或修复。在 18 世纪以前，人们采用木头及象牙等材料进行骨修复，后来又采用 Au、Ag、Pt 等金属来进行骨修复。随着冶金技术以及陶瓷技术的发展，各种合金材料以及生物惰性陶瓷得以广泛应用。直至 20 世纪 60 年代以后，随着生物陶瓷的发展，逐渐出现生物活性陶瓷材料，主要包括羟基磷灰石陶瓷、磷酸三钙陶瓷、生物活性玻璃等，应用于组织修复的各个方面，并取得了良好的修复效果[76-78]。

7.3.1　生物陶瓷毒性的产生途径

基于医用生物陶瓷的良好特性，在牙科、骨科以及整形外科中，被广泛应用于硬组织的损伤修复，然而在体内的生物化学微环境作用下，医用生物陶瓷必然会产生溶解、离子交换及磨损，并释放相应离子与微粒。除其释放离子可能产生毒性外，陶瓷材料在体内磨损后产生的纳米微粒一旦被细胞摄取吸收后，会产生ROS 反应，导致氧化应激效应，接着会激活不同的下游蛋白信号，最终导致细胞核内染色体异常或双链断裂，不可逆地影响细胞的分裂/增殖，最终导致细胞死亡（凋亡）。氧化应激反应主要通过上调或下调不同基因的调节蛋白来产生基因毒性，最终导致 DNA 损伤，即 DNA 双链断裂或复制终止，导致 DNA 损伤反应（DDR）的激活。在此过程中磷脂酰肌醇-3-激酶协助调节毛细血管扩张性改变（ATM），而 ATR（ATM 以及 Rad3 相关蛋白）是主要的调节蛋白，最终激活其他蛋白因子，如 P53 蛋白、乳腺癌相关蛋白 1（BRCA1）、κ 基因结合核因子 NF-κB、转录激活因子 AP-1 等，产生毒性效应。

另外，局部的损伤及释出的微粒会导致免疫系统的激活，这不仅直接引起局部的炎性反应，激活的免疫细胞通过相互的信号因子网络，会导致更多的相关细胞因子释放，产生更为复杂的毒性效应[79, 80]。

7.3.2 生物陶瓷的毒性机制

生物陶瓷一般在医学上以植入体形式进行临床应用，但在体内植入后随着时间推移以及周边环境的侵蚀与磨损，可能会产生微粒的释放，其微粒的产生量与生物陶瓷的机械性能以及所植入部位的内部应力作用相关，此外在体内还存在其他因素影响磨损过程，比如生物医学材料的设计、生理环境以及材料参数等。内部环境应力越大，产生的磨损越多。当应力大于生物陶瓷的承受力阈值时，陶瓷可能断裂产生较多的颗粒。临床试验证明，当生物陶瓷植入时，若未固定好、呈一定角度倾斜，可能会导致磨损颗粒增多。此外，在生物陶瓷植入体内后，陶瓷长期暴露于细胞外基质液中，包括复杂的有机化合物、离子、水、蛋白质以及酶等，在植入界面内因受到各种生物活性分子的作用，可能会激活体内免疫系统，产生各类免疫因子，也会产生较多颗粒。因关节植入体的特殊性，在材料设计时应考虑减少因磨损多而产生的颗粒，增强其硬度，除了有较好的内部结构，表面也应该足够平滑。

生物陶瓷植入物在人体内的毒性机制主要集中在细胞水平和基因水平，前者的主要体现是破坏细胞膜、损害细胞器功能以及改变细胞生长周期，而后者主要是通过氧化应激系统产生 ROS 来进行 DNA 损伤。此外还有研究表明，纳米生物陶瓷颗粒可以进入并损伤线粒体。在基因水平上，其主要是影响细胞 DNA 复制、转录以及增殖，可以进入细胞核内，导致染色质结构的变异、溶酶体释放 DNA 酶损伤 DNA。

免疫系统作为机体维持正常内稳态的重要内部系统，可防止机体受到外部因子的损害。很多疾病的产生主要是因机体免疫系统的功能紊乱而导致的。生物陶瓷植入后释放微粒的物理-化学性能，如尺寸、形状、表面电荷、稳定性、溶解度及晶型等，都能影响对机体免疫系统的激活。纳米颗粒侵入组织后会激活巨噬细胞以及中性粒细胞，从而产生氧化应激反应。颗粒表面正电荷可以结合血液中负电荷蛋白，影响其正常功能的发挥。

生物陶瓷磨损产生的微粒很容易进入血液系统或者淋巴系统，这既可能是因为损伤，也可以通过黏膜吸收实现。生物陶瓷磨损产生的含 Zr、Al、Li、Mg 及 Fe 等的纳米颗粒一旦进入血液系统后，将能够随着血液循环进入不同的器官组织，包括胃肠、肝脏、肾脏、脾脏、心脏及肺部，同样也可能透过血-脑脊液屏障（blood-cerebrospinalfluid barrier，BCB）进入脑内，影响脑部的功能。这些纳米颗粒一旦进入这些脏器，均可能诱发上述损伤并最终表现出毒性效应[81, 82]。

7.3.3 常见医用生物陶瓷的毒性效应

羟基磷灰石陶瓷（HAp）因为其化学成分以及机械性能与天然骨相似，因此长期以来被用作骨替代材料。尽管其能够促进骨成长与骨整合，然而在植入体所能承受的应力方面还是缺乏所期望的硬度与韧性。为提高其机械性能以及生物活性，可将 HAp 涂覆于金属基体表面，同时在 HAp 涂层中掺入生物活性金属离子，可赋予羟基磷灰石陶瓷新的生物学功能，也会使骨组织产生不同的反应[83]。细胞与组织长时间暴露于 HAp 植入物，HAp 会在人体内发生一系列生物转化作用。植入物在体内经过长时间的磨损或生物微环境的腐蚀，会产生不同尺寸和形状的 HAp 颗粒，通过 DNA 损伤以及增加 Ca^{2+} 浓度水平，产生基因毒性[84]。当纳米羟基磷灰石（n-HAp）颗粒的直径为 20～80 nm 时，实验证明其有利于促进细胞凋亡和产生细胞毒性。此外，针状和片层状 n-HAp 相对于球状和棒状 n-HAp 更能够诱导细胞凋亡[85]。研究表明，纳米羟基磷灰石作用于骨肉瘤细胞后，HAp 纳米颗粒诱导产生 DNA 损伤，主要是通过促进 *p53* 的磷酸化来将其激活。*p53* 是细胞应力条件重要的监测因子，包括 DNA 损伤、低氧、生存因子去除、有丝分裂致癌基因以及端粒缩短等过程。*p53* 激活后，进一步调节下游基因，包括 *p21*、*gadd45* 以及 *BAX*，最终导致细胞凋亡[86]。

7.4 医用聚合物的潜在毒性

聚合物（polymer）是一类由重复结构单元共价结合形成的物质，其结构单元种类繁多，单元数目（分子量）和连接方式等多种多样，造就了聚合物性质和功能上的多样性。

按聚合物是生物来源还是由人工合成可分为天然高分子和合成聚合物，后者又可分为可生物降解合成聚合物和非生物降解合成聚合物，这些各类的聚合物均可用于生物医用材料[87, 88]。从软组织填充材料、骨科人工假体、心血管植入物，到需要良好光学特性的人工晶状体材料，从接触皮肤表面的敷料到长期留在体内的植入体，聚合物在生物医学领域已获得了广泛的应用。

在长期的应用实践中，聚合物的毒性是体外体内评价所重点关注的问题，本节着重介绍了几种常用医用聚合物及其毒性。

7.4.1 聚合物毒性的来源

材料的毒性源自本身或浸出物具有的毒性，以及在降解的过程中产生物质的毒性。聚合物的浸出物可能来自单体、低聚物、交联剂、副产物或杂质等，也有可能是为了改良性能而加入的增塑剂等添加剂。浸出是低分子量的物质从材料扩散到周围环境的过程，这一过程与材料本身的性质和所处的周围环境有关。相同材料在不同的植入部位表现出的毒性可能不同，被植入材料的个体在年龄、性别、健康状况等方面的差异也可能影响毒性的表现行为[89]。

　　加工过程可能使原本无毒性的聚合物产生毒性物质，因此已经经过毒性检测的聚合物原材料在加工后有必要再次检测其毒性。在合成或熔融加工过程中的过热现象会使聚合物材料产生单体和低聚物，可能使材料产生新的毒性；由于环境中氧气的存在，加热过程还伴随着氧化，可能改变材料的毒性。

　　灭菌过程也可能对聚合物材料的毒性产生影响，辐照灭菌使聚合物主链断裂或分解产生低分子量物质，导致浸出物增加；另一方面，γ射线可能使聚乙烯等聚合物交联而改变材料的性质。若采用环氧乙烷灭菌，聚合物材料中可能会有残留的环氧乙烷，特别是多孔的支架，残留环氧乙烷会导致植入部位机体局部组织坏死，需要在灭菌后妥善除去环氧乙烷[90]。

7.4.2　常用医用聚合物的毒性

1）硅橡胶弹性体

　　硅酮（silicone）是一种合成类聚合物，其主链是由硅与氧共价结合形成的重复单元。硅原子除了与氧结合形成硅酮聚合物主链外，还可与其他有机基团结合，因此通过改变基团的种类可以在较大程度上调节硅酮的性质，使之形成液体、乳液、树脂和弹性体等性质迥异的材料。最常见的是硅原子上连接两个甲基的聚二甲基硅氧烷（PDMS）。

　　硅橡胶弹性体材料稳定性较好，毒性低，被广泛用于护理和医疗器械领域，例如整形假体、导尿管、排液管、药物缓释系统、人造皮肤、人造食管和人工晶状体等。

　　但是硅橡胶弹性体亲水性差，作为植入物与周围组织的亲和力低，导致植入物周围形成纤维包膜，易引起包膜挛缩、剧烈疼痛和植入体变形移位等问题。为了促进细胞在硅橡胶植入体表面的黏附和生长，增强与组织的亲和能力，可运用等离子体表面改性、接枝共聚、与胶原等亲水物质复合等方法，提高材料的亲水性[91, 92]。

2）聚甲基丙烯酸甲酯

　　甲基丙烯酸甲酯单体通过聚合形成的聚甲基丙烯酸甲酯（PMMA）是一种非降解聚合物。经历了第二次世界大战的飞行员，有的人的眼睛或身体其他部位带有未取出的飞机机窗碎片为 PMMA 材质，之后发现 PMMA 碎片几乎不会引起排斥反应，从而认识到 PMMA 具有较好的生物相容性。PMMA 于 20 世纪 50 年代中期开始被用在矫形外科，如今是矫形外科中使用最广泛的非金属植入材料之一。PMMA 还具有优良的光学特性，可用于人工晶体和硬质角膜接触镜。此外 PMMA 血液相容性较好、易于加工，可用于制造血泵和透析器等医疗设备。

PMMA 骨水泥常用于假体在髋、膝和肩等部位的固定，也是椎体成形术常用的填充材料。PMMA 骨水泥以多聚甲基丙烯酸甲酯和甲基丙烯酸甲酯单体为基材，通过原位聚合来成型，能与无机陶瓷或生物活性玻璃混合而调节固化过程、增强机械性能，加入抗生素还可减少手术部位感染的发生。但随着骨水泥的广泛应用和研究的深入，发现 PMMA 骨水泥具有较大的毒性，甚至可引起骨水泥植入综合征，而且由于 PMMA 缺乏生物活性，术后与周围骨组织的整合效果不佳。

甲基丙烯酸甲酯（MMA）单体具有较为明显的细胞毒性，会影响成骨细胞的正常生长，抑制心肌细胞的活性，高浓度的 MMA 还会破坏粒细胞、单核细胞和内皮细胞释放出蛋白水解酶导致细胞和组织溶解，人体长期接触 MMA 可导致接触性皮炎、口腔炎、肝脏毒性、感觉异常的周围神经病变、出血、肺组织坏死等不良反应[93]。

由于 MMA 明显的毒性，在关节成形术中需要使用 PMMA 骨水泥时，可以先在体外进行预调制，让 MMA 聚合得更加充分，浆料呈半固体状态后再填入髓腔固定假体。但是在椎体成形术中，骨水泥呈流动状即要注入椎体以达到充分填充椎体的目的，由于难以控制调制时间，会有未聚合的 MMA 进入血液，抑制心肌功能，导致心肌收缩力减弱或传导系统异常，出现心输出量下降或心律失常。当大量 MMA 进入循环系统后，可能引起低氧血症、低血压、心律失常及心脏骤停等症状。手术完成后，随着植入时间的推移，PMMA 骨水泥中未反应完的 MMA 逐渐从骨水泥中渗出，使组织在较长时间内接触 MMA，对周围组织构成长期影响甚至导致组织坏死。此外，PMMA 中渗出的甲醛也具有较高的毒性，而 PMMA 骨水泥反应物中的交联剂和引发剂（例如乙二醇二甲基丙烯酸酯和过氧化苯甲酰）也具有一定的毒性[94]。

3）聚乙烯

聚乙烯（polyethylene）由乙烯单体通过自由基聚合或离子聚合形成，根据分子量、密度和支化度等性质不同，聚乙烯结晶度、机械性能等呈现较大差异，可运用于多个领域。超高分子量聚乙烯（UHMWPE）是一种热塑性聚乙烯，其聚合物碳链非常长，具有分子量极高（常常在 200 万～600 万之间）、分子链缠结密度高、结晶度适度、高度有序的片晶镶嵌、在无定形区形成复合结构等特点，使

UHMWPE 具有很高的抗冲击性、耐磨损性、化学稳定性、耐低温性和耐应力开裂性，且具有低摩擦系数和低吸水性的特点。

众多优良的性能使 UHMWPE 被用于人工关节，主要是髋关节假体的髋关节窝（髋臼）和人工膝关节的衬垫材料。然而由于髋关节和膝关节需要承受较大的运动负荷，在植入后的长期使用中，UHMWPE 仍然会有磨损问题。髋关节假体股骨球形头与髋臼之间的应力可导致 UHMWPE 窝臼磨损或撕裂，人工膝关节的 UHMWPE 可能被磨穿。此外，磨损产生的颗粒会引起骨质溶解和无菌性松动等问题，导致关节假体失效，致使 UHMWPE 制成的人工关节植入体在投入使用 10～20 年后需要再进行翻新手术。

人工关节在植入人体后由于需要承受载荷，假体各部件之间的相互往复摩擦和假体与骨界面之间的微动会产生磨损颗粒，聚乙烯磨损颗粒的大小在亚微米到几微米之间，其中直径小于 0.5 μm 的磨损颗粒对巨噬细胞具有较强的刺激，使巨噬细胞分泌较多的白细胞介素 6 和肿瘤坏死因子 α，激活下游的细胞因子级联反应引起无菌性松动。人工关节假体所用聚乙烯的常规灭菌方法是在空气中用 γ 射线辐照，在灭菌的同时增加交联程度，在一定程度上提高机械强度，然而辐照过程中氧化产生的自由基会加重聚乙烯的磨损。通过热处理或加入抗氧化剂等方式，可减少聚乙烯残留的自由基[95, 96]。

4）聚乳酸、聚羟基乙酸及共聚物

可降解聚乳酸（PLA）、聚羟基乙酸（PGA）及乳酸和羟基乙酸的共聚物（PLGA）在缝合线、骨科内固定器件和组织工程支架等领域具有十分广泛的用途，这些聚合物在各种应用中具有较好的细胞和组织相容性。PLA 和 PGA 降解的主要形式是高分子链中的酯键水解，彻底水解分别产生乳酸和羟基乙酸，在体内这两种降解产物部分直接随尿液排出，部分可代谢后以二氧化碳和水的形式排出。

在体外细胞实验中，PLA 和 PGA 对细胞的毒性在可接受的范围内，但是用它们在缓冲液中较长时间浸泡的降解液培养成骨细胞、软骨细胞等细胞时，细胞的增殖受到抑制，这可能是因为在相对封闭的环境中，PLA 和 PGA 降解产生的乳酸、羟基乙酸不断积累使溶液呈现较强的酸性，不利于嗜碱性细胞的生长和增殖。在体内环境下，当植入部位体液流动较少或植入体尺寸较大时，聚酯的酸性降解产物无法及时从植入部位移除，体液中的缓冲体系不足以维持正常的生理 pH 环境，材料及其周围局部 pH 降低，不利于成骨细胞的正常生长增殖。植入体周围的低 pH 还对细胞因子的分泌有影响，在较低的 pH 下成骨细胞分泌的血管内皮生长因子减少，对新生组织的血管化产生不利影响。此外，没有及时排出或中和而积累在材料中的酸性降解产物可充当水解酯键的催化剂，加快水解的进行，这种自加速水解特性更加剧了局部酸性[97, 98]。

5）胶原

胶原（collagen）是一种天然高分子化合物，在结缔组织中的含量较高，也是细胞外基质的组成成分。尽管已被广泛应用于医疗领域，例如骨修复植入物、人工皮肤和创伤敷料等，但是作为一种来源于动物的产品，胶原具有一定的免疫原性（immunogenicity），在少数情况下会引起不良反应。

胶原蛋白的三条肽链在空间呈螺旋状，形成三股螺旋结构，根据与抗体作用特点的不同，其抗原决定簇可以分为三种：①螺旋结构表位（helical determinant），即螺旋结构上存在的特定空间构象区域被抗体识别，当胶原变性导致此类区域的三股螺旋结构破坏后不再被抗体识别；②中间表位（central determinant），即螺旋区域中间某条肽链的特定氨基酸序列被识别，但与螺旋结构无关；③端肽表位（terminal determinant），即处在非螺旋区域的肽链末端被识别。

胶原材料植入后，与抗体作用的主要抗原决定簇与供体（胶原来源）和受体（被植入材料的动物）的物种组合有关，一般情况下，同样是来源于小牛的胶原，植入到兔体内时与抗体作用的主要是端肽表位，与抗体作用的螺旋结构和中间表位较少，而植入到大鼠或小鼠体内时则主要是螺旋结构表位与抗体结合，中间和端肽表位几乎不与抗体作用。此外，中间表位常处于隐藏状态，当螺旋结构解开分散成肽链后与抗体结合，此时基于胶原的材料可能会在逐步降解的过程中与抗体发生作用。

免疫原性是指特定物质在人体或其他动物体内诱发免疫反应的特性。胶原引起的免疫反应包括体液免疫反应和细胞介导免疫反应。来源于牛的胶原在鼠体内引起的体液免疫反应与T细胞有关，当缺乏T细胞时没有检测到抗体反应。而来源于大鼠的胶原在鼠体内引起的反应与T细胞无关，表明胶原引起的免疫反应也与供体和受体的物种组合有关。

可注射胶原被广泛用作软组织填充体，来源于牛的可注射胶原在使用人群中引起超敏反应（hypersensitivity）的发生率在2%～4%之间，另外人群中有1%在使用后对牛胶原过敏，少数不良反应（少于3%）会发生肉芽肿和局部炎症，通常在几个月内症状会消失，症状延续时间较长的一般不超过1年。一般用检测抗体水平的方法来评估人体对胶原的免疫反应程度，在使用胶原前进行2次皮试可以有效地发现过敏反应的患者，但在皮试后仍有1%～2%的人有免疫反应。胃蛋白酶处理过的牛I型胶原和磷酸钙材料形成的复合材料植入后引起的免疫反应很小，可用于骨填充材料。

交联对胶原材料的毒性具有一定影响。针对可溶性胶原机械强度较低、降解速率较快的缺点，常使用交联的方法改善胶原的性能。戊二醛是交联胶原最常用的交联剂之一，然而戊二醛具有细胞毒性，需要在交联后除去。京尼平则是较好的替代交联剂[99, 100]。

7.5　生物材料毒性评价的依据和方法

7.5.1　生物学评价的基本原则和风险管理

如前所述，生物医学材料对受体（人体或动物）的毒性作用可以通过生物材料生物学评价来评估，因此，本节将对生物材料毒性评价的依据和方法做简单介绍。当前，生物医学材料的生物学评价主要依据国家标准 GB/T 16886 及国际标准 ISO 10993 系列和《医疗器械生物学评价和审查指南》（国食药监械〔2007〕345 号）进行[101-103]。根据 GB/T 16886.1—2011/ISO 10993-1:2018，生产企业应在风险管理过程中对医疗器械（或该医疗器械的材料组成）进行生物学评价。用于注册申报的生物相容性评价研究资料，应对器械的最终产品进行评价[104]。

由于医疗器械的多样性和特殊性，各医疗器械在按流程图进行生物学评价时，实际产品在流程图中所走的路线是不一致的，应当对所走的路线予以详细说明，明确医疗器械生物学评价的策略和所包含的程序，有关生物学评价的流程图参见图 7-4。

生物材料器械的生物学评价过程中需要做出一系列的判断，首先是相关文献和资料的回顾和分析，如果是已经上市的同类产品，在使用的材料、性能、生产过程、加工工艺、灭菌方式、与人体接触的方式上具有相同的特征，那么可以直接出具生物学评价报告；如果现有文献或资料无法获得有效结论，就需要进行相关生物学试验和研究[105]。

根据 ISO 10993-1:2018 标准，应该在风险管理框架内开展医疗器械的生物学评价。参照美国食品药品监督管理局（FDA）关于 ISO 10993 的生物学评价的风险管理指南性文件，风险管理包括三部分内容：评估医疗器械的风险、识别医疗器械的潜在风险和识别可用的信息及降低风险[106, 107]。此外，应解释在生物学试验或其他评估中识别到的任何毒性和不良反应。风险评价不仅针对医疗器械使用的材料成分，还应包括材料处理过程、制造方法（包括灭菌程序）以及生产过程的残留物，同时，应考虑医疗器械预期临床应用，包括植入位置、暴露时间以及预期使用人群，考虑医疗器械是否直接或间接与组织接触，是否为一次性暴露、长期持续暴露或间隔暴露。例如，心脏起搏器通常含有对人体有毒的导电化学物质，风险评估时需有试验证明起搏器是密封良好的，并可限制这些化学试剂在周围组织暴露。

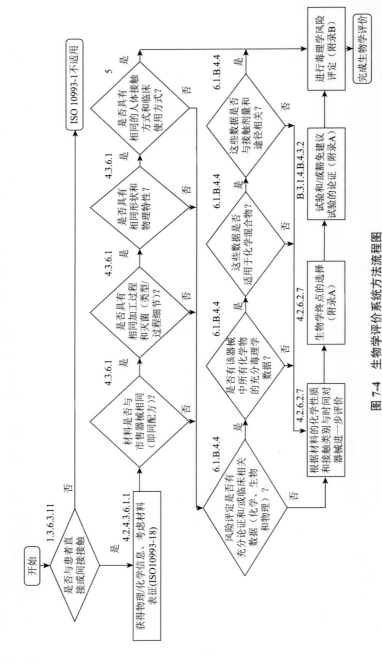

图 7-4 生物学评价系统方法流程图

附录 A、B 参见 ISO 10993-1:2018

7.5.2 生物学试验项目选择及生物风险评估中需要考虑的终点

近年来,对于生物学评价的质量保证已越来越强调"数据集"的概念,这里的数据源自资料评审、临床经验和生物学试验等部分的内容。但是对于医疗器械新产品的临床前评价而言,"数据集"主要还是来自于生物学试验所获得的数据。依据最新的 ISO 10993-1:2018 标准,生物学试验中涉及的毒性评价项目包括细胞毒性试验、致敏试验、刺激或皮内反应试验、材料介导的热原试验、急性全身毒性试验、亚急性全身毒性试验、亚慢性全身毒性试验、慢性全身毒性试验、植入试验、血液相容性试验、遗传毒性试验、致癌性试验、生殖与发育毒性试验、降解试验、生物毒代动力学研究和免疫毒性试验等[108-113]。原则上,应根据医疗器械的具体情况,如与人体的接触性质(表面器械、外部接入器械、植入器械)和接触时间(短期、长期和持久)来考虑选择上述这些试验项目[112]。具体详见 ISO 10993-1:2018 附录表 A.1 中生物学评价试验项目选择。

1)致敏反应

皮肤致敏试验是通过动物试验来评价医疗器械引发致敏反应的潜能,检测的是免疫介导的对某种物质的皮肤反应,如接触性皮炎、迟发型(Ⅳ型)超敏反应等[114]。皮肤致敏试验包括体内动物试验和体外替代试验。ISO 10993-10:2018 和GB/T 16886.10—2017 标准给出了豚鼠最大剂量试验(GPMT)、豚鼠封闭贴敷试验(Buehler 试验)和小鼠局部淋巴结试验(LLNA)三种试验方法,其中 GPMT 的灵敏度更高,适用于绝大部分生物材料致敏反应的评价,尤其针对浸提液是首选的方法,而 LLNA 为目前测定单一化学物质潜在致敏作用的首选方法。

2)刺激反应

接触人体的生物材料释放的化学物质可能会产生皮肤、黏膜或特定部位刺激。这些刺激是局部组织的反应,产生特征性炎症表现。医疗器械或生物材料通过释放的化学物质可引起快速或延迟的刺激反应。ISO 10993 定义刺激(irritation)是指一次、多次或持续与一种物质(材料)接触所引起的局部组织非特异性炎症反应(非免疫应答反应),不涉及免疫机制。

刺激试验的目的是测定器械(材料)或其浸提液与组织接触后产生的可逆性炎症反应程度。刺激试验具有较高的敏感性,与细胞毒性、致敏试验并列为医疗器械三项基本生物学评价项目。参照 ISO 10993-23:2021 提出的刺激试验的评价方案(逐步评价法),第一步对试验材料进行表征,涉及对试验样品进行化学表征和分析;通过文献检索,包括对试验材料化学和物理性能的评价、任何产品组分以及相关结构的化学物质和材料的潜在刺激和致敏信息。第二步是使用可用的、经过验证的体外试验（如细胞毒性试验）在可能的情况下鉴定出严重刺激性物质，而不使用试验动物。如果材料没有被前两步排除，则应使用标准中描述的体内试验对其进行评估[115]。

3）材料介导的致热原

热原试验作为生物学评价的一部分用于检测医疗器械或材料浸提液的材料致热反应。仅靠单项试验较难排除热原反应是因材料本身还是由内毒素污染所致（见 GB/T 16886.11—2021，附录 G）。材料介导热原性虽然罕见，但在含有生物源性材料的医疗器械中曾多次发现材料介导热原性反应。

4）全身毒性试验

当可能会有毒性可沥滤物和降解产物的潜在吸收时，急性全身毒性试验可用于评估在动物模型中 24 小时内一次或多次接触医疗器械、材料和/或其浸提液潜在危害的影响。这些试验应采用适宜的接触途径并应根据 GB/T 16886.11—2021 或 ISO 10993-11:2017 进行试验。

5）亚急性和亚慢性毒性

亚急性和亚慢性毒性试验可用于测定在大于 24 小时但不超过试验动物寿命的 10%的时间内（如大鼠是 13 周）一次或多次作用或接触医疗器械、材料和/或其浸提液的影响。如已有的相关材料的慢性毒性数据足够评价亚急性和亚慢性毒性，则应免做这类试验。这些试验应与器械或材料的接触途径和接触时间相适应。进行亚急性和亚慢性毒性试验应根据 ISO 10993-11:2017。

6）慢性毒性试验

慢性毒性试验可用于测定在不少于试验动物的大部分寿命期内（如大鼠通常为 6 个月）一次或多次接触医疗器械、材料和/或其浸提液的影响。这些试验应与器械或材料的作用或接触途径和时同相适应。如果进行慢性毒性试验，则应根据 ISO 10993-11:2017 进行。

7）植入后组织反应

植入试验可用于评定在肉眼观察和显微镜检查下生物材料对组织的局部毒性作用。应用外科手术将材料或终产品的样品植入或放入预期应用部位或组织内（如特殊的牙科应用试验），这些试验应与器械或材料的接触途径和时间相适应。如进行试验，则应根据 ISO 10993-6:2016 进行。如可行，可将植入试验方案扩展为评价局部和全身作用，来满足急性、亚急性、亚慢性和慢性毒性试验等的要求（见 ISO 10993-6）。如适用和可行，也可包含血液相容性的评价（见 ISO 10993-4）。当设计模拟使用动物研究时，这些研究将被用于说明包括物理和生物学风险的一系列终点（即毒理学危害和/或毒理学风险）[112]。

8）遗传毒性及致癌性

ISO 10993-3:2014 中描述的遗传毒性试验可用于评定由医疗器械、植入材料和（或）其浸提液引起的基因突变、染色体结构和数量的改变以及其他 DNA 或基因毒性。ISO 10993-3 中也讨论了在试验动物的大部分寿命期内评价医疗器械、植入材料和/或其浸提液致癌性的策略。致癌性可能通过风险评定来说明，包括杂质、可浸提或可沥滤化学物的化学识别、患者接触这些化学物情况、可获得的证据权重（WOE）和作用方式（MOA）信息（如果有）。致癌性信息宜与暴露或接触的途径和时间相适应，并可以从毒性文献中获得。当缺乏明显致癌性风险时，只有极少数的医疗器械考虑做致癌性试验。

9）生殖与发育毒性

ISO 10993-3 中描述的生殖与发育试验可用于评价医疗器械、植入材料和（或）其浸提液对生殖功能、胚胎发育（致畸性）以及对胎儿和婴儿早期发育的潜在影响。生殖毒性终点可能通过风险评定来说明，包括杂质、可浸提或可沥滤化学物的化学识别、患者接触这些化学物情况、可获得的证据权重和作用方式信息（如果有）。只有在器械有可能影响应用对象的生殖功能时才进行生殖/发育毒性评价。另外，对于孕期使用的器械或材料宜考虑进行发育毒性评价。新材料、具有已知生殖或发育毒性材料、用于特定人群的器械（如妊娠妇女），和/或有在生殖器官中存留可能的器械宜进行生殖和发育毒性评价。

10）降解试验

对于任何可能在人体内降解的医疗器械、医疗器械组件或组织内残留的材料，均应提供降解信息。在下列情况下应考虑生物降解试验：器械设计成可吸收的或最终医疗器械被公认为在人体接触期间可能会释放降解物质。应描述影响降解速率的参数和降解程度并形成文件。宜描述生物降解机理，并在体外模拟这些机理，测定降解速率和潜在毒性化学物的释放来评估其作用。还可能需要用体内试验来评价材料的降解。如果该可吸收器械已经进行过体外和体内降解比较，并且体外降解研究表明可能的降解产物是在预知量以内，并且降解的速率与具有安全临床使用史的产品相似，则不必进行体内降解试验。当产生降解微粒时，如果微粒的物理状态，即尺寸分布和形状，与具有安全临床使用史的产品相似或已存在足够的关于预期使用中该物质和降解产物的降解数据时，则可不必进行降解试验。

ISO 10993-9 中给出了降解试验基本框架。ISO 10993-13、ISO 10993-14 和 ISO 10993-15 分别描述了聚合物、陶瓷和金属的体外降解试验。当存在纳米尺度的降解微粒时，宜根据 ISO/TR 10993-22 来设计试验。应根据体外降解研究的结果来考虑是否需要用体内毒代动力学研究来测定医疗器械、材料和/或其浸提液的可沥滤物或降解产物的吸收、分布、代谢和排泄（ISO 10993-16）。在确定是否将毒代动力学研究作为某一医疗器械生物学评价的一个部分时，终产品和所含化学成分（包括器械预期使用中潜在的和设计的降解产物与可沥滤物）都应予以考虑[113]。

认识生物医用材料的毒性效应，是对生物材料进行有效性和安全性评价的关键环节。开展基于新工具、新方法、新标准下的生物学评价方式和策略研究，对推动新型生物医用材料的转化和上市，具有积极的切实有效的作用[116]。

（梁 洁 袁 暾 李 娜）

参 考 文 献

[1] Suuronen E J，Ruel M. Biomaterials for Cardiac Regeneration[M]. Switzerland：Springer International Publishing，2015.

[2] Tsuchiya T，Ikarashi Y，Arai T，et al. *In vivo* tissue/biomaterials toxic responses：Correlation with cytotoxic potential but not cell attachment[J]. Clinical Materials，1994，16（1）：1-8.

[3] Anderson J A，Remund T，Pohlson K，et al. *In vitro* and *in vivo* evaluation of effect of excipients in local delivery of paclitaxel using microporous infusion balloon catheters[J]. Journal of Biomedical Materials Research Part B：Applied Biomaterials，2017，105（2）：376-390.

[4] Janarthanan G，Noh I. Recent trends in metal ion based hydrogel biomaterials for tissue engineering and other biomedical applications[J]. Journal of Materials Science & Technology，2021，4：35-53.

[5] 秦政，杨钦博，苏白海. 血液接触生物材料的血液相容性评价研究进展[J]. 高分子通报，2021，2：8.

[6] 韩清臣. 生物材料血液相容性体外评价的研究进展[J]. 中国医疗器械信息，2020，26（1）：2.

[7] 尹光福，张胜民. 生物医学材料学. 材料生物学[M]. 北京：人民卫生出版社，2021.

[8] 俞耀庭，张兴栋. 生物医用材料[M]. 天津：天津大学出版社，2000.

[9] 苏瑞，闫莉华，代庆海. 生物医用抗凝血性材料的研究进展[J]. 医疗装备，2021，34（12）：4.

[10] 王喜云，王远亮. 生物材料生物学评价方法研究进展[J]. 北京生物医学工程，2007，26（1）：4.

[11] Frazao L P，Vieira D，Neves N M. Biomimicked Biomaterials[M]. Heidelberg：Springer，2020.

[12] 李世普. 生物医用材料导论[M]. 武汉：武汉工业大学出版社，2000.

[13] Burdick J A，Padera R F，Huang J V，et al. An investigation of the cytotoxicity and histocompatibility of *in situ* forming lactic acid based orthopedic biomaterials[J]. Journal of Biomedical Materials Research，2010，63（5）：484-491.

[14]　王维慈，金毕，欧阳晨曦，等. 高分子人工血管材料大鼠肌肉内的急性期反应[J]. 生物工程学报，2010，1：6.

[15]　秦政，杨钦博，苏白海. 血液接触生物材料的血液相容性评价研究进展[J]. 高分子通报，2021，2：8.

[16]　许建霞，王春仁，奚廷斐. 生物材料血液相容性体外评价的研究进展[J]. 生物医学工程学杂志，2004，2（15）：861-863.

[17]　Wang Y，Deng H，Zu Z H，et al. Interactions between neural stem cells and biomaterials combined with biomolecules[J]. Frontiers of Materials Science in China，2010，4（4）：325-331.

[18]　Masaeli R，Zandsalimi K，Tayebi L. Biomaterials evaluation：Conceptual refinements and practical reforms[J]. Therapeutic Innovation & Regulatory Science，2019，53（1）：120-127.

[19]　Lau K，Waterhouse A，Akhavan B，et al. Biomimetic silk biomaterials：Perlecan-functionalized silk fibroin for use in blood-contacting devices[J]. Acta Biomaterial，2021，132：162-175.

[20]　Ferlin K M，Kaplan D S，Fisher J P. Micro and nanotechnologies for Tissue Engineering[M]. Vienna：Springer Nature，2011.

[21]　Abe T，Nishimura H，Sato T，et al. Transcriptome analysis reveals inadequate spermatogenesis and immediate radical immune reactions during organ culture *in vitro* spermatogenesis[J]. Biochemical and Biophysical Research Communications，2020，530（4）：732-738.

[22]　Santambrogio L. Biomaterials in Regenerative Medicine and the Immune System[M]. Heidelberg：Springer，2015.

[23]　Al-Maawi S，Mota C，Kubesch A，et al. Multi well three-dimensional systems enable *in vivo* screening of immune reactions to biomaterials：A new strategy toward translational biomaterial research[J]. Journal of Materials Science：Materials in Medicine，2019，30（6）：1-6.

[24]　Brown B N，Badylak S F. Biocompatibility and immune response to biomaterials[J]. Regenerative Medicine Applications in Organ Transplantation，2014：151-162.

[25]　Okazaki Y. Cytocompatibility of various metal and development of new titanium alloys for medical implants[J]. Materials Science & Engineering A，1998，243（1-2）：250-256.

[26]　Matusiewicz H. Potential release of *in vivo* trace metals from metallic medical implants in human body：From ions to nanoparticles：A systematic analytical review[J]. Acta Biomaterialia，2014，10（6）：2379-2403.

[27]　Vandenbroucke B，Kruth J. Selective laser melting of biocompatible metals for rapid manufacturing of medical parts[J]. Rapid Prototyping Journal，2013，13（4）：196-203.

[28]　Xie Y，Zhu J. Leaching toxicity and heavy metal bioavailability of medical waste incineration fly ash[J]. Journal of Material Cycles and Waste Management，2013，15（4）：440-448.

[29]　Valko M，Morris H，Cronin M T. Metals，toxicity，and oxidative stress[J]. Current Medicinal Chemistry，2005，12（10）：1161-1208.

[30]　Seitz J M，Durisin M，Goldman J，et al. Recent advances in biodegradable metals for medical sutures：A critical review[J]. Advanced Healthcare Materials，2015，4（13）：1915-1936.

[31]　Kohn D H. Metals in medical applications[J]. Current Opinion in Solid State & Materials Science，1998，3（3）：309-316.

[32]　Gnbalagen S T，Ihmed M. Toxicity，mechanism and health effects of selected heavy metals[J]. Interdisciplinary Toxicology，2014，7（2）：60-72.

[33]　Karlsson H L，Gustafsson J，Cronholm P，et al. Size-dependent toxicity of metal oxide particles：A comparison between nano-and micrometer size[J]. Toxicology Letters，2009，188（2）：112-118.

[34]　Jeng H A，Swanson J. Toxicity of metal oxide nanoparticles in mammalian cells[J]. Journal of Environmental Science and Health，Part A，Toxic/Hazardous Substances & Environmental Engineering，2006，41（12）：2699-2711.

[35] Tchounwou P B, Yedjou C G, Patlolla A K, et al. Heavy metal toxicity and the environment[J]. Experientia Supplementum, 2012, 101: 133-164.

[36] Arif J, Mudsser A, Kehkashan S, et al. Heavy metals and human health: Mechanistic insight into toxicity and counter defense system of antioxidants[J]. International Journal of Molecular Sciences, 2015, 16 (12): 29592-29630.

[37] Chou T C, Talalay P. Quantitative analysis of dose-effect relationships: The combined effects of multiple drugs or enzyme inhibitors[J]. Advances in Enzyme Regulation, 1984, 22: 27-55.

[38] Yoshida T, Yamauchi H, Sun G F. Chronic health effects in people exposed to arsenic via the drinking water: Dose-response relationships in review[J]. Toxicology & Applied Pharmacology, 2004, 198 (3): 243-252.

[39] Steen P, Dubois B, Nelissen I, et al. Biochemistry and molecular biology of gelatinase B or matrix metalloproteinase-9 (MMP-9)[J]. Critical Reviews in Biochemistry and Molecular Biology, 2002, 37 (6): 375-536.

[40] Mehta J, Bhardwaj N, Bhardwaj S K, et al. Recent advances in enzyme immobilization techniques: Metal-organic frameworks as novel substrates[J]. Coordination Chemistry Reviews, 2016, 322: 30-40.

[41] Goyer R A. Toxic and essential metal interactions[J]. Annual Review of Nutrition, 1997, 17 (1): 37-50.

[42] Denora N, Iacobazzi R M, Natile G, et al. Metal complexes targeting the translocator protein 18 kDa (TSPO)[J]. Coordination Chemistry Reviews, 2017, 341: 1-18.

[43] Zheng H, Chordia M D, Cooper D R, et al. Validation of metal-binding sites in macromolecular structures with the CheckMyMetal web server[J]. Nature Protocols, 2014, 9 (1): 156-170.

[44] Coyle P, Philcox J C, Carey L C, et al. Metallothionein: The multipurpose protein[J]. Cellular & Molecular Life Sciences: CMLS, 2002, 59 (4): 627-647.

[45] Ruttkay-Nedecky B, Nejdl L, Gumulec J, et al. The role of metallothionein in oxidative stress[J]. International Journal of Molecular Sciences, 2013, 14 (3): 6044-6066.

[46] Vašák Z M. Roles of the metallothionein family of proteins in the central nervous system[J]. Brain Research Bulletin, 2001, 55 (2): 133-145.

[47] Klaassen C D, Jie L, Diwan B A. Metallothionein protection of cadmium toxicity[J]. Toxicology & Applied Pharmacology, 2009, 238 (3): 215-220.

[48] Jozefczak M, Remans T, Vangronsveld J, et al. Glutathione is a key player in metal-induced oxidative stress defenses[J]. International Journal of Molecular Sciences, 2012, 13 (3): 3145-3175.

[49] Battin E E, Brumaghim J L. Antioxidant activity of sulfur and selenium: A review of reactive oxygen species scavenging, glutathione peroxidase, and metal-binding antioxidant mechanisms[J]. Cell Biochemistry & Biophysics, 2009, 55 (1): 1-23.

[50] Seth C S, Remans T, Keunen E, et al. Phytoextraction of toxic metals: A central role for glutathione[J]. Plant Cell & Environment, 2012, 35 (2): 334-346.

[51] Bal W, Sokolowska M, Kurowska E, et al. Binding of transition metal ions to albumin: Sites, affinities and rates[J]. Biochimica et Biophysica Acta (BBA): General Subjects, 2013, 1830 (12): 5444-5455.

[52] Carmona F, Palacios O, Galvez N, et al. Ferritin iron uptake and release in the presence of metals and metalloproteins: Chemical implications in the brain[J]. Coordination Chemistry Reviews, 2013, 257 (19-20): 2752-2764.

[53] Kazantzis G. Cadmium, osteoporosis, and calcium metabolism[J]. Biometals, 2004, 17 (5): 493-498.

[54] Simons T. Lead-Calcium Interactions and Lead Toxicity[M]. Heidelberg: Springer, 1988.

[55] Lemire J, Mailloux R, Appanna V D. Zinc toxicity alters mitochondrial metabolism and leads to decreased ATP

production in hepatocytes[J]. Journal of Applied Toxicology, 2010, 28 (2): 175-182.

[56] Kopera E, Schwerdtle T, Hartwig A, et al. Co(II) and Cd(II) substitute for Zn(II) in the zinc finger derived from the DNA repair protein XPA, demonstrating a variety of potential mechanisms of toxicity[J]. Chemical Research in Toxicology, 2004, 17 (11): 1452-1458.

[57] Proctor J, Mcgowan I D. Influence of magnesium on nickel toxicity[J]. Nature, 1976, 260 (5547): 134.

[58] Chen H, Costa M. Iron-and 2-oxoglutarate-dependent dioxygenases: An emerging group of molecular targets for nickel toxicity and carcinogenicity[J]. Biometals, 2009, 22 (1): 191-196.

[59] Falcone L M, Erdely A, Salmen R, et al. Pulmonary toxicity and lung tumorigenic potential of surrogate metal oxides in gas metal arc welding-stainless steel fume: Iron as a primary mediator versus chromium and nickel[J]. PLoS ONE, 2019, 13 (12): e0209413.

[60] Dave G, Xiu R. Toxicity of mercury, copper, nickel, lead, and cobalt to embryos and larvae of zebrafish, *Brachydanio rerio*[J]. Archives of Environmental Contamination and Toxicology, 1991, 21 (1): 126-134.

[61] Letelier M E, Lepe A M, Faúndez M, et al. Possible mechanisms underlying copper-induced damage in biological membranes leading to cellular toxicity[J]. Chemico-Biological Interactions, 2005, 151 (2): 71-82.

[62] Gilani S R, Zaidi S, Batool M, et al. Report: Central nervous system (CNS) toxicity caused by metal poisoning: Brain as a target organ[J]. Pakistan Journal of Pharmaceutical Sciences, 2015, 28 (4): 1417.

[63] Babadi V Y, Sadeghi L, Amraie E, et al. Manganese toxicity in the central nervous system: Decreeing of catecholamine in rat's brains[J]. Health, 2013, 5 (12): 4.

[64] Glicklich D, Shin C T, Frishman W H. Heavy metal toxicity in chronic renal failure and cardiovascular disease: Possible role for chelation therapy[J]. Cardiology in Review, 2020, 28: 312-318.

[65] Liu Y C, Yu K P, Huang Y F, et al. Potential cardiovascular toxicities of heavy metal and particulate matter exposure among naval shipyard workers[J]. Toxicology Letters, 2016, 259: S212.

[66] Chaumont A, Voisin C, Deumer G, et al. Associations of urinary cadmium with age and urinary proteins: Further evidence of physiological variations unrelated to metal accumulation and toxicity[J]. Environmental Health Perspectives, 2013, 121 (9): 1047-1053.

[67] Woods J S, Bowers M A, Davis A. Urinary porphyrin profiles as biomarkers of trace metal exposure and toxicity: Studies on urinary porphyrin excretion patterns in rats during prolonged exposure to methyl mercury[J]. Toxicology & Applied Pharmacology, 1991, 110 (3): 464-476.

[68] Turkez H, Geyikoglu F, Tatar A, et al. The effects of some boron compounds against heavy metal toxicity in human blood[J]. Experimental & Toxicologic Pathology, 2012, 64 (1-2): 93-101.

[69] Bhattacharjee C R, Dey S, Goswami P. Protective role of ascorbic acid against lead toxicity in blood of albino mice as revealed by metal uptake, lipid profiles, and ultrastructural features of erythrocytes[J]. Bulletin of Environmental Contamination & Toxicology, 2003, 70 (6): 1189-1196.

[70] Falugi C, Aluigi M G, Chiantore M C, et al. Toxicity of metal oxide nanoparticles in immune cells of the sea urchin[J]. Marine Environmental Research, 2012, 76: 114-121.

[71] Maurer-Jones M A, Lin Y S, Haynes C L. Functional assessment of metal oxide nanoparticle toxicity in immune cells[J]. ACS Nano, 2010, 4 (6): 3363-3373.

[72] 郑玉峰, 刘彬, 顾雪楠. 可生物降解性医用金属材料的研究进展[J]. 材料导报, 2009, 23 (1): 1-6.

[73] 任伊宾, 杨柯, 梁勇. 医用金属材料中的镍危害[J]. 生物医学工程学杂志, 2005, 22 (5): 1067-1069.

[74] 韩伟, 张兴凯, 郑玉峰, 等. 可降解铁基支架材料的研究进展[J]. 材料导报: 纳米与新材料专辑, 2013, 27 (22): 205-208.

[75] 张兴栋，大卫·威廉姆斯. 二十一世纪生物材料定义[M]. 赵晚露译. 北京：科学出版社，2021.

[76] Albrektsson T，Johansson C. Osteoinduction，osteoconduction and osseointegration[J]. European Spine Journal，2001，10（S2）：96-101.

[77] Murata M，Hino J，Kabir M A，et al. Osteoinduction in novel micropores of partially dissolved and precipitated hydroxyapatite block in scalp of young rats[J]. Materials，2021，14（1）：196.

[78] Feng K C，Wu Y J，Wang C Y，et al. Enhanced mechanical and biological performances of CaO-MgO-SiO$_2$ glass-ceramics via the modulation of glass and ceramic phases[J]. Materials Science and Engineering：C，2021，124：112060.

[79] Gautam A，Veggel F. Synthesis of nanoparticles，their biocompatibility，and toxicity behavior for biomedical applications[J]. Journal of Materials Chemistry B，2013，1（39）：5186-5200.

[80] Bellmann B，Muhle H，Creutzenberg O，et al. Effects of nonfibrous particles on ceramic fiber (RCF1) toxicity in rats[J]. Inhalation Toxicology，2001，13（10）：877-901.

[81] Germain M A，Hatton A，Williams S，et al. Comparison of the cytotoxity of clinically relevant cobalt-chromium and alumina ceramic wear particles *in vitro*[J]. Biomaterials，2003，24（3）：469-479.

[82] Hatton A，Nevelos J E，Matthews J B，et al. Effects of clinically relevant alumina ceramic wear particles on TNF-α production by human peripheral blood mononuclear phagocytes[J]. Biomaterials，2003，24（7）：1193-1204.

[83] Yonekura Y，Miyamoto H，Shimazaki T，et al. Osteoconductivity of thermal-sprayed silver-containing hydroxyapatite coating in the rat tibia[J]. Journal of Bone & Joint Surgery-British Volume，2011，93（5）：644-649.

[84] Motskin M，Wright D M，Muller K，et al. Hydroxyapatite nano and microparticles：Correlation of particle properties with cytotoxicity and biostability[J]. Biomaterials，2009，30（19）：3307-3317.

[85] Zhou H，Lee J. Nanoscale hydroxyapatite particles for bone tissue engineering[J]. Acta Biomaterialia，2011，7（7）：2769-2781.

[86] Sun J，Ding T T. *p53* Reaction to apoptosis induced by hydroxyapatite nanoparticles in rat macrophages[J]. Journal of Biomedical Materials Research，Part A，2009，88A（3）：673-679.

[87] Palivan C G，Goers R，Najer A，et al. Bioinspired polymer vesicles and membranes for biological and medical applications[J]. Chemical Society Reviews，2016，45（2）：377-411.

[88] Jagur-Grodzinski J. Polymers for tissue engineering，medical devices，and regenerative medicine. Concise general review of recent studies[J]. Polymers for Advanced Technologies，2010，17（6）：395-418.

[89] Mouritz A P. Review of smoke toxicity of fiber-polymer composites used in aircraft[J]. Journal of Aircraft，2009，46（3）：737-745.

[90] Fano V，Shatel M，Tanzi M L. Release phenomena and toxicity in polymer-based dental restorative materials[J]. Acta Bio-Medica：Atenei Parmensis，2007，78（3）：190-197.

[91] Siddiqui W H，Schardein J L，Cassidy S L，et al. Reproductive and developmental toxicity studies of silicone elastomer Q7-2423/Q7-2551 in rats and rabbits[J]. Fundamental & Applied Toxicology，1994：23（3）：377-381.

[92] Pichi F，Hay S，Abboud E B. Inner retinal toxicity due to silicone oil: A case series and review of the literature[J]. International Ophthalmology，2020，40（6）：2413-2422.

[93] Vevelstad M，Oiestad E L，Bremer S，et al. Is toxicity of PMMA (paramethoxymethamphetamine) associated with cytochrome P450 pharmacogenetics?[J]. Forensic Science International，2016，261：137-147.

[94] Almeida T，Ferreira B，Loureiro J，et al. *In vitro* toxicity of novel bone cement PMMA-*co*-EHA[J]. Tissue Engineering Part A，2008，14（5）：867-867.

[95] Catelas I，Wimmer M A，Utzschneider S. Polyethylene and metal wear particles：Characteristics and biological

effects[J]. Seminars in Immunopathology，2011，33（3）：257-271.

[96] Green J M，Hallab N J，Liao Y S. Anti-oxidation treatment of ultra high molecular weight polyethylene components to decrease periprosthetic osteolysis：Evaluation of osteolytic and osteogenic properties of wear debris particles in a murine calvaria model[J]. Current Rheumatology Reports，2013，15（5）：1-5.

[97] Souza P，Morales A R，Marin-Morales M A，et al. PLA and montmorilonite nanocomposites：Properties，biodegradation and potential toxicity[J]. Journal of Polymers and the Environment，2013，21：738-759.

[98] Rana S，Singh J，Wadhawan A，et al. Evaluation of *in vivo* toxicity of novel biosurfactant from candida parapsilosis loaded in PLA-PEG polymeric nanoparticles[J]. Journal of Pharmaceutical Sciences，2021，110（4）：1727-1738.

[99] Yuan T，Xiao Y，Fan Y，et al. The degradation and local tissue effects of collagen hydrogel and sponge implants in muscle[J]. Polymer Testing，2017，62：348-354.

[100] Yang J，Chen X，Yuan T，et al. Regulation of the secretion of immunoregulatory factors of mesenchymal stem cells (MSCs) by collagen-based scaffolds during chondrogenesis[J]. Materials Science and Engineering：C，2017，70（2）：983-991.

[101] 李瑞，王青山. 生物材料生物相容性的评价方法和发展趋势[J]. 中国组织工程研究与临床康复，2011，15（29）：5471-5474.

[102] 杨晓芳，奚廷斐. 生物材料生物相容性评价研究进展[J]. 生物医学工程学杂志，2001，18（1）：123-128.

[103] 戴建国. 生物材料生物相容性的分子生物学研究进展[J]. 国际生物医学工程杂志，2004，27（6）：360-364.

[104] 王雪，张昱，宋捷，等. 医疗器械 GLP 与医疗器械生物学评价[J]. 中国药事，2010，24（8）：817-821.

[105] 孙皎. 生物材料和医疗器械的生物学评价[J]. 中国医疗器械杂志，2003，27（1）：1-8.

[106] International Standard Organization. Biological evaluation of medical devices：Part 1 Evaluation and testing within a risk management process (ISO/TS 10993-1：2018)[S]. Geneva，ISO，2016.

[107] 国家食品药品监督管理总局. 医疗器械生物学评价 第 2 部分：动物福利要求(GB/T 16886.2—2011)[S]. 北京：中国标准出版社，2011.

[108] 国家食品药品监督管理总局. 医疗器械生物学评价 第 3 部分：遗传毒性、致癌性和生殖毒性试验(GB/T 16886.3—2019)[S]. 北京：中国标准出版社，2019.

[109] International Standard Organization. Biological evaluation of medical devices：Part 4 Selection of tests for interactions with blood (ISO/TS 10993-4：2017)[S]. Geneva，ISO，2017.

[110] 国家食品药品监督管理总局. 医疗器械生物学评价 第 5 部分：体外细胞毒性试验(GB/T 16886.5—2017)[S]. 北京：中国标准出版社，2017.

[111] 国家食品药品监督管理总局. 医疗器械生物学评价 第 6 部分：植入后局部反应试验(GB/T 16886.6—2015)[S]. 北京：中国标准出版社，2015.

[112] Flament J B，Avisse C，Palot J P，et al. Biomaterials-Principles of Implantation[M]. Heidelberg：Springer，1999.

[113] 国家食品药品监督管理总局. 医疗器械生物学评价 第 9 部分：潜在降解产物的定性和定量框架(GB/T 16886.9—2017)[S]. 北京：中国标准出版社，2017.

[114] 国家食品药品监督管理总局. 医疗器械生物学评价 第 10 部分：刺激与皮肤致敏试验(GB/T 16886.10—2017)[S]. 北京：中国标准出版社，2017.

[115] International Standard Organization. Biological evaluation of medical devices：Part 23 Tests for irritation (ISO/TS 10993-23：2021)[S]. Geneva，ISO，2021.

[116] Zou W，Li X，Li N，et al. A comparative study of autogenous，allograft and artificial bone substitutes on bone regeneration and immunotoxicity in rat femur defect model[J]. Regenerative Biomaterials，2021，8（1）：rbaa040.

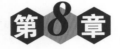

生物材料的免疫学反应

人体免疫系统是抵御物理和生物侵害的重要防线，行使免疫监视、免疫防御和免疫调控的功能。特异性免疫反应和非特异性免疫反应使机体免受外部威胁（如病原微生物侵入）或内部威胁（如体内肿瘤形成）的侵害，高效的免疫系统对机体的正常生理过程与生命活动十分重要。然而，就应用于组织修复或替代重建的生物医学材料，材料的植入或介入对机体来说就是异物的侵入，必然会受到机体免疫系统一定程度的抵御，从而引起机体一系列的响应，甚至产生强烈的排斥，其带来的潜在危害与风险可能比机体原来的病患更加严重，此时免疫系统的功能就可能与生物医学材料的应用相抵触。

研究设计生物医学材料时，必须考虑其进入机体后所产生的免疫反应。生物医学材料需要被宿主免疫系统接受，使免疫响应不造成机体的过度异常，甚至有利于病变的消除或受损组织的修复与再生。而人体免疫系统非常复杂，涉及一系列相互交织的免疫反应，包括多种类型的细胞和生物活性分子。从简单的非特异性分子到复杂的高特异性蛋白质，如细胞因子、酶、活性氧和抗体、补体等都参与了人体免疫反应。因此，有必要深刻认识生物医学材料进入机体后所引起的免疫反应，包括生物医学材料进行免疫应答的基础以及生物医学材料区别于其他免疫反应的特点，还应特别重视生物医学材料的免疫修饰与免疫学应用。

8.1 人体免疫系统与免疫反应

8.1.1 免疫系统

正常人体具备完善的免疫系统来执行免疫功能，对抗各种异物、细菌、病毒等的侵入。免疫系统（immune system）包括免疫器官、免疫细胞和免疫分子，这三者协同完成免疫反应。免疫反应（immune reaction）则根据其识别特点、获得形式和效应机制，分为固有免疫和适应性免疫。人体免疫系统与免疫反应是把双刃剑，既是保卫人体的重要器官，又可引起诸多免疫疾病，就生物材料应用而言，减轻因材料植入引起的人体免疫反应是生物材料研究必须要思考的问题。

1）免疫器官

免疫器官（immune organ）也称为淋巴器官，通常分为中枢免疫器官和外周免疫器官。

中枢免疫器官由骨髓和胸腺组成，主要是免疫细胞分化、发育、成熟的场所。外周免疫器官由脾、淋巴结等组成，是机体免疫反应发生的场所。由于血液和淋巴循环相连通，在中枢免疫器官内发育成熟的免疫细胞可以迁移到外周免疫器官行使免疫功能。

2）免疫细胞

免疫细胞（immune cell）是具有免疫功能的细胞，包括树突状细胞、巨噬细胞、NK 细胞、T 细胞、B 细胞、肥大细胞等，均来源于造血干细胞。

根据功能，免疫细胞可分为固有免疫细胞和特异性免疫细胞。固有免疫细胞（innate immune cell）包括嗜酸性粒细胞、嗜碱性粒细胞、中性粒细胞、单核/巨噬细胞、肥大细胞、树突状细胞、NK 细胞、NKT 细胞、γδ T 细胞、B1 细胞和固有淋巴细胞等；特异性免疫细胞（specific immune cell）包括 T 细胞和 B 细胞。树突状细胞（DC）、巨噬细胞和 B 细胞是专职抗原提呈细胞（antigen-presenting cell，APC）。

3）免疫分子

免疫分子（immune molecule）主要由抗原和抗体组成。

抗原（antigen，Ag）是指所有能诱导机体发生免疫应答，并能与机体产生的应答产物发生特异性结合的分子。抗原能被 T 淋巴细胞或 B 淋巴细胞表面的抗原受体 TCR（T cell receptor）或 BCR（B cell receptor）特异性识别与结合，从而活化 T/B 细胞，使之增殖分化，产生免疫应答产物（主要为抗体）。

抗体（antibody，Ab）则是介导体液免疫的重要效应分子，是由 B 淋巴细胞在抗原刺激下增殖分化为浆细胞所产生的能够特异性识别、结合和清除相应抗原的球蛋白。

8.1.2 免疫反应

8.1.2.1 固有免疫与适应性免疫

人体免疫反应包括固有免疫（innate immunity）与适应性免疫（adaptive immunity），如图 8-1 所示。

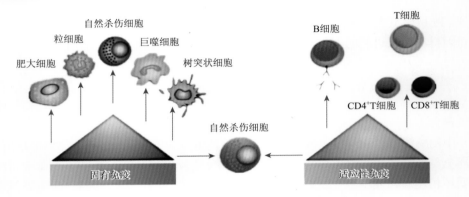

图 8-1 人体的固有免疫与适应性免疫系统

固有免疫是机体在种系发育和进化过程中形成的天然免疫防御功能，即出生后就已具备的非特异性防御功能，也称为非特异性免疫（non-specific immunity）。在进化过程中，固有免疫系统形成了一种识别病原微生物及其产物的保守结构，称为病原体相关分子模式（pathogen associated molecular pattern，PAMP），相应的识别受体称为模式识别受体（pattern recognition receptor，PRR）。除此以外，固有免疫系统的 PRR 还负责识别受损或死亡的宿主细胞所产生的特殊内源性分子信号，被称为损伤相关分子模式（damage associated molecular pattern，DAMP）。

适应性免疫又称特异性免疫（specific immunity）或获得性免疫（acquired immunity），是人体经后天感染而使机体获得的抵抗感染的防御能力。适应性免疫包括体液免疫与细胞免疫。

8.1.2.2 体液免疫与细胞免疫

1）体液免疫

体液免疫（humoral immunity）是指成熟初始 B 细胞在外周淋巴组织接受特异性抗原刺激后活化、增殖、分化为浆细胞，然后合成并分泌抗体，从而发挥清除抗原的作用。体液免疫应答的过程可以分为以下三个阶段。

（1）识别阶段：包括 T、B 细胞对抗原的识别，B 细胞通过 BCR 识别天然完整的抗原分子，而 T 细胞则通过 TCR 识别由抗原提呈细胞（DC 等）提呈的抗原肽-MHC 分子复合物。

（2）活化、增殖、分化阶段：包括 Th 细胞与 B 细胞之间的相互作用，生发中心的形成，B 细胞在生发中心内发生的类别转换、亲和力成熟及浆细胞、记忆性 B 细胞的形成。

（3）效应阶段：浆细胞合成分泌抗体分子并介导一系列体液免疫的效应。

2）细胞免疫

细胞免疫又称细胞介导免疫（cell-mediated immunity），是指 T 细胞介导的免疫应答，是清除细胞内寄生微生物的主要防御反应，也是排斥外来植入物或肿瘤抗原的主要方式。细胞免疫过程可分为以下三个阶段：

（1）抗原识别阶段：从抗原进入机体与淋巴细胞相遇开始，到淋巴细胞对抗原完成识别结束。包括 APC 对抗原的摄取、加工处理和抗原提呈以及 T 细胞对抗原的识别，是适应性免疫应答的启动阶段。

（2）淋巴细胞的活化、增殖和分化阶段：主要包括 T 细胞特异性抗原受体（TCR）的交联、膜信号的产生与传递、细胞增殖与分化以及生物活性介质的合成与释放。这一阶段主要由 T 细胞完成。

（3）效应阶段：是效应性 T 细胞和效应分子（抗体）发挥作用的阶段。在此阶段中，往往有固有免疫组成细胞（如巨噬细胞、NK 细胞等）及分子（如补体分子、细胞分子等）的参与，它们与效应性 T 细胞及抗体相互协作，对抗原进行清除。

8.2　生物医学材料免疫应答的基本过程

生物医学材料的生物相容性对于材料在机体内的结构和生物学功能是至关重要的。免疫系统和免疫细胞是组织损伤和生物医学材料植入物的响应者，在生物医学材料的免疫应答中起着重要作用。体内生物医学材料的存在不可避免地会引发免疫反应，其免疫反应被认为与一般创伤及异物侵入过程相似。生物医学材料植入体内是一个创伤过程，因此植入后的局部反应也就与典型的创伤愈合非常相似[1]。一般来说，生物医学材料的免疫反应主要有炎症期和修复期两个基本过程，并且由于生物材料在体内长期存在，是一个持续的炎性刺激物，材料植入的创伤修复过程也会相应延长，其修复过程的长短和修复程度主要取决于植入物的生物相容性和生物降解性。

8.2.1　生物医学材料免疫机制

生物医学材料植入体内后，与一般创伤后的炎性反应相似，植入的材料会吸附血液中的蛋白质，这将为免疫细胞黏附在材料表面（通过吸附的蛋白质）提供初始信号。之后因植入材料、植入部位和患者的免疫特征的不同，会引发不同的急慢性炎症反应。在理想的植入方案中，在慢性炎症结束时，损伤部位愈合，植入材料与宿主组织完全融合。然而，对于不可降解或可部分降解生物医学材料的植入，最终会在局部形成肉芽组织和纤维囊。

就生物医学材料而言，在大多数情况下，固有免疫机制的作用更为突出，因为宿主在植入前几乎不可能接触给定的材料，因此植入材料不太可能被适应性免疫识别。细胞因子（cytokines，CK）是机体自分泌、旁分泌或内分泌的分子量小但却非常有效的信号蛋白，作为固有免疫反应的一个组成部分，由许多免疫细胞（如肥大细胞、白细胞和巨噬细胞）分泌，包括促炎细胞因子（例如干扰素-γ、肿瘤坏死因子 α 和一些白介素如 IL-1β、IL-6 或 IL-12）及抗炎细胞因子（例如 IL-1ra、IL-4 和 IL-10），在免疫调节中具有重要作用[2]。细胞因子的过度表达或表达不足不仅是伤口愈合、慢性炎症、癌症和感染的重要因素，而且还可用作免疫调节的诊断工具和潜在治疗靶点。

补体系统（complement system）也称补体活化途径（activating pathway of complements），是先天免疫的另一面，其中 30 多种可溶性血浆蛋白和细胞表面受体参与清除异物[1]。外来生物医学材料存在的情况下，补体系统可以通过三种途径（经典途径、替代途径和凝集素途径）被激活，从而引起一系列反应使补体成分（例如 C3a 和 C5a）对生物医学材料进行修饰和募集细胞（如白细胞），导致生物医学材料被吞噬或裂解[3]。

8.2.2 生物医学材料免疫应答过程

如前所述，不依赖抗原的固有免疫反应在生物医学材料的免疫应答中显得更为突出。生物医学材料进入人体后，首先募集免疫细胞，并引起细胞因子和补体释放，最终导致异物巨细胞和纤维包膜的形成。图 8-2 展示了生物医学材料进入机体后引起的异物反应的发生发展过程。

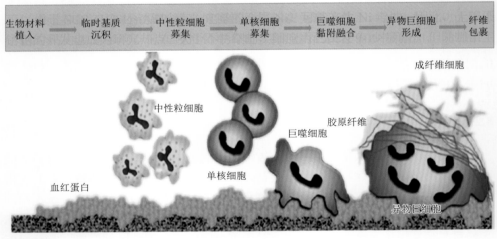

图 8-2　生物医学材料免疫应答的基本过程

8.2.2.1　免疫细胞浸润

生物医学材料的免疫应答过程决定了其在机体内的寿命、降解及与周围组织的相互作用。生物医学材料的存在会扰乱组织稳态，材料表面与周围组织的物理化学相互作用会导致相应的免疫应答。

与血液接触的材料表面会吸附蛋白质，在某些情况下，由于相互作用，蛋白质将失去其正常构象，进而导致补体系统的激活。补体系统的激活会引起免疫细胞浸润并诱发局部炎症反应，包括淋巴细胞、中性粒细胞、巨噬细胞、单核细胞、嗜酸性粒细胞等，有时可见红细胞浸润。

早期在材料周围浸润的细胞为淋巴细胞、中性粒细胞和少量嗜酸性粒细胞，8 周后 T 细胞引起的细胞免疫和 B 细胞引起的体液免疫被激活，单核细胞趋化蛋白及炎性蛋白诱导其迁移至炎症部位，使单核细胞和巨噬细胞在材料周围浸润，同时补体活化产物与材料表面接触黏着，诱发 B 细胞反应使炎性反应达到高峰。就免疫细胞浸润的部位而言，在包膜未形成前，主要在材料与局部组织接触处；在包膜形成后，主要出现在材料和包膜间；当材料有破损时，主要出现在材料破损处，并包绕材料碎片。

8.2.2.2　异物巨细胞的形成

生物医学材料除在整个植入周期引起炎症细胞浸润外，其中尚有异物巨细胞出现，这表明材料植入引起的组织反应是一种异物反应。在异物反应和异物清除过程中起主要作用的是单核细胞和异物巨细胞，最终会形成纤维包裹和异物肉芽肿，由于异物刺激引起自身免疫反应可出现嗜酸性粒细胞浸润的现象。

异物巨细胞的主要功能之一是吞噬作用，特别是对于微/纳米级生物医学材料，如受控药物递送载体。受体介导的吞噬作用是通过异物巨细胞的表面受体识别外来物质引起细胞膜的拉伸和内陷从而将其摄入。

在生物医学材料的应用过程中，如果体内存在大量微粒或多孔材料，就会吸引异物巨细胞，它们的短期和长期活动将决定植入材料的直接微环境[4]。对于可降解材料，异物巨噬细胞的存在将有助于其降解。值得注意的是，如果植入的生物医学材料的降解部分被异物巨细胞或树突状细胞呈递为抗原，则会进一步诱导体液和细胞免疫反应[5]。

8.2.2.3　纤维包膜的形成

生物医学材料植入体内一段时间后，可在材料周围出现一层纤维包膜。纤维包膜的形成可局限植入物，阻止其向四周迁移扩散且阻碍与局部组织的进一步接触。因此，纤维包膜的形成对植入材料而言是不利的。

在人工再生血管、骨关节、乳房和医用传感器等新兴应用领域中，这些过度生长的纤维包膜是有害的。例如，生物传感器需要分析体液扩散到传感器的感应膜来实现某些特殊的功能，而异物反应膜对传感器的测量精度造成了一定的影响。

8.3　炎症与异物反应

炎症是一种常见且重要的病理过程，机体各器官、组织在遭受内、外源性损伤因子刺激时皆可发生炎症。材料植入生物体内最普遍的反应就是炎症反应。因材料植入形成的伤口，机体会启动一系列伤口愈合机制，通过愈合创伤及消灭病原微生物，从而恢复组织、器官的结构和功能。此外，植入材料被机体识别为异物将引起机体的防御反应，在趋化因子作用下，炎症细胞（中性粒细胞和单核细胞）穿过血管壁向炎症部位聚集，继而引发炎症反应。

8.3.1　炎症的概念

8.3.1.1　炎症

炎症（inflammation）是具有血管系统的活体组织对损伤因子（如植入的生物医学材料）刺激所产生的以防御反应为主的基本病理过程。只有具有血管的生物，才能发生以血管反应为中心环节，同时又保留吞噬和清除功能的复杂而完善的炎症反应。

炎症是机体损伤、抗损伤和修复的动态过程，主要包括五个步骤：

（1）各种损伤因子对机体的组织和细胞造成损伤；

（2）损伤周围组织中的前哨细胞（巨噬细胞）识别损伤因子及组织坏死物，产生炎症介质；

（3）炎症介质激活宿主的血管反应及白细胞反应，使损伤局部血液循环中的白细胞及血浆蛋白渗出到损伤因子所在部位，稀释、中和、杀伤及清除有害物质；

（4）炎症反应的消退与终止；

（5）实质细胞和间质细胞增生，修复受伤的组织。炎症实际上是损伤因子导致的机体组织损伤和损伤反应两方面矛盾斗争过程的综合表现。

8.3.1.2　致炎因子

凡是能引起组织和细胞损伤的因子都能引起炎症。致炎因子（inflammatory factor）种类繁多，可归纳为以下几类：

（1）物理性因子：高温、低温、机械性损伤、紫外线和放射线等。

（2）化学性因子：包括外源性和内源性化学物质。外源性化学物质主要有强酸、强碱、强氧化剂等；内源性化学物质主要包括坏死组织的分解产物、病理条件下堆积于体内的代谢产物，如尿素等；此外，药物或其他生物制剂使用不当也可能引起炎症。

（3）生物性因子：病毒、细菌、立克次体、原虫、真菌、螺旋体和寄生虫等生物性因子为炎症产生最常见的原因之一。由生物病原体引起的炎症亦称感染（infection）。病毒可通过在细胞内复制而导致感染细胞坏死。细菌及其释放的内毒素和外毒素以及分泌某些酶可激发炎症。

（4）组织坏死：任何原因引起的组织坏死都是潜在的致炎因子。如在缺血引起的新鲜梗死病灶边缘出现的出血、充血带及炎性细胞浸润，均是炎症的表现。

（5）变态反应：当机体免疫反应状态异常时，可引起不适当或过度的免疫反应，造成组织损伤，引发炎症反应，例如过敏性鼻炎和肾小球肾炎等。

（6）异物：手术缝合线、物质碎片等残留在机体内可以导致炎症，生物医学材料植入体内后，也可能被机体识别为异物。

各种致炎因子作用于机体是否引起炎症反应以及炎症反应的强弱程度，与致炎因子的种类、性质、强度和作用持续时间有关，同时也与机体的防御功能和反应性有关。

8.3.1.3　炎症介质

炎症过程中炎症介质对其发展过程，尤其是对局部炎症灶的血管反应和细胞渗出具有重要意义。炎症介质（inflammatory mediator）是指参与并诱导炎症发生、具有生物活性的化学物质，也称为化学介质（chemical mediator）。其主要作用是扩张血管、增加血管壁通透性、白细胞趋化作用、发热、致痛以及造成组织损伤。炎症介质按来源分为细胞源性和血浆源性两大类。

1）细胞源性炎症介质

细胞源性炎症介质指细胞（包括组织细胞、白细胞、血小板、巨噬细胞、肥大细胞等）受到损伤因子刺激或损伤时所生成或释放的炎症介质。细胞源性炎症介质可以是存储于细胞内的颗粒，也可是在某些致炎因子刺激下新合成的物质，或是细胞破坏过程中的降解产物。这类炎症介质包括：

（1）血管活性胺（vasoactive amines），如组胺（histamine）和5-羟色胺（5-HT）；

（2）花生四烯酸（arachidonic acid，AA）代谢产物，如前列腺素（prostaglandin，PG）、白细胞三烯（leukotriene，LT）和脂氧素（lipoxins，LX）；

（3）白细胞产物，如氧自由基和溶酶体酶；

（4）细胞因子（cytokine）和化学趋化因子（chemokines），如白细胞介素（IL）、干扰素（IFN）及肿瘤坏死因子（TNF）；

（5）血小板活化因子（PAF）；

（6）一氧化氮（NO）等。

2）血浆源性炎症介质

血浆源性炎症介质指血浆内的凝血、纤溶、激肽和补体四个系统，在损伤因子作用下，同时或先后被激活而形成的活化产物，主要在肝脏合成，并以前体的形式存在，需经蛋白酶水解激活。这类炎症介质包括：

（1）激肽系统（kinin system），如缓激肽（bradykinin）；

（2）补体系统（complement system），如 C3a、C5a、C3b；

（3）凝血系统，如凝血酶、FXa 和纤维蛋白多肽（fibrinopeptide）；

（4）纤维蛋白溶解系统，如纤维蛋白降解产物（FDP）。

3）炎症介质的共同特点

炎症介质具有许多共同特点，主要包括：①多数炎症介质需要通过与靶细胞的表面受体结合而发挥其生物学效应；②某些炎症介质可作用于一种或多种靶细胞，根据细胞或组织类型不同而发挥不同的生物学效应；③机体通过精细调控体系使体内炎症介质处于动态平衡，炎症介质被激活分泌或释放到细胞外后，其半衰期十分短暂，很快衰变、或被酶解灭活、或被拮抗分子抑制、或被清除；④炎症介质作用于靶细胞后，可引起靶细胞产生次级炎症介质，其能够放大或抵消初级炎症介质作用。

8.3.2 炎症的病理变化

炎症局部组织可发生一系列功能和形态的改变，其基本病理变化主要表现为局部组织的变质、渗出和增生。在炎症过程中，这些病理变化通常以一定先后顺序发生，病变早期以变质和渗出为主；病变后期则以增生为主。变质、渗出和增生是相互联系的，一般来说，变质为损伤过程，而渗出和增生属于抗损伤和损伤修复过程。

8.3.2.1 变质

变质（alteration）指炎症局部组织、细胞发生的各种变性和坏死。变质可以发生于实质细胞，也可以发生于细胞间质。实质细胞出现的变质通常包括细胞水肿、脂肪变性、细胞凝固坏死和液化性坏死等。间质细胞常出现的变质包括黏液样变性和纤维素样坏死等。炎症区域组织的变性和坏死是由致炎因子直接损伤、局部血液循环障碍、局部异常代谢产物堆积、炎症介质产生以及变质组织释放的多种蛋白水解酶等综合作用的结果。

（1）形态变化：实质细胞常出现细胞水肿、凝固性坏死、液化性坏死等；间质结缔组织表现为黏液样变性和纤维素样坏死等。

（2）代谢变化：炎症局部组织的代谢变化以分解代谢增强为特点，表现为两个方面：①局部酸中毒：发生炎症时，糖、脂肪和蛋白质等的分解代谢均显著增强、耗氧量增加，但由于酶系统受损和局部血液循环障碍，氧化过程减弱，导致氧化不全的酸性代谢产物（乳酸、酮体、脂肪酸）局部堆积，组织发生代谢性酸中毒。②渗透压升高：由于分解代谢亢进和坏死组织的崩解，使大分子蛋白质分解为大量的小分子物质，加之血管壁通透性增加，血浆蛋白渗出，使局部组织内分子浓度增高，胶体渗透压显著升高。同时，局部氢离子浓度升高，以及组织分解加强，使离子浓度增高，炎症区的晶体渗透压升高，从而导致组织间隙渗透压也升高。炎症局部组织酸中毒和渗透压升高，可加重局部血液循环障碍，促进渗出的发生，使炎症进一步发展。

8.3.2.2　渗出

渗出（exudation）指炎症局部组织血管内的液体、细胞成分和各种白细胞通过血管壁进入组织间隙、体腔、黏膜表面或体表的过程。渗出的成分称为渗出物或渗出液（exudate）。渗出液的产生是由于血管通透性增高和白细胞主动游出血管所致。渗出液若积聚于组织间隙，可形成炎性水肿（inflammatory edema）；积聚到浆膜腔内，则形成炎性浆膜腔积液（inflammatory hydrops）。渗出是炎症最具特征性的变化，在局部发挥着重要的防御作用。

炎症的渗出过程是在局部血流动力学变化、血管壁通透性增高的基础上发生发展的，炎症介质在渗出过程中发挥重要的作用。渗出液对机体具有一定的保护意义，其作用主要包括：①稀释毒素和致炎因子，减轻对局部的损伤作用；②为局部组织细胞带来葡萄糖、氧等营养物质，并可带走炎症灶的代谢产物；③渗出液所含有的抗体、补体和溶菌素等可以消灭病原微生物；④渗出液的纤维素交织成网，即可限制病原体的扩散，使病灶局域化，既有利于吞噬细胞发挥吞噬作用，后期还可作为组织修复的支架，促进损伤愈合。但渗出液过多，可压迫邻近组织和器官，纤维素渗出过多，不能完全吸收，则发生纤维化，引起组织器官的粘连，导致功能障碍。

渗出的白细胞可吞噬和消化病原微生物、组织崩解碎片及异物的过程，称为吞噬作用（phagocytosis）。白细胞的吞噬作用是机体消灭致炎因子的一种重要手段，是炎症防御反应的重要环节。吞噬过程可分为识别和黏着、包围吞入、杀伤和降解三个阶段。通过吞噬细胞的一系列作用，大多数病原微生物可被杀伤、降解，但还有部分细菌（如结核杆菌、伤寒杆菌）被吞噬后在白细胞内处于静止状态，虽然不再繁殖，但仍具有生命力，并且不易受到抗菌药物和机体防御功能的影响，一旦机体抵抗力下降，这些病原微生物又能繁殖，并可随着吞噬细胞的游走而在体内播散。

8.3.2.3　增生

增生（hyperplasia）是指损伤因子的长期作用和炎症区内的代谢产物可刺激局部细胞的再生和增殖。增生的细胞主要有单核巨噬细胞、成纤维细胞和毛细血管内皮细胞。炎症灶中的被覆上皮、腺上皮及其他实质细胞也可发生增生。一般情况下，在炎症的早期细胞增生不太明显，而在炎症后期和慢性炎症时则较为显著，但某些炎性疾病初期或急性炎症也可呈现明显的增生，如急性肾小球肾炎时肾小球系膜细胞和内皮细胞增生。

炎性增生是机体的一种防御反应，增生的巨噬细胞具有吞噬病原微生物和清除组织崩解产物的作用，而增生的成纤维细胞和血管内皮细胞可形成炎性肉芽组织，有助于炎症局限化以及损伤组织的修复。但是，过度的组织增生有可能使原有的组织遭受破坏，影响器官的功能，如慢性肝炎所致肝硬化和心肌炎后引起的心肌硬化等。

8.3.3　炎症的表现与分类

8.3.3.1　炎症的局部表现

炎症临床病灶局部表现为红、肿、热、痛及功能障碍，并伴有发热、白细胞增多等全身反应。

炎症的局部发红是由于局部血管扩张、充血所致；局部肿胀主要是由于局部血管通透性增高，液体和细胞成分渗出所致；发热是由于动脉性充血、血流加快、代谢旺盛所致；疼痛是由于渗出物压迫以及炎症介质作用于感觉神经末梢所致；在此基础上，可进一步引起局部器官的功能障碍，如关节炎所致关节活动不灵活，肺泡性肺炎和间质性肺炎影响换气功能等。

8.3.3.2　炎症的全身反应

当炎症局部的病变比较严重，特别是病原微生物在体内蔓延扩散时，常出现明显的全身反应，例如发热、末梢血白细胞数目改变、心率加快、血压升高、寒战和厌食等。

发热主要由外源性和内源性热原引起。细菌产物等外源性热原，可以刺激白细胞释放内源性热原，如白细胞介素 1（IL-1）和肿瘤坏死因子（TNF）。内源性热原作用于下丘脑的体温调节中枢，通过提高局部环氧合酶水平，促进花生四烯酸转变为前列腺素 E 而引起发热。

末梢血白细胞增多是炎症反应的常见表现，特别是细菌感染所引起的炎症。末梢血白细胞计数增加主要是由于 IL-1 和 TNF 促进了白细胞从骨髓存储库中释放，故而相对不成熟的杆状核中性粒细胞所占比例增加，称为"核左移"。

严重的全身感染，特别是败血症，可引起全身血管扩张、血浆外渗、有效血循环量减少和心脏功能下降而出现休克。如伴有凝血系统激活则引起弥散性血管内凝血（DIC）。

8.3.3.3　炎症的分类

炎症的分类方法多种多样，可根据炎症累及的器官、病变程度、炎症的基本病变性质和持续时间等进行分类。

依据炎症的持续时间，可将炎症分为急性炎症和慢性炎症。急性炎症反应迅速，持续时间短，通常以渗出性病变为主，浸润的炎症细胞主要为中性粒细胞，但有时也可表现为变质性或增生性病变；慢性炎症持续时间较长，一般以增生性病变为主，其浸润的炎症细胞主要为淋巴细胞和单核细胞。

8.3.4　炎症的结局

损伤和机体抗损伤反应贯穿于炎症的全过程，决定着炎症的发生、发展和结局。如渗出和增生等抗损伤过程占优势，炎症逐渐走向愈合；相反，如果变质等损伤性变化占优势，则炎症逐渐加重并可扩散。一般来讲，炎症的结局为痊愈、迁延不愈和蔓延扩散三种情况。大多数急性炎症能够痊愈，少数迁延为慢性炎症，极少数可蔓延扩散到全身。

8.3.4.1　痊愈

如果机体抵抗力较强或经过适当治疗，在清除致炎因子后，炎症局部的少量渗出物及坏死组织崩解产物可被溶解液化，并通过淋巴管吸收、排除，组织缺损通过周围健康组织细胞再生修复，以致完全恢复病变组织、器官的正常结构和功能，称为完全愈复。

如果机体的抗病能力较弱或组织坏死范围较大，则由肉芽组织增生修复，将其机化、包围，并发生纤维化，形成瘢痕，以致不能完全恢复原组织器官的正常结构和功能，称为不完全愈复。

8.3.4.2 迁延不愈

如果机体的抗病力低下或者治疗不当,损伤因子可能持续或反复作用于机体,不断损伤组织,这种情况下急性炎症则可转变为慢性炎症,以致炎症反应时轻时重,迁延不愈。

当机体抵抗力增强时,病因被去除,慢性炎症可以痊愈;若机体抵抗力下降,则慢性炎症可急性发作。

8.3.4.3 蔓延扩散

当机体抵抗力弱、病原微生物在体内大量繁殖时,炎症可向周围扩散,并可经血管、淋巴管和自然管道播散,引起不良后果。

1)局部蔓延

局部蔓延指炎症灶的病原微生物经组织间隙或器官的自然通道向周围组织和器官扩散,如膀胱炎时炎症可蔓延至输尿管、肾盂;肾结核可沿泌尿道下行播散引起输尿管和膀胱结核。

2)淋巴道播散

淋巴道播散指病原微生物侵入淋巴管内,随淋巴液到达局部淋巴结,引起相应部位淋巴管炎和淋巴结炎,例如下肢感染引起腹股沟淋巴结炎。

3)血道播散

血道播散指炎症灶的病原微生物侵入血液循环或其毒素被吸收入血引起的播散,严重者可危及生命。

(1)菌血症(bacteremia):指细菌在局部病灶生长繁殖,并经血管或淋巴管入血,血液中可查到细菌,但患者全身症状不明显,如伤寒、流行性脑脊髓膜炎早期。

(2)毒血症(toxemia):指大量细菌毒素或毒性代谢产物被吸收进入血液,并引起高热、寒战等全身中毒症状。严重时患者可出现中毒性休克,心、肝、肾的实质细胞发生变形或坏死。

(3)败血症(septicemia):指细菌入血,并在血中大量生长繁殖并产生毒素,患者常伴有寒战、高热、皮肤黏膜多发性出血点、脾肿大及全身淋巴结肿大等临床表现,患者可并发中毒性休克,血培养可查到病原菌。

(4)脓毒败血症(pyemia):指化脓菌入血,不仅在血中繁殖,而且随血播散,在身体其他部位发生多处继发性脓肿。临床除有败血症的表现外,还伴有多发性迁移性脓肿形成。

8.3.5　生物材料引起的异物反应

生物医学材料植入体内是一个创伤过程，因此植入后局部反应与典型的创伤愈合过程非常相似。在没有异物的情况下，组织结构的破坏，包括实质细胞和间质细胞的损伤，常发生在伴有坏死的炎症中，并且是慢性炎症的特征。这种修复首先通过肉芽组织增生，溶解、吸收损伤部位的坏死组织及其他异物，并填补组织缺损，以后肉芽组织转化为以胶原纤维为主的瘢痕组织，修复完成[6]。

然而，异物的存在会干扰伤口愈合所涉及的分子级联反应，特别是影响巨噬细胞的作用及巨噬细胞向异物巨细胞的分化，引起异物性肉芽肿或纤维包裹形成。异物性肉芽肿和纤维包裹的中心为异物，周围为数量不等的巨噬细胞、异物巨细胞、淋巴细胞和成纤维细胞，形成结节状病灶，因此巨噬细胞和异物巨细胞的存在已被用作异物反应的标志。

中性粒细胞是材料植入早期的主要炎性细胞类型，当它们的数量消退时，单核细胞分化而来的巨噬细胞成为主要的细胞类型。巨噬细胞在材料植入部位保留数日，以摄入异物并募集其他类型的细胞，如成纤维细胞；在修复过程中，增生的成纤维细胞和内皮细胞的数量逐渐减少。成纤维细胞可以合成更多的细胞外基质并在细胞外积聚。纤维性胶原是修复部位结缔组织的主要成分。

在生物医学材料所引起的异物反应的最后阶段，胶原纤维沉积在植入体周围，收缩形成致密的无细胞纤维囊，将植入物与机体隔离，这是机体对抗异物的最后一道防线，也是机体无法消除组织中异物的结果。

纤维包膜的形成不仅能局限植入材料，也阻止了其向四周迁移扩散，而且阻碍了材料与局部组织的进一步接触。因此，对于植入材料而言，纤维包膜形成是兼具有利和不利两方面的效应。如生物相容性良好，植入物在体内会处于稳定状态；若生物相容性不佳，植入物中有小分子物质渗出，并对周围组织产生刺激，将引起无菌性炎症反应，如果材料持续释放金属离子或有机单体等毒性离子，会使局部组织反应迁延不愈，转变为慢性炎症，甚至造成纤维薄膜逐渐变厚、淋巴细胞增多、钙盐沉积等，甚至发展为肿瘤[7-9]。

8.4　致畸与致瘤反应

8.4.1　致畸性

致畸性是由于材料对胚胎和胎儿发育产生不良作用引起的。生物医学材料及制品引起机体反应的主要因素有：①材料中残留有毒性的低分子物质；②材料在聚合过程中残留有毒性、刺激性的单体；③材料及制品在灭菌过程中吸附的化学毒剂和高温引发的裂解产物；④材料和制品的形状、大小、表面光滑程度；⑤材料的酸碱度。这些因素均可能会与遗传物质发生作用，造成生物体从母体出生就出现机体结构异常，即致畸作用（teratogenic effect）。致畸作用所表现的形态结构异常，在出生后可立即被发现。有些外源化学物通过胎盘与发育中的胚胎或胎仔接触，还可以引起子代肿瘤发生率增高。

大多数先天畸形并不具有遗传性，但也有一部分先天性畸形具有遗传性，可传给后代。凡由于外源化学物损伤生殖细胞所引起的先天性缺陷或异常，具有遗传性，可由亲代动物遗传给子代。如果损害仅涉及体细胞，与生殖无关，则所引起的先天畸形不具有遗传性。目前致畸的概念涉及范围仅限于体细胞受损所引起的畸形，即外源化学物干扰胚胎器官形成过程的结果。器官发生期的胚胎对致畸物最为敏感。

发育的特点是胚胎在大小、形态、生物化学和生理学以及功能方面的变化。这些变化受到管理基因转录的因素调节，这些因素在胚胎的基因组中使调节基因活动，而且连续的基因激活作用次第持续贯穿发育。是否产生畸形依赖于致病过程中的每个步骤在损伤和修复之间的平衡。

1）干扰基因表达

某些基因的表达受到抑制或异常表达可能引起畸形。如有报道在培养的小鼠胚胎中用反义寡核苷酸探针抑制原癌基因 *Wnt-1* 或 *Wnt-3a*，都可产生中脑和后脑，或中脑、后脑和脊髓的畸形。

2）基因突变与染色体畸变

已发现诱变原有潜在致畸性的所有因素都可能致畸，如电离辐射、烷化剂、亚硝酸盐、多数致癌物。电离辐射、病毒以及能引起染色体畸变的某些化学毒物都可能有致畸作用。

3）损伤细胞和分子水平的翻译

细胞增殖对发育是必要的。细胞增殖率在个体发生的空间和时间维度上都在变化，在胚胎中细胞增殖、分化和凋亡之间有着精致的平衡，若细胞周期出现异常，可能引起发育细胞凋亡。

4）细胞凋亡

细胞凋亡，又称程序性细胞死亡，指在遗传基因控制下胚胎中特定类型的细胞死亡。凋亡对来自原基结构的造型是必需的，有不少致畸物，如细胞生长依赖激素、乙醇、抗癌药物等都可能促进细胞凋亡。

5）干扰细胞-细胞交互作用

沙利度胺的代谢活化产物可引起胚胎细胞的粘连受体（adhesive receptors）下调，阻碍发育过程中细胞与细胞以及细胞与基质之间的相互作用，干扰细胞之间的通讯从而导致肢芽结构异常。

6）通过胎盘毒性引起发育毒性

已知对卵黄囊或绒（毛）膜尿囊胎盘有毒性的毒物有 46 个，包括镉、砷或汞、香烟、乙醇、可卡因、内毒素和水杨酸钠等。如镉在妊娠中晚期通过引起胎盘毒性（坏死，减少血流）和抑制对营养物质的传送导致发育毒性。

7）干扰母体稳态

例如二氟苯水杨酸，可引起兔的中轴骨骼缺陷。其发育毒性剂量可引起严重的母体贫血并损耗红细胞 ATP 水平。二氟尼柳可引起母体贫血，其对兔的致畸性可能与母体的贫血造成缺氧有关；苯妥英在实验动物中能影响母体的叶酸代谢而致畸。减少子宫的血流被认为是羟基脲引起致畸的一种机制，它可提高收缩压、改变心率、减少心输出量，进而严重地减少子宫的血流，而且在妊娠兔中增加血管的阻力，给药后胚胎立即显示颅面和心包出血。

金属硫蛋白合成可被包括金属、酒精、氨基甲酸乙酸、内毒素、烷化剂、高或低血糖和电离辐射等许多化学和物理因素诱导，也可被糖皮质激素和某些细胞因子等内源性调节剂诱导。金属硫蛋白合成的诱导可导致孕母肝金属硫蛋白浓度大大高于正常，降低血浆 Zn 浓度，进而使孕体可利用的 Zn 减少，因 Zn 缺乏而导致发育毒性。这已为多种不同的化学物包括丙戊酸、6-巯基嘌呤、乌拉坦和乙醇的实验所证实。

孕妇缺乏代谢前体或基质也是致畸机制之一。膳食中某些营养素缺乏，特别是维生素和无机盐类缺乏易导致生长迟缓、致畸或胚胎死亡。

8）内分泌干扰作用

激素具有稳定内环境和调节发育过程的作用。内分泌干扰物为干扰激素制造、释放、传送、代谢、结合、作用或排除的外源性因子，包括杀虫剂、除草剂、杀菌剂、塑化剂、表面活化剂、有机金属、卤代杂环烃、植物雌激素等。由于激素在许多组织中有指导分化的关键作用，发育中的生物体对有激素或抗激素活性的化学物尤其敏感。内分泌干扰物至少可通过四种干扰内分泌系统的作用模式引起发育毒性：①作为类固醇受体的配体起作用；②改变类固醇激素代谢酶；③扰乱下丘脑垂体激素释放；④通过目前还不清楚的模式发挥作用。

8.4.2 材料致瘤的基本发展过程

在使用生物医学材料的过程中，由组织反应引起的两种并发症是炎症和肿瘤。生物材料植入引起肿瘤是个缓慢的过程，可能是由于材料本身释放毒性物质，也可能是由于材料的外形和表面性能所致。

8.4.2.1 肿瘤的概念

肿瘤是机体的细胞克隆性异常增生而形成的新生物。生物医学研究表明，肿瘤形成是在各种致瘤因素作用下，局部组织的细胞生长调控发生严重紊乱，在基因水平上失去对其生长和分化的正常调控，导致细胞异常增殖。这种导致肿瘤形成的细胞增殖称为肿瘤性增殖。肿瘤性增殖常常表现为机体局部肿块，但某些肿瘤性疾病（如白血病）并不一定形成局部肿块。

正常细胞转变为肿瘤细胞后，就会具有异常的形态、结构、功能和代谢，并在不同程度上失去分化成熟的能力，甚至会接近幼稚的胚胎细胞。由于肿瘤生长旺盛，并具有相对自主性，即使去除致瘤因素后，肿瘤仍能持续性生长。这提示致瘤因素已使细胞的基因发生改变，肿瘤细胞这些遗传异常可以传给其子代细胞。肿瘤细胞的增生是单克隆性的，肿瘤增生不仅与机体不协调，而且会对机体造成很大危害。

8.4.2.2 肿瘤发生的分子基础

肿瘤的发生并非单个分子事件，而是一个多步骤的过程，具有复杂的分子基础，涉及原癌基因、肿瘤抑制基因、代谢重编程、抵抗凋亡、细胞永生化、血管生成、浸润和转移能力获得、免疫逃避、基因组不稳定性、肿瘤微环境、表观遗传调控和非编码 RNA 功能异常等。肿瘤发生环境，即致瘤因素和遗传因素通过上述途径改变细胞的生物学特性，导致肿瘤形成。

1）癌基因活化

一些反转录病毒能引起动物肿瘤或在体外实验中能使细胞发生恶性转化。研究发现，反转录病毒基因组中含有某些 RNA 序列，为病毒致瘤或者导致细胞恶性转化所必需，称为病毒癌基因（viral oncogene）。在正常细胞基因组中也发现与病毒癌基因十分相似的 DNA 序列，称为原癌基因（proto-oncogene）。正常情况下，这些基因编码的产物可促进细胞生长增殖，如生长因子、生长因子受体、信号转导蛋白和转录因子等[10]。

当原癌基因发生异常，转变为细胞癌基因（cellular oncogene），就可能使细胞发生恶性转化；其编码的肿瘤蛋白/癌蛋白（oncoprotein）可持续刺激细胞的自主生长，此过程称为原癌基因激活。常见的原癌基因激活方式包括点突变（point mutation）、基因扩增（gene amplification）、染色体重排（chromosomal rearrangement）等。导致癌基因表达与功能异常的其他机制还有肿瘤细胞自分泌、染色体数目异常等。

2）肿瘤抑制基因功能丧失

肿瘤抑制基因（tumor suppressor gene）本身是在细胞生长与增殖的调控中起重要作用的基因。这些基因的产物限制细胞生长，而肿瘤抑制基因的两个等位基因均发生突变或丢失（纯合型丢失）时，其功能丧失，可导致细胞发生转化。近年研究发现，一些肿瘤抑制基因的功能障碍，是由于基因的启动子过甲基化导致其表达障碍。DNA 甲基化是调控基因表达的重要机制。肿瘤中常发生一些关键基因启动子区 CpG 岛甲基化异常，包括肿瘤抑制基因的过甲基化（hypermethylation）和癌基因的低甲基化（hypomethylation）[11, 12]。前者会导致肿瘤抑制基因（如 *Rb*、*VHL*）表达下降，后者将导致癌基因过表达。

3）代谢重编程

在氧供充分的情况下，肿瘤细胞仍然保持高水平的葡萄糖摄取，通过糖酵解途径生成乳酸。这种异常的代谢模式称有氧糖酵解（aerobic glycolysis）。有氧糖酵解过程中产生的中间代谢产物（如 6-磷酸-葡萄糖）是肿瘤细胞构建细胞结构、参与细胞合成代谢的重要物质。肿瘤细胞通过调整包括糖代谢在内的整个细胞代谢网络，改变营养物质在不同代谢途径中的流向和流量，精妙地平衡能量供应与生物大分子合成，促进细胞快速增殖。

肿瘤细胞代谢网络的重编程（reprogramming）与癌基因激活多个信号通路（如生长因子受体/酪氨酸受体激酶、PI3K/Akt 通路）[13, 14]、抑癌基因失活相关。代谢与肿瘤之间的其他关联还包括自噬（autophagy）、异柠檬酸脱氢酶（isocitrate dehydrogenase，IDH）的致癌性突变。肿瘤细胞不同于正常细胞，其代谢模式并非肿瘤发生的伴随现象[15]。

4）凋亡调节基因功能紊乱

肿瘤生长取决于细胞增殖与细胞死亡的比例。细胞凋亡受复杂的分子机制调控，通过促凋亡分子（如死亡受体家族成员、Caspase 家族蛋白酶、线粒体促凋亡蛋白等）和抗凋亡分子（如 Bcl-2 家族中的抗凋亡分子 Bcl-xL、凋亡抑制蛋白 IAP 家族成员 survivin 等）之间复杂的相互作用实现。凋亡调节基因功能紊乱、凋亡途径发生障碍可导致凋亡抵抗，促进肿瘤形成。因此除了原癌基因和肿瘤抑制基因的作用，调节细胞凋亡的基因在肿瘤发生上也起着重要作用。

5）无限增殖能力/细胞永生化

肿瘤细胞获得无限增殖能力、细胞永生化（immortality）与端粒酶再激活、控制细胞老化基因失常、肿瘤干细胞等相关。染色体末端的端粒（telomere）长度随细胞的每一次复制逐渐缩短，短缩的端粒导致染色体相互融合，细胞死亡。生殖细胞具有端粒酶（telomerase）活性，可使缩短的端粒长度恢复；大多数正常体细胞没有端粒酶活性，因此只能复制约 50 次；而许多恶性肿瘤细胞具有端粒酶活性，细胞可无限增殖。

6）持续的血管生成

肿瘤诱导新生血管生成对于肿瘤的持续生长具有重要影响。肿瘤细胞和间质细胞产生释放的血管生成因子和抗血管生成因子共同调控肿瘤的血管生成。血管生成因子增多、抗血管生成因子缺失导致的失衡促进新生血管生长。低氧状态和 RAS、MYC、MAPK 信号通路等均可影响肿瘤血管生成。抗肿瘤血管生成是现代肿瘤治疗的重要途径。

7）浸润和转移能力的获得

肿瘤浸润和转移的分子机制非常复杂，与细胞黏附分子、细胞外基质、上皮-间质转化（epithelial-mesenchymal transition，EMT）、形成高侵袭性的瘤细胞亚克隆以及肿瘤血管生成等密切相关。

癌细胞表面黏附分子减少，使细胞彼此分离。同时癌细胞表达更多的层粘连蛋白受体，并分布于癌细胞的整个表面，使癌细胞与基底膜的黏着增加。癌细胞分泌或诱导间质细胞产生蛋白酶（如基质金属蛋白酶、Ⅳ型胶原酶等），溶解细胞外基质成分（如Ⅳ型胶原），使基底膜局部形成缺损，利于癌细胞通过。癌细胞再借阿米巴样运动通过基底膜缺损处移出。癌细胞穿过基底膜后，进一步溶解间质结缔组织，在间质中移动。到达血管壁时，又以类似的方式穿过血管的基底膜进入血管。

组织金属蛋白酶抑制物（tissue inhibitors of metalloproteinase，TIMP）基因的产物有抑制肿瘤转移的作用，可视为转移抑制基因。

8）免疫监视逃避

机体免疫系统正常情况下可清除复制错误或发生突变的细胞，因此发生肿瘤性转化的细胞可引起机体免疫反应。机体抗肿瘤免疫反应主要是细胞免疫，效应细胞有细胞毒性 T 细胞（cytotoxic T lymphocyte，CTL）、自然杀伤细胞（natural killer cell，NK cell）和巨噬细胞等。激活的 CTL（CD8$^+$）通过细胞表面的 T 细胞受体识别与 MHC 分子组成复合物的肿瘤特异性抗原，释放一些酶以杀伤肿瘤细胞。NK 细胞激活后可溶解多种肿瘤细胞。T 细胞产生的干扰素可激活巨噬细胞，后者产生肿瘤坏死因子（TNF-α），参与杀伤肿瘤细胞。

免疫监视功能下降使肿瘤细胞可通过减少肿瘤抗原表达等方式，逃脱免疫监视；通过表达 TGF-β、PD-1 配体等，抑制机体免疫反应；甚至通过诱导免疫细胞的死亡，破坏机体的免疫系统。

9）基因组不稳定性

DNA 损伤（DNA damage）可由多种物理、化学因素（如电离辐射、紫外线、烷化剂、氧化剂等）引起。此外，因为复制过程中出现的错误以及碱基的自发改变还会出现 DNA 异常。

DNA 的轻微损害可以通过 DNA 修复机制予以修复，这对维持基因组稳定性非常重要。而当 DNA 修复机制异常时，损伤的 DNA 能够得以保留，可能增加肿瘤发生的概率。

10）肿瘤微环境

当肿瘤诱发机体产生慢性炎症反应时，炎症细胞将与肿瘤间质中的成纤维细胞、内皮细胞以及细胞外基质等共同构成肿瘤微环境（tumor microenvironment，TME）。

肿瘤微环境具有的促瘤效应包括：释放各种生长因子；释放蛋白酶降解黏附分子；去除生长屏障、促血管生成、通过上皮间质转化等机制促进浸润和转移；形成免疫抑制微环境，躲避免疫清除等。

8.4.2.3 植入物引起肿瘤的基本发展过程

生物医学材料植入物通过影响上述分子途径导致肿瘤发生，其中有些致瘤因素比较明确，有些则尚难肯定。确定致瘤因素并不容易，需要结合临床观察、流行病学资料和实验研究等多方面的结果。由于肿瘤可以在致瘤因素作用后很久才发生，更增加了这种困难。

植入物引起肿瘤产生的原因有多种观点。其中一种观点认为，肿瘤使植入物包膜中营养血管减少，材料附近的组织细胞的新陈代谢受阻，体液直接代谢的营养和氧气不充分，以及持续经受异常的物理化学刺激，引起细胞异常性分化；另一种观点则认为，如果植入物本身含有或其降解产物含有"致癌化合物"时，则这些物质的亲电或亲核基团与生物大分子相应的电子基团作用，使遗传基因 DNA

受到非正常改变，当这种改变不能被生物体恢复或修复错误时，就造成细胞 DNA 基因发生结构变异而导致肿瘤发生。

目前植入物引发肿瘤发生的过程可总结为以下四个阶段：①植入物在急性炎症过程中发生细胞增生和组织浸润；②在植入物周围形成一个界限分明的纤维组织包裹；③组织反应静止期，即植入物接触的巨噬细胞处于潜伏状态和吞噬功能失活期，肿瘤前体细胞与植入物表面直接接触；④肿瘤前体细胞最终成熟为癌变细胞，肉瘤性增生。

8.5 针对免疫反应的生物材料改性策略

根据生物医学材料植入所引起的免疫反应，有针对性地进行植入材料的组成结构设计，或进行植入材料的改性与表面修饰，从而减轻机体对植入材料的排斥，在生物医学材料的应用中具有非常重要的意义。

8.5.1 基于表面粗糙度和刚度的生物医学材料改性

表面粗糙度是影响生物医学材料免疫反应的重要参数之一。人们早就观察到巨噬细胞更多地黏附在粗糙的表面上[16]。Salthouse 探索了生物医学材料表面形状和粗糙度对巨噬细胞的影响，发现光滑的无物理锐角的表面可有效增强生物医学材料的组织相容性[17]。但是，也有研究者认为粗糙表面可促进巨噬细胞的极化。Ma 等[8]发现，虽然粗糙度较高的 TiO_2 表面会导致炎症激活，但适度粗糙的表面可导致巨噬细胞极化，从而促进组织愈合。

除了控制材料表面粗糙度外，还可通过材料刚度来调节免疫反应[18]。已有研究表明，在不同弹性梯度的聚乙二醇（PEG）水凝胶上，RAW 264.7 巨噬细胞更多地黏附在较硬的区域。与植入体内较软的水凝胶相比，将更硬的水凝胶植入小鼠体内可导致更明显的炎症[19]。Blakney 等的研究表明，增加 PEG-RGD 水凝胶的硬度后，异物巨噬细胞的形成和纤维囊的厚度随之增加[20]。Adlerz 等使用不同硬度的基质来研究刚度对巨噬细胞迁移、扩散和增殖的影响。18 小时后，相比于硬度为 1~5 kPa 的基质，在硬度较高（280 kPa~70 GPa）的基质上，巨噬细胞面积增加了 8 倍并出现显著变化的肌动蛋白应力纤维[21]。此外，巨噬细胞在 280 kPa 的基质上移动最快，而在 3 kPa 基质上移动最慢[(5.0±0.4) μm/h]，细胞倍增时间更短。如前所述，刚度对巨噬细胞的影响更明确，控制植入物刚度是调节生物医学材料初始免疫反应的可行方法。

8.5.2 基于材料表面形貌的生物医学材料改性

生物医学材料表面形貌在影响细胞行为和运动方面起着至关重要的作用，可能对炎症部位巨噬细胞的积聚产生强烈影响。材料表面微观形貌作为一种物理特性已被多个研究证实可调节免疫反应。通过使用如微柱、微槽或微坑等不同的图案和几何形状，有助于调节材料的免疫反应（如图 8-3 所示）。Wójciak 等将小鼠 P388D1 巨噬细胞种植在聚甲基丙烯酸甲酯表面，比较不同表面形貌对巨噬细胞迁移的影响，发现有图案的表面促进了细胞扩散和伸长，显著增加了细胞运动的持续性和速度[22]。此外，有研究表明纳米级的生物医学材料表面会降低巨噬细胞的迁移率，显著减少巨噬细胞黏附和炎症激活[23]。Cao 等也发现，与直径 10～15 μm 之间的纳米纤维相比，直径在 1～5 μm 之间的纳米纤维进入机体后形成的纤维囊更薄[24, 25]。

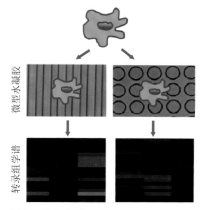

图 8-3　生物医学材料表面形貌对人体巨噬细胞的影响

微槽和微柱对原代巨噬细胞的基因表达有明显的影响，可用于控制它们的表型

　　生物医学材料表面形貌还可以影响 T 细胞的运动[26, 27]，T 细胞受锯齿形图案上的转弯角度影响，具有锐角的图案可使 T 细胞迁移速度显著降低并改变 T 细胞的迁移方向。Chen 等将平行光栅（250 nm～2 μm 线宽）压印在聚己内酯（PCL）、聚乳酸（PLA）和聚二甲基硅氧烷（PDMS）上，研究了表面形貌诱导的巨噬细胞行为变化。结果发现，RAW 264.7 巨噬细胞沿着光栅黏附和生长[28]。

　　此外，与致密固体植入物相比，多孔结构植入物能促进组织愈合并形成更薄的纤维囊，表明其结构可在异物反应中发挥作用[29, 30]。Sussman 等比较了聚甲基丙烯酸甲酯（PMMA）支架上的巨噬细胞极性，他们将无孔、34 μm 孔隙、160 μm 孔隙的植入物植入小鼠皮下，结果发现多孔材料的植入伴有组织纤维化减少、骨密度增加与血管生成[31]。

8.5.3　基于材料大小形状的生物医学材料改性

　　大小对免疫细胞吸收生物医学材料有显著影响。与 PLGA 微粒相比，PLGA

纳米颗粒可以在体外被树突细胞更有效地内化并诱导更强的免疫反应[31]。另外有研究发现，大粒径（＞1 μm）生物医学材料在体内多诱导 Th1 样免疫反应，而较小的（＜500 nm）生物医学材料多诱导 Th2 样反应[32]，但一些特殊的小粒径材料，如粒径 270 nm 的 PLGA[33] 和粒径 112 nm 的 PEG-PHDA[34] 则诱导 Th1 样免疫反应。Kumar 等发现，与其他大小和形状的材料相比，较小的（约 193 nm）球形抗原偶联聚苯乙烯颗粒诱导产生更强的免疫反应[35]。

形状也影响生物医学材料的免疫反应。在 Bartneck 等的研究中，棒状纳米颗粒更易被巨噬细胞有效吸收，球形颗粒更易被宫颈癌细胞有效吸收，杆状颗粒更易被人肺上皮细胞有效吸收[36]。另一项研究测试了原代人多形核细胞（PMNCs）和单核细胞（MNCs）对不同形态（长杆、点、片和纤维状）羟基磷灰石纳米颗粒（HANPs）的反应，发现当 MNCs 和 PMNCs 暴露于纤维型纳米颗粒时，会产生更多的活性氧[37]。

8.5.4 基于材料表面化学的生物医学材料改性

传统观点认为，生物材料的表面化学可改变细胞黏附作用而调节免疫细胞的行为，材料表面化学修饰也是调节生物医学材料免疫反应的一种可能的方法。

带正电的生物医学材料比带负电或中性的材料更可能诱发炎症反应，有研究发现，黏附在阴离子表面的免疫细胞分泌的 IL-10（抗炎细胞因子）增加，而黏附在阳离子表面的免疫细胞分泌的 IL-1RA 和 IL-10 减少[38]。因此，生物医学材料表面化学可以决定免疫细胞产生的细胞因子水平，从而调节免疫反应。

巨噬细胞对纳米颗粒的摄取随颗粒表面电荷的增加而增加[39, 40]，亲水性和疏水性也显著影响生物材料免疫反应。Jones 等发现，与疏水表面相比，聚丙烯酰胺基亲水性/中性表面黏附的细胞数量减少[41]。McBane 等观察到可降解极性疏水性聚氨酯表面黏附免疫细胞分泌的促炎细胞因子 TNF-α、IL-1β 降低[42]。

蛋白质与生物医学材料的结合可以改变它们的生物反应性而改变生物学身份，使其被免疫细胞识别并随之清除或免于清除[43]。对于大多数基于纳米材料的药物递送而言，材料的非特异性清除是不可取的。聚乙二醇化是一种用于制备具有稳定性纳米材料的方法，以防止非特异性蛋白质吸附，从而使材料免于被过早清除，延长循环时间并改善它们在体内的生物分布[44]。此外，采用红细胞膜包被的 PLGA 纳米材料也表现出更长的血液留存时间，可见红细胞膜包被也是一种有效的生物医学材料表面化学修饰方式[45]。

另一方面，在生物医学材料表面修饰生物涂层，也可增加生物医学材料的生物相容性。Braden 等发现，在硅微电极植入脑组织后 12 周内，电极周围持续存在小胶质细胞，而在修饰有蛋白质结合涂层的电极留置期间，小胶质细胞减少，电极的生物相容性显著提高[46]。

8.6 生物医学材料的免疫调节作用

　　免疫系统的主要功能是检测外来入侵者、组织损伤或癌症的威胁，通过应对威胁、恢复体内平衡和提供免疫记忆防止第二次攻击。随着对免疫系统认识的日益深入，为调节针对感染、癌症和自身免疫的免疫反应开辟了许多途径。然而，传统上用于免疫调节的试剂是通过全身给药的方式，有可能会破坏非靶位点的稳态而导致意想不到的后果。分别推注免疫激活剂和免疫抑制剂可导致全身性免疫系统过度激活和抑制。因此，根据生物医学材料的免疫原性来进行机体免疫调节有希望成为组织损伤修复和恶性肿瘤治疗的新策略。

　　将生物医学材料放置在预期的目标部位上，可局部控制免疫调节剂的释放及免疫细胞的运动和功能，从而最大限度地提高治疗功效并限制免疫调节剂的全身性暴露。例如，纳米级生物医学材料易于被直接识别和吞噬，利用受体介导的固有免疫系统与该类材料的吞噬作用，可以使用纳米生物医学材料或佐剂开发免疫系统的特异性递送系统以增强免疫系统对免疫调节剂的响应[47]。另外，通过调节生物医学材料的生物相容性、生物降解性、输送方式、孔隙率以及药物释放动力学，可实现免疫调节剂的控释和局部释放，从而最大限度地提高治疗效果并最小化免疫调节剂的全身暴露。目前，生物医学材料的免疫调节作用主要应用于肿瘤治疗和器官移植领域。

8.6.1 生物材料免疫调节在肿瘤治疗中的应用

　　免疫系统能够通过细胞免疫机制对肿瘤进行特异性应答和非特异性应答。在此过程中，多种免疫细胞及免疫因子相互影响、相互调节，共同完成免疫监视功能。但是，肿瘤细胞可通过抑制机体的免疫功能，逃脱免疫系统的监视，而在体内发生、发展。近年的研究表明，生物医学材料可以通过增强免疫细胞的功能、调控免疫抑制细胞、调节免疫因子等方式调控肿瘤免疫微环境，进而增强肿瘤治疗的疗效。

8.6.1.1 增强免疫细胞的功能

　　在实体肿瘤中，免疫细胞常常难以突破肿瘤组织的边界，而在肿瘤深部浸润不足。生物医学材料可以增强免疫细胞的活性以及免疫细胞在肿瘤部位的募集，从而抵消肿瘤部位的免疫抵抗环境，使"冷"肿瘤变为"热"肿瘤[48, 49]。

Wang 等将吉西他滨和 aPD-L1 抗体（一种免疫检查点抑制剂）同时负载到活性氧支架上，通过清除肿瘤微环境中的活性氧和抑制肿瘤细胞表面免疫检测点的表达，有效增强了肿瘤的免疫原性[50]。Kadiyala 等利用高密度脂蛋白纳米盘材料负载 Toll 样受体 9 的激动剂 CpG 和化疗药物多西他赛，有效消退了多形胶质母细胞瘤和引发了抗肿瘤 CD8$^+$T 细胞的局部浸润[51]。Zhu 等通过 CpG 和短发夹 RNA 自组装设计了一种 DNA-RNA 纳米胶囊，用于将肿瘤特异性抗原肽递送至淋巴结中的抗原呈递细胞。该纳米疫苗增强了抗原特异性外周 CD8$^+$T 细胞的反应，有效地阻止了结直肠肿瘤的生长[52]。Feng 等报道了脱镁叶绿素 A、吲哚胺 2 和 3-双加氧酶 1（IDO-1）抑制剂组成的纳米复合材料可有效引发免疫反应并促进细胞毒性 T 淋巴细胞的肿瘤内浸润[53]。Yu 等用整合素 $\alpha_v\beta_6$ 靶向肽（HK）和光敏剂 HPPH 修饰纳米氧化石墨烯（GO）颗粒，制备得到了 GO-(HPPH)-PEGHK 纳米体系。该纳米体系全身给药后在肿瘤中积累，在 671 nm 激光照射下，坏死的肿瘤细胞优先激活树突状细胞并促进细胞毒性 CD8$^+$T 淋巴细胞浸润到肿瘤中，从而防止肿瘤生长和肺转移[54]。

此外，虽然目前很少有材料可以直接在体内激活和扩增 T 细胞，但是这些材料可以绕过 T 细胞疗法中体外 T 细胞制造的需求，增加体内 T 细胞的持久性。因此，使用生物医学材料进行联合免疫治疗还可能产生协同效益并增强治疗效果。如负载 ICG 的 PLGA 纳米球被报道可通过调节肿瘤微环境来增强 CAR-T 细胞治疗的功效[55]。

8.6.1.2　调控免疫抑制细胞

肿瘤微环境中的一些免疫抑制细胞，如肿瘤相关巨噬细胞（tumor-associated macrophage，TAM）、髓系来源抑制性细胞（myeloid-derived suppressor cells，MDSCs）和调节性 T 细胞（regulatory T cells，Tregs），均可抑制免疫细胞和促进肿瘤生长。清除或抑制这些细胞的功能，是生物医学材料发挥免疫调节作用的另一种策略。

Li 等用透明质酸修饰的超顺磁性氧化铁纳米颗粒（HION）促进了 M1 型巨噬细胞极化，有效抑制了 TAM 的免疫抑制作用[56]。Chen 等将抗 CD47 抗体、碳酸钙纳米颗粒混合在纤维蛋白溶液中，制备得到了一种肿瘤切除术后使用的免疫治疗性凝胶喷剂。该喷剂在手术切除部位的局部应用可促进手术伤口的愈合，促进肿瘤相关巨噬细胞极化至 M1 表型，从而增加巨噬细胞对肿瘤细胞的吞噬作用，抑制肿瘤术后复发及转移扩散[57]。Phuengkham 等设计了一种三维多孔支架，在其上同时负载吉西他滨、肿瘤裂解物抗原和 Toll 样受体 3（TLR 3）激动剂。该支架在肿瘤切除术后的局部植入可抑制肿瘤微环境中的 MDSCs，增强肿瘤治疗效果[58]。Long 等建立了一种由低分子肝素和生育酚琥珀酸酯组成的共轭胶束，并研究了其对 MDSCs 的影响，发现该共轭胶束可通过抑制 P-选择素/PSGL-1 介导的血管内皮细胞和 MDSCs 之间的黏附来抑制 MDSCs 在肺部的早期募集。此外，该共轭胶束还显著抑制了 MDSCs 中 MMP-9 的表达[59]。Song 等开发了一种具有 pH 响应特性的仿生纳米凝胶，该凝胶由羟丙基-β-环糊精丙烯酸酯和壳聚糖衍生物组成，负载了抗癌药物紫杉醇和白细胞介素-2，可有效消耗肿瘤内的 Tregs[60]。

8.6.1.3 调节免疫因子

包括 TGF-β、IL-2、CXCR4、COX-2 等在内的一些免疫因子在体内发挥着重要的免疫调节作用，部分生物医学材料可以通过干预这些免疫因子来增强肿瘤治疗的疗效。

Park 等开发了一种负载 TGF-β 抑制剂 SB505 和 IL-2 的可降解脂质体纳米凝胶，用于黑色素瘤的治疗。结果发现，该体系可显著抑制肿瘤生长和提高荷瘤小鼠的生存期[61]。Li 等根据 CXCR4 结构和序列的特征设计得到了小分子多肽 E5，用于拮抗 CXCR4 的作用，发现该 CXCR4 拮抗多肽提高了各种化疗药物对急性髓系白血病的治疗效果[62]。Huang 等构建了化疗药物紫杉醇和 COX-2 抑制剂塞来昔布的复合胶束，该胶束被肿瘤组织摄取后可释放紫杉醇和塞来昔布，从而抑制 COX-2 的产生和抑制抗凋亡基因 *Bcl-2* 的表达，提高癌细胞对化疗药物的敏感性[63]。

8.6.2 生物材料免疫调节在器官移植中的应用

与在肿瘤治疗中的应用相反，生物医学材料的免疫调节作用在器官移植中的应用主要着眼于诱导机体对异种移植物的免疫耐受。免疫耐受（immunologic tolerance）指的是人体的免疫系统不再对一些特异性的抗原产生特异性的细胞免疫或者体液免疫，建立移植免疫耐受是维持移植器官长期存活的重要方式。目前，临床上多使用抗炎药或类固醇等免疫抑制剂来诱导移植免疫耐受，但是这些免疫抑制剂广泛抑制了免疫细胞的功能，使患者免疫功能低下和容易受到感染。此外，这些免疫抑制剂需终身服用，给患者带来沉重健康负担。因此，需设计更有效、更安全的疗法以诱导移植免疫耐受。

近年来，生物医学材料正在成为诱导移植免疫耐受的有效工具。Liu 等开发了负载 TGF-β1 的 PLGA 支架，用于在胰岛移植部位内局部递送 TGF-β1，以治疗 1 型糖尿病（T1D），结果发现该支架显著延迟了糖尿病小鼠对异体胰岛的排斥反应[64]。Matta 等还利用 PLGA 支架局部递送细胞因子 IL-33，以诱导胰岛移植模型中的免疫耐受。他们观察到，利用 PLGA 支架局部递送 IL-33 延长了胰岛同种异体移植存活时间[65]。

Fas 配体（FasL）是一种有效的淋巴细胞死亡诱导分子，在诱导免疫耐受方面具有重要功能。Headen 等开发了一种嵌合 FasL 蛋白的聚乙二醇（PEG）水凝胶，并用该水凝胶将同种异体胰岛递送到移植部位。他们观察到在这种移植策略下，糖尿病小鼠的同种异体胰岛移植物存活率显著提高[66]。Zhao 等在心脏移植后第 2 天和第 6 天将 FasL 修饰的脾细胞静脉注射到小鼠体内，有效延长了小鼠同种异体心脏移植物的存活率[67]。Azzi 等设计了一种含有免疫抑制药物他克莫司的 MECA79 包被微粒。MECA79 抗体可识别淋巴结内皮细胞，静脉给药后，MECA79 包被微粒在移植动物的淋巴结中显著积累。该策略实现了将免疫抑制剂特异性递送到淋巴结，显著提高了心脏同种异体移植物的存活率，而未在全身造成明显的副作用[68]。Zou 等将 CXCL12 掺入到海藻酸盐胶囊中，以进行 CXCL12 的局部控释。结果发现，趋化因子 CXCL12 可以抑制效应 T 细胞并同时招募免疫抑制细胞 Tregs，从而有效延长同种异体和异种移植物的存活率[69]。

人体免疫系统是一个复杂的结构，一方面具有保护和修复机体的功能，另一方面过激的免疫反应会造成人体组织损害。生物医学材料与宿主的相互作用是一个非常重要的研究领域，这决定了生物医学材料可植入、可注射、可接触的关键条件。因此，生物材料科学家必须了解机体对生物医学材料的免疫应答，通过科学设计规避这些反应，以便开发创新解决方案。任何生物医学材料的设计尤其应在给定可植入物的预期寿命期间充分考虑免疫应答，并在时空交互作用层面考量材料所需功能与宿主反应相匹配。同时，利用生物医学材料的免疫原性，还可以调节机体的免疫系统，充分发挥生物医学材料的免疫调控功能，达到生物医学材料的高可靠性和适宜性。

（吴　江　苗娅莉　蒲曦鸣　赵志伟　王艳霞　文继锐）

参 考 文 献

[1] Anderson J M，Rodriguez A，Chang D T. Foreign body reaction to biomaterials[J]. Semin Immunol，2008，20（2）：86-100.

[2] Zhang J M，An J. Cytokines，inflammation，and pain[J]. International Anesthesiology Clinics，2007，45（2）：27-37.

[3] Ricklin D，Hajishengallis G，Yang K，et al. Complement：A key system for immune surveillance and homeostasis[J]. Nature Immunology，2010，11（9）：785-797.

[4] Nilsson B，Korsgren O，Lambris J D，et al. Can cells and biomaterials in therapeutic medicine be shielded from innate immune recognition?[J]. Trends in Immunology，2010，31（1）：32-38.

[5] Sheikh Z，Brooks P J，Barzilay O，et al. Macrophages，foreign body giant cells and their response to implantable biomaterials[J]. Materials，2015，8（9）：5671-5701.

[6] Trindade R，Albrektsson T，Tengvall P，et al. Foreign body reaction to biomaterials：On mechanisms for buildup

and breakdown of osseointegration[J]. Clinical Implant Dentistry and Related Research，2016，18（1）：192-203.

[7]　Wolf M T，Dearth C L，Ranallo C A，et al. Macrophage polarization in response to ECM coated polypropylene mesh[J]. Biomaterials，2014，35（25）：6838-6849.

[8]　Carnicer-Lombarte A，Chen S T，Malliaras G G，et al. Foreign body reaction to implanted biomaterials and its impact in nerve neuroprosthetics[J]. Frontiers in Bioengineering and Biotechnology，2021，9：622524.

[9]　Liu L Y，Chen G，Chao T，et al. Reduced foreign body reaction to implanted biomaterials by surface treatment with oriented osteopontin[J]. Journal of Biomaterials Science-Polymer Edition，2008，19（6）：821-835.

[10]　Biavasco R，Lettera E，Giannetti K，et al. Oncogene-induced senescence in hematopoietic progenitors features myeloid restricted hematopoiesis，chronic inflammation and histiocytosis[J]. Nature Communication，2021，12（1）：4559.

[11]　Kwon J，Liu Y J V，Gao C，et al. Pseudogene-mediated DNA demethylation leads to oncogene activation[J] Science Advances，2021，7（40）：eabg1695.

[12]　Flavahan W A，Drier Y，Liau B B，et al. Insulator dysfunction and oncogene activation in IDH mutant gliomas[J]. Nature，2016，529（7584）：110-114.

[13]　Vallee A，Lecarpentier Y，Vallee J N. The key role of the WNT/beta-catenin pathway in metabolic reprogramming in cancers under normoxic conditions[J]. Cancers，2021，13（21）：5557.

[14]　Wu Y，Gao W，Liu H. Role of metabolic reprogramming in drug resistance to epidermal growth factor tyrosine kinase inhibitors in non-small cell lung cancer[J]. Journal of Central South University (Medical Sciences)，2021，46（5）：545-551.

[15]　Andersen H B，Ialchina R，Pedersen S F，et al. Metabolic reprogramming by driver mutation tumor microenvironment interplay in pancreatic cancer：New therapeutic targets[J]. Cancer and Metastasis Reviews，2021，40（4）：1093-1114.

[16]　Rich A，Harris A K. Anomalous preferences of cultured macrophages for hydrophobic and roughened substrata[J]. Journal of Cell Science，1981，50：1-7.

[17]　Salthouse T N. Some aspects of macrophage behavior at the implant interface[J]. Journal of Biomedical Materials Research，1984，18（4）：395-401.

[18]　Ma Q L，Zhao L Z，Liu R R，et al. Improved implant osseointegration of a nanostructured titanium surface via mediation of macrophage polarization[J]. Biomaterials，2014，35：9853-9867.

[19]　Nemir S，Hayenga H N，West J L. PEGDA hydrogels with patterned elasticity：Novel tools for the study of cell response to substrate rigidity[J]. Biotechnology and Bioengineering，2010，105（3）：636-644.

[20]　Blakney A K，Swartzlander M D，Bryant S J. The effects of substrate stiffness on the *in vitro* activation of macrophages and *in vivo* host response to poly(ethylene glycol)-based hydrogels[J]. Journal of Biomedical Materials Research A，2012，100（6）：1375-1386.

[21]　Adlerz K M，Aranda-Espinoza H，Hayenga H N. Substrate elasticity regulates the behavior of human monocyte-derived macrophages[J]. European Biophysics Journal，2016，45（4）：301-9.

[22]　Wójciak-Stothard B，Madeja Z，Korohoda W，et al. Activation of macrophage-like cells by multiple grooved substrata. Topographical control of cell behaviour[J]. Cell Biology International，1995，19（6）：485-490.

[23]　Lee S，Choi J，Shin S，et al. Analysis on migration and activation of live macrophages on transparent flat and nanostructured titanium[J]. Acta Biomaterialia，2011，7（5）：2337-2344.

[24]　Cao H，McHugh K，Chew S Y，et al. The topographical effect of electrospun nanofibrous scaffolds on the *in vivo* and *in vitro* foreign body reaction[J]. Journal of Biomedical Materials Research A，2010，93（3）：1151-1159.

[25] Sanders J E, Stiles C E, Hayes C L. Tissue response to single-polymer fibers of varying diameters: Evaluation of fibrous encapsulation and macrophage density[J]. Journal of Biomedical Materials Research, 2000, 52 (1): 231-237.

[26] Kwon K W, Park H, Song K H, et al. Nanotopography-guided migration of T cells[J]. Journal of Immunology, 2012, 189 (5): 2266-2273.

[27] Kwon K W, Park H, Doh J. Migration of T cells on surfaces containing complex nanotopography[J]. PLoS ONE, 2013, 8 (9): e73960.

[28] Chen S, Jones J A, Xu Y, et al. Characterization of topographical effects on macrophage behavior in a foreign body response model[J]. Biomaterials, 2010, 31 (13): 3479-3491.

[29] Hulbert S F, Morrison S J, Klawitter J J. Tissue reaction to three ceramics of porous and non-porous structures[J]. Journal of Biomedical Materials Research, 1972, 6 (5): 347-374.

[30] Ward W K, Slobodzian E P, Tiekotter K L, et al. The effect of microgeometry, implant thickness and polyurethane chemistry on the foreign body response to subcutaneous implants[J]. Biomaterials, 2002, 23 (21): 4185-4192.

[31] Sussman E M, Halpin M C, Muster J, et al. Porous implants modulate healing and induce shifts in local macrophage polarization in the foreign body reaction[J]. Annals of Biomedical Engineering, 2014, 42 (7): 1508-1516.

[32] van Zijverden M, Granum B. Adjuvant activity of particulate pollutants in different mouse models[J]. Toxicology, 2000, 152 (1-3): 69-77.

[33] Chong C S, Cao M, Wong W W, et al. Enhancement of T helper type 1 immune responses against hepatitis B virus core antigen by PLGA nanoparticle vaccine delivery[J]. Journal of Controlled Release, 2005, 102 (1): 85-99.

[34] de Kozak Y, Andrieux K, Villarroya H, et al. Intraocular injection of tamoxifen-loaded nanoparticles: A new treatment of experimental autoimmune uveoretinitis[J]. European Journal of Immunology, 2004, 34 (12): 3702-3712.

[35] Kumar S, Anselmo A C, Banerjee A, et al. Shape and size-dependent immune response to antigen-carrying nanoparticles[J]. Journal of Controlled Release, 2015, 220: 141-148.

[36] Bartneck M, Keul H A, Singh S, et al. Rapid uptake of gold nanorods by primary human blood phagocytes and immunomodulatory effects of surface chemistry[J]. ACS Nano, 2010, 4 (6): 3073-3786.

[37] Pujari-Palmer S, Chen S, Rubino S, et al. In vivo and in vitro evaluation of hydroxyapatite nanoparticle morphology on the acute inflammatory response[J]. Biomaterials, 2016, 90: 1-11.

[38] Brodbeck W G, Patel J, Voskerician G, et al. Biomaterial adherent macrophage apoptosis is increased by hydrophilic and anionic substrates in vivo[J]. Proceedings of the National Academy of Sciences of the United States of America, 2002, 99 (16): 10287-10292.

[39] He C, Hu Y, Yin L, et al. Effects of particle size and surface charge on cellular uptake and biodistribution of polymeric nanoparticles[J]. Biomaterials, 2010, 31 (13): 3657-3666.

[40] Roser M, Fischer D, Kissel T. Surface-modified biodegradable albumin nano- and microspheres. II: Effect of surface charges on in vitro phagocytosis and biodistribution in rats[J]. European Journal of Pharmaceutics and Biopharmaceutics, 1998, 46 (3): 255-263.

[41] Jones J A, Chang D T, Meyerson H, et al. Proteomic analysis and quantification of cytokines and chemokines from biomaterial surface-adherent macrophages and foreign body giant cells[J]. Journal of Biomedical Materials Research A, 2007, 83 (3): 585-596.

[42] McBane J E, Matheson L A, Sharifpoor S, et al. Effect of polyurethane chemistry and protein coating on monocyte differentiation towards a wound healing phenotype macrophage[J]. Biomaterials, 2009, 30 (29): 5497-5504.

[43] Patel H M, Moghimi S M. Serum-mediated recognition of liposomes by phagocytic cells of the reticuloendothelial system: The concept of tissue specificity[J]. Advanced Drug Delivery Reviews, 1998, 32 (1-2): 45-60.

[44] Owens D E, Peppas N A. Opsonization, biodistribution, and pharmacokinetics of polymeric nanoparticles[J]. International Journal of Pharmaceutics, 2006, 307 (1): 93-102.

[45] Hu C M, Zhang L, Aryal S, et al. Erythrocyte membrane-camouflaged polymeric nanoparticles as a biomimetic delivery platform[J]. Proceedings of the National Academy of Sciences of the United States of America, 2011, 108 (27): 10980-10985.

[46] Braden K, Biran L R, Underwood C J, et al. Characterization of microglial attachment and cytokine release on biomaterials of differing surface chemistry[J]. Biomaterials, 2008, 29: 3289-3297.

[47] Zolnik B S, Gonzalez-Fernandez A, Sadrieh N, et al. Minireview: Nanoparticles and the immune system[J]. Endocrinology, 2010, 151 (2): 458-465.

[48] Vesely M D, Schreiber R D. Cancer immunoediting: Antigens, mechanisms, and implications to cancer immunotherapy[J]. Annals of the New York Academy of Sciences, 2013, 1284: 1-5.

[49] Dunn G P, Old L J, Schreiber R D. The Immunobiology of cancer immunosurveillance and immunoediting[J]. Immunity, 2004, 21: 137-248.

[50] Wang C, Wang J, Zhang X, et al. *In situ* formed reactive oxygen species-responsive scaffold with gemcitabine and checkpoint inhibitor for combination therapy[J]. Science Translational Medicine, 2018, 10 (429): eaan3682.

[51] Kadiyala P, Li D, Nuñez F M, et al. High-density lipoprotein-mimicking nanodiscs for chemo-immunotherapy against glioblastoma multiforme[J]. ACS Nano, 2019, 13 (2): 1365-1384.

[52] Zhu G, Mei L, Vishwasrao H D, et al. Intertwining DNA-RNA nanocapsules loaded with tumor neoantigens as synergistic nanovaccines for cancer immunotherapy[J]. Nature Communication, 2017, 8 (1): 1482.

[53] Feng B, Hou B, Xu Z, et al. Self-amplified drug delivery with light-inducible nanocargoes to enhance cancer immunotherapy[J]. Advanced Materials, 2019, 31 (40): e1902960.

[54] Yu X, Gao D, Gao L, et al. Inhibiting metastasis and preventing tumor relapse by triggering host immunity with tumor-targeted photodynamic therapy using photosensitizer-loaded functional nanographenes[J]. ACS Nano, 2017, 11 (10): 10147-10158.

[55] Chen Q, Hu Q, Dukhovlinova E, et al. Photothermal therapy promotes tumor infiltration and antitumor activity of CAR T cells[J]. Advanced Materials, 2019, 31 (23): e1900192.

[56] Li C X, Zhang Y, Dong X, et al. Artificially reprogrammed macrophages as tumor-tropic immunosuppression-resistant biologics to realize therapeutics production and immune activation[J]. Advanced Materials, 2019, 31 (15): e1807211.

[57] Chen Q, Wang C, Zhang X, et al. *In situ* sprayed bioresponsive immunotherapeutic gel for post-surgical cancer treatment[J]. Nature Nanotechnology, 2019, 14 (1): 89-97.

[58] Phuengkham H, Song C, Um SH, et al. Implantable synthetic immune niche for spatiotemporal modulation of tumor-derived immunosuppression and systemic antitumor immunity: Postoperative immunotherapy[J]. Advanced Materials, 2018, 30 (18): e1706719.

[59] Long Y, Lu Z, Xu S, et al. Self-delivery micellar nanoparticles prevent premetastatic niche formation by interfering with the early recruitment and vascular destruction of granulocytic myeloid-derived suppressor cells[J]. Nano Letters, 2020, 20 (4): 2219-2229.

[60] Song Q, Yin Y, Shang L, et al. Tumor microenvironment responsive nanogel for the combinatorial antitumor effect of chemotherapy and immunotherapy[J]. Nano Letters, 2017, 17 (10): 6366-6375.

[61] Park J，Wrzesinski S H，Stern E，et al. Combination delivery of TGF-β inhibitor and IL-2 by nanoscale liposomal polymeric gels enhances tumour immunotherapy[J]. Nature Materials，2012，11（10）：895-905.

[62] Li X，Guo H，Duan H，et al. Improving chemotherapeutic efficiency in acute myeloid leukemia treatments by chemically synthesized peptide interfering with CXCR4/CXCL12 axis[J]. Scientific Reports，2015，5：16228.

[63] Huang J，Xu Y，Xiao H，et al. Core-shell distinct nanodrug showing on-demand sequential drug release to act on multiple cell types for synergistic anticancer therapy[J]. ACS Nano，2019，13（6）：7036-7049.

[64] Liu J，Zhang J，Zhang X，et al. Transforming growth factor-beta 1 delivery from microporous scaffolds decreases inflammation post-implant and enhances function of transplanted islets[J]. Biomaterials，2016，80：11-19.

[65] Matta B M，Turnquist H R. Expansion of regulatory T cells *in vitro* and *in vivo* by IL-33[J]. Methods in Molecular Biology，2016，1371：29-41.

[66] Headen D M，Woodward K B，Coronel M M，et al. Local immunomodulation Fas ligand-engineered biomaterials achieves allogeneic islet graft acceptance[J]. Nature Materials，2018，17（8）：732-739.

[67] Zhao H，Woodward K B，Shirwan H，et al. Posttransplantation systemic immunomodulation with SA-FasL-engineered donor splenocytes has robust efficacy in preventing cardiac allograft rejection in mice[J]. Transplantation Proceedings，2013，45（5）：1805-1807.

[68] Azzi J，Yin Q，Uehara M，et al. Targeted delivery of immunomodulators to lymph nodes[J]. Cell Reports，2016，15（6）：1202-1213.

[69] Zou L，Barnett B，Safah H，et al. Bone marrow is a reservoir for $CD4^+CD25^+$ regulatory T cells that traffic through CXCL12/CXCR4 signals[J]. Cancer Research，2004，64（22）：8451-8455.

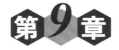

第 9 章 >>

生物材料的力学相容性

　　生物医学材料的力学相容性指的是材料与所处部位的生物组织的力学适配性，包括材料与组织弹性形变相匹配的性质和能力，材料在生理环境中力学性能的衍变规律，以及力刺激信号传导与细胞响应机制等。随着生物力学和力学生物学研究的不断深入，生物医学材料的力学相容性的内涵还在不断地扩展。

　　在宏观上，生物医学材料的力学相容性取决于组织-材料界面的性质和材料所承受负荷的大小；在微观上，生物医学材料的力学相容性取决于材料对细胞的力学刺激及细胞对力学信号的响应。如果生物医学材料植入后最终能与周围组织的力学性质相适应，则能有效发挥其功能并促进组织的修复再生，否则会引起植入失败甚至带来严重的不良反应。通过对生物医学材料力学性能的改性优化，增强材料与其接触的组织、介质、环境间的力学相容性程度，可有效提高材料的临床应用效果。

　　基于生物医学材料在再生医学、组织工程中的迫切需求，本章总结了常见的生物医学材料的力学性能，论述了力学性能改性在生物医学材料的设计及临床应用中的重要意义，阐明了细胞对力学刺激的反应机制，以加深对生物医学材料的力学相容性的认识和改进生物医学材料的临床应用。

9.1　生物医学材料的力学性能

　　在生物医学材料的诸多性能中，力学性能具有重要意义，因为它处理了有关力稳定性的主要现象，决定了很多材料的实际应用范围和方向。力学载荷下的变形和断裂取决于材料自身的结构，如果载荷足够大，材料对宏观力学响应，可能会导致其形状发生变化甚至断裂。当前，许多类型的金属和合金、聚合物等材料经过不断革新的工艺，力学性能得以明显改善，逐渐用于生物医学研究和医学临床。基于生物医学材料在再生医学和组织工程及其临床应用转化的迫切需求，研发具有良好力学性能的生物材料、探讨生理环境下生物医学材料的力学性能衍变规律，为生物医学材料按照预期设计行使功能，保障植入器械临床应用的安全性与可靠性，具有十分重要的意义。

9.1.1　生物材料力学性能及其评价方式

材料的力学性能是指材料于一定环境下，在各种方式的外加载荷作用下所表现出的力学特征，即材料在承受力学载荷时表现出的物理性能。衡量材料力学性能的主要指标主要有弹性模量、拉伸强度、伸长率、硬度和疲劳极限等[1]。根据具体不同的应用目的和应用环境，还会对材料的其他力学性能有特殊的要求。

1）弹性模量

弹性模量（elastic modulus）简单地定义为比例极限内的应力与应变之比，是衡量物体抵抗弹性变形能力大小的尺度。从物理角度讲，它表示施加拉伸或压缩负载时材料在弹性范围内的刚度[1]。在低载荷下，通过单轴施加不断增加的拉伸载荷而产生的变形是线性的，具有这种行为的材料为脆性材料，例如玻璃，陶瓷等。在类似橡胶的材料中，应力/应变关系不是线性的，如图 9-1（a）所示。图 9-1（b）显示了弹性区域中金属的应力/应变曲线的一部分，该曲线也略微延伸到塑性区域，表明从一种变形模式过渡到另一种变形模式。

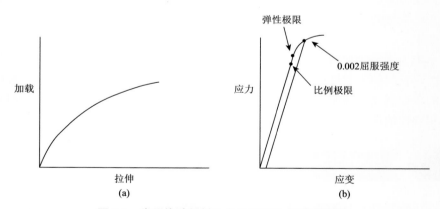

图 9-1　类似橡胶材料及金属材料应力/应变曲线

（a）类似橡胶材料中的应力/应变关系；（b）应力/应变曲线稍微延伸到塑性区域，以显示 0.002 的偏移屈服

在大多数观察到真正弹性行为的材料中，这种特性可以用众所周知的胡克定律表示，该定律将应变与载荷（或应力）的线性函数相关联。这在临床上很重要，因为它表明所选的生物材料具有与将要替换的材料相似的可变形特性。尤其涉及力学承载类材料，这些材料需要具有低挠曲的高弹性模量。

通常，材料的弹性模量是通过弯曲试验来计算的，因为与压缩或拉伸载荷中很小的伸长率相比，在这种情况下可以很容易地测量挠度[1]。但是，生物材料通常多孔且尺寸小，因此纳米压痕测试用于确定这些材料的弹性模量。弹性模量的另一种测量方法是非破坏性方法，例如激光超声技术，由于其简单性和可重复性，且不会破坏材料，在临床上也得到广泛应用[1]。

2）拉伸强度

拉伸强度（tensile strength）定义为材料抵抗趋于将其拉开的力的能力[2]，是材料在静拉伸条件下的最大承载能力。拉伸强度有三种典型定义[1, 2]：

（1）屈服强度（yield strength）：材料可以承受的应力而不会永久变形，屈服强度是应力，它将导致材料原始尺寸的 0.2%永久变形。

（2）极限强度（ultimate strength）：材料可以承受的最大应力。

（3）断裂强度（breaking strength）：断裂点处应力-应变曲线上的应力坐标。

3）伸长率

伸长率（elongation）是在材料承受拉力载荷最终破裂之前发生的变形的量度，通过标准抗拉强度测试测量由于轴向力引起的材料伸长率是常用的方法[1, 3]。测试通常是标准化的，以恒定的负载速度实现，并且具有破坏性。

4）硬度

硬度（hardness）是塑性变形的量度，定义为压痕或穿透每单位面积的力。硬度是比较材料性能的最重要参数之一[1, 4]。宏观硬度通常以强分子间键为特征，但固体材料在受力作用下的行为复杂。因此，有不同的硬度度量：刮擦硬度、压痕硬度和回弹硬度，在每种度量类别中，都有各自的度量范围。

5）疲劳极限

疲劳（fatigue）定义为材料由于重复/循环加载或卸载（拉应力或压应力）而失效，疲劳极限（fatigue limit）是指经过无限应力循环而不发生破坏时的最大应力值，又称为持久极限[1, 5]。

疲劳极限是生物材料的重要参数，因为在其使用寿命期间会施加循环载荷。在循环加载条件下，可能会在基体和填料的界面处产生微裂纹/缺陷，这种微裂纹会引发永久性塑性变形，从而导致大的裂纹扩展或破坏。在循环载荷过程中，有几个因素也会导致微裂纹的产生，例如配合面的摩擦滑动、渐进磨损、晶界处的残余应力、剪切应力等。

9.1.2 不可降解金属材料的力学性能

金属生物材料对组织重建非常重要，由金属制成的生物材料大约占植入物的70%～80%，特别是硬组织，如骨骼。随着世界人口老龄化现况不断加剧，而老年人发生硬组织衰竭的风险较高，导致对金属生物材料的需求迅速增长，也催生了对金属生物材料的生物和力学生物相容性更高的需求。

常见的不可降解金属生物医学材料主要有不锈钢、钴（Co）-铬（Cr）合金、钛（Ti）及其合金等。在这些金属生物医学材料中，与不锈钢和钛合金相比，钴铬合金表现出最高的耐磨性和相对较高的强度；与 Co-Cr 合金和钛合金相比，不锈钢通常表现出更高的延展性和循环扭曲强度；而 Co-Cr 合金的刚度最大，钛合金最低。

目前，已研究开发了多种技术用于改进金属生物材料的力学性能以实现更好的力学相容，如杨氏模量、强度/延性平衡、疲劳强度、断裂韧性和耐磨性等[6]，在这些性能改进中，控制杨氏模量得到广泛研究，因为过高杨氏模量的金属移植物会导致骨骼萎缩和骨骼重塑不良[7]。然而，过低杨氏模量的材料也引发了一些问题：用于替代骨组织的低杨氏模量钛合金已出现失败案例，例如人造髋关节、骨板。如今新概念金属生物材料的加工工艺正在研发中，例如具有可自调杨氏模量的钛合金用于脊柱固定杆，以及用于可移动植入物的钛和锆合金。

此外，大量的研究正在致力于通过表面改性来改善金属生物材料的骨传导性和血液相容性。新型钛合金、金和银等贵金属以及一些含有铂（Pt）和钯（Pd）的合金材料的应用也逐渐引起关注，主要集中于重建硬组织的植入物整形外科，以及软组织的重建（如血管支架等）[8-10]，表 9-1 总结了金属材料在临床不同领域的应用[11]。考虑到钛及其合金、不锈钢、钴及其合金的广泛适用性，我们将着重介绍这些材料的力学性能。

表 9-1　不可降解金属材料在临床不同领域的应用[11]

应用领域	植入物类型	所用金属材料
心血管	支架 人工瓣膜	316L 不锈钢；钴铬钼合金；钛；Ti6Al4V
骨科	骨固定（板、螺钉、销） 人工关节	316L 不锈钢；钛；Ti6Al4V；钴铬钼合金；Ti6Al7Nb
牙科	正畸丝 填充物	316L 不锈钢；钴铬钼合金；钛镍合金；TiMoAgSn（Cu）汞合金；金
颅面	板和螺丝	316L 不锈钢；钴铬钼合金；钛；Ti6Al4V
耳鼻喉	人工耳膜	316L 不锈钢

1）钛及其合金

在主要的金属生物材料中，金属钛（纯 Ti）及钛合金的生物相容性最好，钛合金还显示出高的抗张强度与密度比值和良好的耐腐蚀性。因此，钛合金在生物医学应用中引起了人们广泛的兴趣。随着应力遮挡问题的解决，由金属材料制成的植入物备受关注[8]。

应力遮挡是植入物与骨骼之间应力的不均匀转移。由金属生物医学材料制成的植入物的杨氏模量通常要比骨骼高很多，所以应力主要通过植入物转移，导致骨组织缺乏适当的应力刺激而发生骨吸收。

因此，使用与正常骨骼相近杨氏模量的钛合金很有必要。钛合金分为 α 型、（α+β）型和 β 型合金，其中 α 型为低温型的密排六方结构，β 型为高温型的体心立方结构，已有的研究显示（α+β）型钛合金 Ti-6Al-4V 的弹性模量（110 GPa）远低于不锈钢和钴合金（分别为 180 GPa 和 210 GPa）。由于 β 型钛合金的弹性模量一般要低于 α 型和（α+β）型合金，因此有不少研究在探索开发低模量 β 型钛合金用于生物医学领域并取得很大进展。总体来讲，为生物医学应用而开发的低模量钛合金都是由无毒元素组成的 β 型合金或（α+β）型合金。图 9-2 列出了用于生物医学领域的 α 型、（α+β）型和 β 型钛合金的杨氏模量[12]。

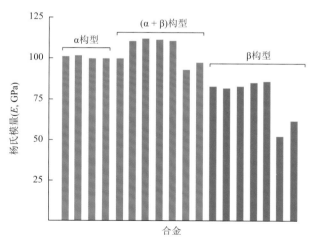

图 9-2　用于生物医学的 α 型、（α+β）型和 β 型钛合金的杨氏模量[12]

杨氏模量取决于晶体的取向，低模量 β 型钛合金的杨氏模量可以通过加工工艺来加以控制。单晶沿〈100〉方向取向的低模量 β 型钛合金（Ti-25Nb-10Ta-12r-0.2Fe）表现出比其他取向更低的杨氏模量（35 GPa）。常规的冷加工，例如冷轧、冷锻[13]，以及一些特殊的严重塑性变形过程，例如等径角挤压[14]、累积辊压黏结[15]和高压扭转[16]及添加其他元素,在保持低杨氏模量的同时有效提高了β型Ti合金的强度,如图9-3所示。因此,在维持材料杨氏模量适于临床医学应用与材料促进组织修复方面仍存在很多潜在的研究方向。

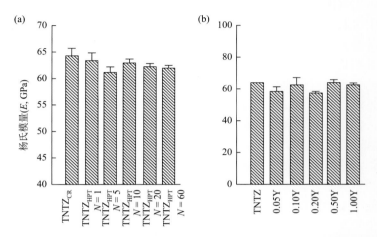

图9-3 (a)TNTZ的杨氏模量在 $N=1\sim60$ 的转数下经受冷轧和高压扭转;
(b)添加不同比例 Y_2O_3 后冷轧 TNTZ 的杨氏模量[13, 16]

2)不锈钢

在金属生物医学材料中不锈钢的应用历史最为长久,目前临床应用的不锈钢以 SUS 316L 为典型代表。SUS 316L 是一种奥氏体不锈钢,主要用于生物医学领域,例如骨固定、脊柱固定和心血管支架导管。

由于 SUS 316L 不锈钢含有一定量的金属 Ni,可能产生 Ni 毒性。因此,无镍不锈钢的开发也成为研究热点。关于不锈钢的实际应用已在表9-1中列出,但随加工工艺及实际需求的变化,不锈钢的力学性能在不同的场景下也有不同,表9-2总结了利用316L不锈钢选择性激光熔化制造多孔骨移植物或非多孔骨移植物及热铸造下不锈钢的力学性能[17, 18]。由表 9-2 可以发现,在不同工艺下的不锈钢的拉伸强度差异显著,而且相同工艺下多孔或非多孔不锈钢的拉伸强度也有显著差异,这就提示我们在实际应用时,应结合对应场景来选择加工工艺,以更好地实现材料的价值。

表 9-2 热铸及选择性激光熔化制造不锈钢多孔/非多孔骨移植物的力学性能[17, 18]

	多孔骨移植物	多孔骨移植物	热铸造
拉伸弹性模量（GPa）	0.12 ± 0.02	193 ± 3	198 ± 4
拉伸屈服强度（MPa）	3.46 ± 0.25	567 ± 15	622 ± 7
极限抗拉强度（MPa）	14.55 ± 1.56	635 ± 23	717 ± 13

续表

	多孔骨移植物	多孔骨移植物	热铸造
压缩弹性模量（GPa）	0.15±0.03	187±5	195±2
抗压屈服强度（MPa）	3.01±0.13	497±24	505±11
弯曲弹性模量（GPa）	0.20±0.05		
弯曲屈服强度（MPa）	3.82±0.42		

3）钴铬合金

钴铬（Co-Cr）合金是一种具有高强度、耐热且无磁性，并且具有良好的耐磨性、耐腐蚀和耐锈蚀性的合金。它们具有出色的生物相容性以及耐腐蚀和耐锈蚀性，高弹性模量（E）提供了必需的强度和刚度而无需大的横截面，从而减轻了金属结构的重量。目前，Co-Cr 合金的生物医学应用主要涉及关节置换、假体制造以及血管内支架制造[19, 20]等。

表 9-3 给出了钴铬合金与一些商业金属陶瓷合金的力学性能（如制造商所述）。从临床角度来看，屈服强度很重要，因为该特性的最高值可以保护金属陶瓷免于引发塑性变形。相反，伸长率的临床重要性值得商榷，因为即使少量的永久变形也可能导致断裂。

表 9-3　钴铬合金与陶瓷合金的物理性质[19, 20]

品牌	弹性模量（GPa）	屈服强度（0.2%）（GPa）	抗拉强度（MPa）	伸长率（%）	维氏硬度	CTE（$\times 10^{-6}\,K^{-1}$, 25~500℃）
Wirobond C	220	540	680	11.0	280	14.0
Wirobond LFC	200	660	950	16.0	315	15.9
Genesis Ⅱ	172	517	N/A	15.0	325	14.4
Vi-Comp	175	448	695	7.7	320	14.2
Callisto CP+	180	780	N/A	10.0	365	14.4
IPS d.SIGN 30	234	520	N/A	6.0	385	14.5

表 9-4 给出了基于钴合金的血管内支架的力学特性（一些基础研究和商品化产品），并比较了其与 316L 不锈钢之间的力学性能[21, 22]。由表 9-4 可以发现几种掺杂不同比例 Co-Cr 合金的血管内支架屈服强度均强于 316L，商品化的 Co-Cr 合金血管内支架在伸长率上同 316L 区别不大，结合表 9-2 中不锈钢的抗拉强度数据，说明 Co-Cr 合金血管内支架在抗拉强度方面要更稳定。这些数据从力学性能的角度表明了目前 Co-Cr 合金作为血管内支架主要使用材料的原因。

表 9-4　基于钴合金的血管内支架的力学特性[21, 22]

合金材料	屈服强度（MPa）	抗拉强度（MPa）	伸长率（%）
Co-Cr 合金	565±5.68	1084±12.56	26.5±1.2
Co-Cr-Cu 合金	636.5±8.12	991±13.98	13.5±0.45
Co-20Cr-12Fe-18Mn-2Mo-4W-N	577.3±41.0	1031.1±11.5	55.8±2.9
L605(Co-20Cr-15W-10Ni)	481.7±48.3	1072.7±7.3	46.8±0.9
Phynox/Elgiloy(40Co-20Cr-16Fe-15Ni-7Mo)	450	N/A	45
MP35N(35Co-35Ni-20Cr-10Mo)	414	N/A	45
316L	340	N/A	48

9.1.3　可降解金属材料的力学性能

　　可生物降解的金属定义为在生理环境下可逐渐腐蚀的金属，其释放的腐蚀产物会引起相应的宿主反应，在完成协助组织愈合的任务时完全溶解，而没有植入物残留，避免了永久异物性反应产生[23]。基于这些优势，以镁和铁及其合金为代表的可降解金属材料在基础研究和一些临床应用中发挥着重要功能，可应用于从硬软组织修复到植入器械构建，如骨骼、牙齿修复及血管内支架构建。图 9-4 展示了不同种类的可生物降解植入物材料［包括金属合金（Mg 基、Ca 基、Sr 基或Fe 基）］的力学性能（线性屈服应力、杨氏模量）[24]。

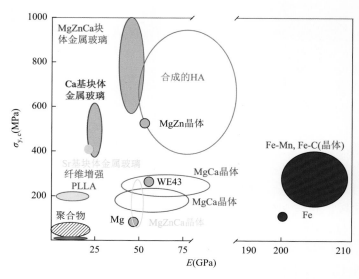

图 9-4　不同种类的可生物降解植入物材料的力学性能[24]

在材料学家和临床医生的不断努力之下，不可控的降解和随后的力学性能不足等问题正在通过新技术或加工制造工艺而逐渐完善。尽管可降解金属目前不能像常用的非降解骨内固定物、心血管支架那样广泛应用于临床，但鉴于其具备可降解性，使人们一直没有放弃促使可降解金属成为具有独特性能的医学内植入材料的追求和努力。接下来我们将以镁合金/铁合金为代表，从生物力学性能的角度对其生物医学应用进行探讨。

9.1.3.1 镁及其合金

镁合金是最轻的结构合金[25]，由最轻的金属镁为主要成分，与其他金属或非金属元素形成合金，这些元素包括锰、铝、锌、硅、铜、锆和稀土金属[26]。镁合金之所以成为人们关注的材料，主要是因为它们具有极高的强度重量比、出色的可加工性和低成本。与铝合金或不锈钢之类的其他常见合金相比，它们的比重低至 1.74 g/cm³，杨氏模量（42 GPa）也相对较低[27]。然而，它们在室温下易碎且不易成型[27]，可成型性随着温度的升高而增加。此外，研究表明，可通过削弱镁合金的基础织构来增强可成型性，但需要以牺牲强度为代价[25]。表 9-5 和图 9-5 分别整理了代表性可降解镁合金的力学性能及基于镁的合金屈服强度[25, 28]。

表 9-5 代表性可降解镁合金的力学性能[28]

合金	极限抗拉强度（MPa）	屈服强度（MPa）	伸长率（%）
Mg-(2, 3)Ca	—	136～162	1.9～2.4
Mg-(4, 6)Zn	240～315	100～235	8～17
Mg-(1, 2, 3, 4)Sr	110～213	80～148	2.8～3.2
Mg-0.6Si	166	60	6.62
Mg-Y(MgYREZr)	>275	>250	>10
Mg-Nd(JDBM)	194～240	90～189	12～25
Mg-Gd	约 260	约 210	约 30

镁合金的应用涵盖了从汽车、航空航天到电子和生物医学应用。在临床医疗上，轻质便携式医疗设备充分利用了镁合金。此外，由于镁合金的生物相容性和生物降解性，在心血管支架和矫形装置中也有镁合金的身影[27]。这些领域中的研究成果与实际应用，将在随后的章节中进行介绍。

9.1.3.2 铁及其合金

在上一小节里，我们从镁及其合金的力学性能展开，探讨了不同加工工艺下镁及其合金在生物医学领域可能的相关应用，强调了其优势：相容性好且可降解。

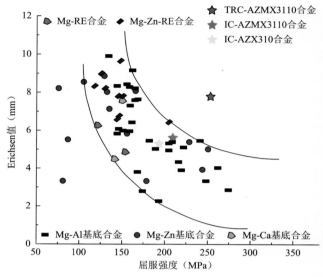

图 9-5　基于 Mg 的合金屈服强度[25]

　　这里我们将着重介绍另外一种可降解金属——铁，这是由于二者的力学性能和体内腐蚀性有相似之处，均受加工工艺的影响。

　　铁是参与生命活动的重要元素之一，成年人体每公斤体重含有约 45～55 mg 铁[29]；高达 70%结合在循环红细胞的血红蛋白中，近 30%存储在肝细胞和网状内皮巨噬细胞中，其余的存在于细胞色素、含铁的酶和肌红蛋白中[30]，铁还从 HO^{-1} 的原卟啉环中释放出来并返回到循环中[31]，剩余的 5 mg 血浆铁主要与肝脏进行代谢交换[32]。

　　表 9-6 总结了铁及各种铁合金的力学性能[33]，这其中由于铁合金材料的组成成分及加工工艺和处理步骤不尽相同，使得不同的铁合金的力学性能呈现出较大的差别。

　　由表 9-6 可见，Fe-10Mn 和 Fe-10Mn-1Pd 两种铁基合金材料，虽然其组成成分大致相同，但在使用不同的工艺进行处理后，其各自的力学性能却存在较大区别。Fe-10Mn 合金的处理工艺分别为：在氩气气氛下于 1000℃热处理 2 h 固溶体，然后用水淬灭；在空气中 500℃下老化 1 h，然后在 500℃下退火 10 h。由此发现铁合金的不同加工工艺强烈地影响着其力学性能，而且也影响其降解行为。

　　已有的研究报道，铁基合金的降解行为取决于加工技术，与粉末冶金生产的 Fe-Mn 合金相比，浇铸生产的 Fe-Mn 合金在体外的降解速度更慢，这主要是因为粉末冶金工艺产生的孔隙率要比铸造合金的孔隙率更高[34]。同样，电铸铁还具有比铸造生产的 Armco® Fe 更快的体外降解性能，因为电铸铁材料的微观结构要好得多，且晶界体积增加，更容易被腐蚀[35]。

表 9-6 铁及其合金的力学性能[33]

材料	屈服强度（MPa）	极限强度（MPa）	断裂伸长率（%）
99.9% Fe(Armco®)	250	300	37.5
Fe（碳素钢）	700	900	9.5
Fe-10Mn	800	1400	14
Fe-10Mn	650	1300	14
Fe-10Mn-1Pd	950	1500	2
Fe-10Mn-1Pd	900	1550	7
Fe-10Mn-1Pd	850	1450	11
Fe-20% Mn	421±27	702±11	7.5±1.5
Fe-25% Mn	361±33	723±19	4.8±0.4
Fe-30% Mn	239±13	518±14	19±1.4
Fe-35% Mn	234±7	428±7	32±0.8
Fe-21Mn-0.7C	345±10	980±5	62±4
TWIP-1Pd	360±4	970±35	64±3
TWIP-1Pd CW12	690±35	1120±25	38±3
TWIP-1Pd CW12	505±20	1020±10	53±7
TWIP-1Pd CW23	1095±35	1320±15	29±2
TWIP-1Pd CW23	725±20	1255±15	38±2
纯铁	150	210	40
Fe-5% Pd	445±13	754±20	
Fe-5% Pt	503±22	785±18	
电铸铁	360±9	423±12	8.3±2
电铸铁 550℃ 退火	270±6	292±14	18.4±4
电铸铁 600℃ 退火	130±7	169±9	32.3±5
纯铁 550℃ 退火	140±10	205±6	25.5±3
Fe-30Mn-6Si 合金	180	450	16
铁同其他不同元素的合金（锰、钴、铝、硫等）	100~220	190~360	12~23

此外，对于铸造铁基合金材料，注入后立即在金属表面上生成氢氧化物层——$Fe(OH)_2$，可渗透氧气（与不锈钢材料相反），从而在植入物的整个生命周期中都具有连续的腐蚀作用[36]。因此，植入物表面不断形成 HO•，可能导致炎症反应持续和周围组织愈合失败。此外，HO•产生的氧化应激环境也可能加剧对动脉粥样硬化组织的损害和功能障碍[37]。因此，考虑这些氧化机制对于开发新的铁基植入物显得至关重要。

9.1.4 聚合物的力学性能

聚合物材料是从各种重复的亚基获得的大分子，可用作生物材料的是以下类型：天然聚合物（壳聚糖、胶原蛋白、藻酸盐等），用于药物输送、伤口敷料和组织工程；合成聚合物（聚氯乙烯、聚丙烯、聚甲基丙烯酸甲酯等）可用于植入物、医疗一次性用品、敷料等；可降解的生物材料（聚乳酸、聚丙交酯、聚乙交酯等）主要用于支架、组织螺钉、软骨修复和药物输送系统，这是基于其可再生组织并且在植入后不会留下残留，因此非常有应用价值。

聚合物在生物医药范围内不同场景的应用根本上还是取决于其自身性质。考虑到聚合物的种类较多，配比、加工工艺和材料呈现形式（片材、膜材、棒材等）也较复杂，而这些因素都将影响材料的力学性能，所以我们将重点介绍一种材料，即聚乳酸。

聚乳酸（poly-lactic acid，PLA）是人类历史上最广泛研究和利用的可生物降解脂肪族聚酯之一，由于其无毒可降解的优势，逐渐成为医学和工业领域的领先生物材料[39, 39]。PLA 的物理特性（例如密度、热容量以及 PLA 的力学和流变特性）取决于其玻璃化转变温度（glass transition temperature，T_g）[40]。对于无定形 PLA 而言，T_g 是最重要的参数之一，因为在 T_g 或更高的温度下聚合物链迁移率发生显著变化。因此，在研究 PLA 联系学性能时，T_g 可能非常重要，如表 9-7 所示的在标准条件下获得的不同聚合物的力学性能数值（与室温相当）[41]。然而，各种 PLA 样品的取向和立体化学成分也影响其力学性能。

表 9-7　标准条件下获得的不同聚合物的力学性能[41]

力学性能	单位	生物聚合物						
		PLA	PLLA	PDLLA	PGA	DLLA/PGA	PCL	PHB
抗拉强度	MPa	21～60	15.5～150	27.6～50	60～99.7	41.4～55.2	20.7～42	40
拉伸模量	GPa	0.35～3.5	2.7～4.14	1～3.45	6.0～7.0	1.38～4.13	0.21～0.44	3.5～4
极限应变	%	2.5～6	3.0～10.0	2.0～10.0	1.5～20	2.5～10	300～1000	5.0～8.0
比抗张强度	N·m/g	16.8～48	40.0～66.8	22.1～39.4	40～45.1	31.8～42.5	18.6～36.7	32.0～33.9
比拉伸模量	kN·m/g	0.28～2.8	2.23～3.85	0.8～2.36	4.51～5	1.06～2.12	0.19～0.38	2.80～2.97

与一系列生物聚合物相比，PLA 的力学性能得到了最深入的研究，其中包括拉伸性能：拉伸强度、拉伸模量和极限应变。PLA 的力学性能-比抗拉强度通过将原始力学性能除以聚合物密度可得到比拉伸模量，表 9-7 给出了与不同生物聚合物相比，PLA 的比抗张强度和拉伸模量范围[41]。在将生物聚合物用作结构元素而

不需要增强的情况下，这些特定属性非常重要，因为它们确定了一定力学强度或刚度所需的尺寸。与作为复合基质的用途相反，在这种情况下，PGA 和 PLLA 似乎是最佳选择，而 PCL 以及聚羟基丁酸酯（PHB）显然是最差的选择[41]。聚合物的力学性能表明类似的分子量通过不同的聚合方法制备的分子量没有差异，对于通过缩聚和开环聚合制备的 PLA 来说，这已经引起关注[42]。

为了优化 PLA 到成型零件、薄膜、泡沫和纤维等的转化。根据预期的应用，已经开发了几种 PLA 的加工技术，包括干燥和挤出、注射成型、注射拉伸吹塑、流延（薄膜和片材）、挤出吹塑薄膜、热成型、发泡、纤维纺丝、电纺、混纺及纳米复合材料混纺等[47]。由于前 4 种技术是最常用的加工技术和研究最多的事实，因此我们将重点放在这些技术上以突出热和力学性能。

表 9-8 列出了立体化学和结晶度对非晶态 PLLA、退火 PLLA 和非晶态 PDLLA 的力学性能的影响[43-45]。在退火过程中，抗冲击性由于晶域的交联作用而增加，而抗拉强度增加，可能是由于链的立体规则性所致。

表 9-8　立体化学和结晶度对力学性能的影响[43-45]

力学性能	单位	非晶态 PLLA	退火 PLLA	非晶态 PDLLA
抗拉强度	MPa	59	66	44
断裂伸长率	%	7	4	5.4
弹性模量	MPa	3750	4150	3900
屈服强度	MPa	70	70	53
抗弯强度	MPa	106	119	88
洛氏硬度		88	88	76
热变形温度	℃	55	61	50

表 9-9 列出了通过注塑和挤出/注塑进行或不进行退火处理的已加工 PLA 的主要力学性能（杨氏模量、屈服强度和断裂伸长率）[44, 46]。与注塑材料相比，挤压/注塑材料的断裂伸长率显著提高（32%～35%），可能由于后处理材料中的链条断裂，导致链条数量增加，引起伸长率增高。

表 9-9　注塑和挤出/注塑及退火处理的已加工 PLA 的主要力学性能[44, 46]

力学性能	单位	注塑	挤出/注塑	挤出/注塑不退火	挤出/注塑退火
杨氏模量	GPa	3.7±0.1	3.9±0.1	4.1±0.1	4.1±0.1
屈服强度	MPa	65.6±1.3	65.2±0.9	75.4±0.9	77.0±1.1
断裂伸长率	%	4.0±0.8	5.4±0.6	2.5±0.2	3.3±0.3

在进一步探索加工工艺对 PLA 聚合物力学性能影响的过程中，研究人员逐渐细化到针对 PLA 的两种手性（左旋和右旋）的不同比重，结合工艺进行研究，如表 9-10 为不同百分比左右旋 PLA 结合加工条件对 PLA 力学性能的影响[43, 48]。在相同比例的左右旋 PLA 不同加工工艺情况下，双轴取向挤压结合应变结晶对材料的抗拉强度影响较大，而相同工艺不同左右旋比例 PLA 情况下，抗拉强度的变化相较于前者不太显著。此外，双轴取向挤压结合应变结晶对材料的杨氏模量影响也较大，结合热定形，其对伸长率影响也最显著。左右旋 PLA 在分子量上并无差别，只是空间构象不同，然而却对其力学性能产生了显著影响。

表 9-10　不同百分比左右旋 PLA 结合加工条件对 PLA 力学性能的影响[43, 47]

左/右旋比例	工艺	抗拉强度（MPa）	杨氏模量（GPa）	伸长率（%）
100/0	注塑，结晶	64.8	4	—
90/10	注塑，无定形	53.4	1.03	4.6
90/10	注塑，结晶	58.6	1.29	5.1
90/10	挤压，双轴取向应变结晶	80.9	3.41	41.2
90/10	挤压，双轴取向，应变结晶热定形	70.1	2.76	20.7
95/5	拉伸，双轴取向应变结晶	68.6	1.88	56.7
95/5	挤压，双轴取向应变结晶热定形	60.7	1.63	63.8
80/20	注塑，无定形	51.7	2.1	5.7
80/20	挤压，双轴取向应变结晶	84.1	2.94	18.2
80/20	挤压，双轴取向，应变结晶热定形	80.1	2.54	32.3

随着工艺的不断进步，以及 PLA 自身的特性，越来越多的商业化产品也进入市场。近年来也有不少基于 PLA 的血管内支架从实验室走向市场和临床，以克服金属药物洗脱支架的长期异物反应与晚期不良事件，如激光雕刻制造的雅培 Absorb® BVS 从面世的如日中天到退市，越来越多的研究逐渐关注到聚合物不断降解下的动态力学性能变化、支架变形等。最近，国内的阿迈特公司率先采用了 3D 打印技术来制造血管内支架，并完成了首例临床植入手术。我们有理由相信，随着加工工艺的不断进步，对 PLA 降解机制的更多研究和突破性进展，PLA 仍有占据市场一席之地的希望。

简而言之，材料的力学性能在一定程度上制约着材料的应用。医疗设备和植入物研发及实际应用还终将受益于广泛的材料和制造工艺的新发展，即使相同材料在使用不同加工工艺时其力学性能差异也较大，这提示我们应结合实际运用场景来选择加工工艺，以最大程度实现材料的利用价值。我们有理由相信随着制造工艺的优化，材料和所需性能方面技术可行性的突破，人类终将最大程度受益于材料所带来的福祉。

9.2　植入材料力学性能的生物学意义

近年来，生物材料的应用飞速发展，随着生物材料力学性能及不同环境下力学效应的研究不断深入，揭示了各种生物材料的组成、结构和性能之间的基本关系，对生命系统中材料力学效应机制也有了逐步认识，生物材料也将会在医学治疗中扮演着越来越重要的角色。为了阐明材料生物力学性能研究的意义和价值，以心血管领域和骨关节领域的生物材料力学为代表来探讨材料力学性能的生物学意义。

9.2.1　心血管系统植入材料力学性能的生物学意义

心血管系统植入器械构成材料在使用时所能发挥的功能和材料的力学性能密切相关。目前行业内的学者已进行了多种材料的血管内支架和人工血管研究，不可降解支架材料从 316L 不锈钢到镍钛合金，可降解材料从镁合金、锌合金到 PLA 聚合物。在部分研究中，出于加速内皮化，抑制再狭窄的实际需求，研究者进行了多种不同方式药物涂层或者细胞种植的探索：如核壳结构的多西他赛/SZ-21 一步法涂层支架，SZ-21/VEGF 涂层支架，三氧化二砷涂层支架，CD34、CD133 捕获支架，糖蛋白IIIa 单克隆抗体涂层支架，肝素-VEGF-纤连蛋白复合物涂层支架，内皮细胞种植支架等[48-54]。

上述研究由于使用了商品化支架，许多力学性能参数在走向市场前已经过反复测试，对应力学性能这里不再赘述。在力学性能检测方面，重点检测了锌合金（Zn-0.02Mg）与纯锌[55]的力学性能，如图 9-6 所示。由于固溶强化和 Zn-0.02Mg 合金的高度细化的晶粒结构，与纯锌相比，Zn-0.02Mg 合金的抗拉屈服强度、极限抗拉强度和硬度（Hv）得到显著提高，分别达到（188.67±6.19）MPa、（231.51±3.56）MPa 和 72.74±2.65，而且 Zn-0.02Mg 合金的破坏伸长率显著降低至 31.08%±3.41%。

在血管生成的应用上，微流控技术可以设计符合特定要求的微小管道，巧妙地控制几何形状、生化梯度和机械性能，如剪切和间隙流动，更密切地模拟体内力学条件。在人工血管的应用方面，在生物材料设计和选择时必须充分考虑材料的生物性能和力学性能，保证人工血管植入后能够保持管腔的通畅性并具备血管的收缩性能。

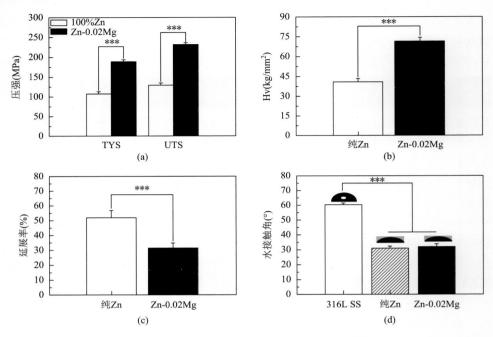

图 9-6　纯锌和 Zn-0.02Mg 合金的力学性能检测

9.2.2　骨修复材料力学性能的生物学意义

由运动或病理性骨折引起的骨缺损仍是临床治疗中的一个重大挑战,据粗略估计,全球每年有超过 200 万例接受骨移植的患者[56]。尽管自体骨移植仍被认为是骨移植的金标准,但可用性差、供体部位发病率较高和手术时间延长等因素限制了自体骨移植的应用。作为替代方案,近年来出现了由各种降解/不降解生物材料构建的人工骨以及通过组织工程构建的骨修复植入体,如羟基磷灰石(HAp)、β-磷酸三钙(β-TCP)、3D 打印骨等。骨修复材料使用的目标是提供机械和结构支撑,促进骨缺损的愈合,恢复骨骼结构、组成和功能。在骨修复材料的临床应用中,金属植入物主要用于需要机械支撑的部位,例如承重长骨(股骨、胫骨等),其应用目标在于使植入物和宿主组织之间的活动最小,并为植入部位提供生理承重功能。聚合物植入物、生物陶瓷、磷酸钙水泥等则因其提供生物活性剂的能力而被用于骨再生。在骨缺损修复中,材料的力学性能影响了骨缺损修复的成败。因此,研究者们寻求在宏观和微观尺度上精确设计骨修复材料的结构,从而为骨修复材料的应用提供增强的力学性能。

在骨修复材料的应用中,一方面为避免应力集中造成的材料断裂,骨修复材料需要足够的强度和持久的机械完整性;另一方面,为避免骨修复材料的刚度远远大于骨组织的刚度而造成对骨组织的应力遮挡，骨修复材料也需要与组织力学特性相似的弹性模量。因此，高静态强度、高疲劳强度和适宜的弹性模量对于骨修复材料是必要的。例如，钛合金具有更高的抗循环载荷能力和较低的弹性模量，常用于承重骨的修复。Albrektsson 等研究发现，与其他金属植入物（如不锈钢和锆）相比，钛与骨组织的接触更紧密，交界面处的应力更小[57]。也有研究者利用聚乳酸（PLA）、聚乙醇酸（PGA）和聚乳酸-聚乙醇酸共聚物（PLGA）等开发聚合物螺钉，通过调节聚合物植入物的弹性模量，以避免聚合物植入物与宿主组织弹性模量的不匹配[58]。

骨修复材料也应该与宿主组织有很强的黏附力，因为延迟愈合可导致纤维组织增生[59]。此外，植入物的稳定性对于成功的骨修复至关重要。Bragdon 等研究发现，骨关节材料 20 μm 的振荡运动不影响骨愈合，然而，植入物 40 μm 和 150 μm 的振荡运动延迟了骨愈合[60]。Klokkevold 等研究发现，将钛螺钉表面酸蚀之后，钛螺钉表面的粗糙度增加，与骨的黏合显著增强[61]。另有研究者使用羟基磷灰石、Ⅰ型胶原蛋白等涂层来弥合植入物和骨骼之间的间隙，促进植入物和骨骼的黏合，以增强植入物的界面附着强度[62]。

近年来兴起的骨应力重建仿真，是一个多学科交叉的研究领域，涉及固体力学、有限元仿真技术以及临床医学领域的相关知识。骨应力重建仿真利用数学方法来描述骨重建，可以在计算机上模拟出重建过程和结果，具有巨大的临床意义。其聚焦于应力与骨重建之间的宏观关系，既可辅助牙齿矫正、畸形颌骨矫治、侧凸脊柱的矫形、足的矫形等临床矫治技术，又可模拟假体松动、骨折愈合、固定螺钉的失效、接骨板的应力遮挡等临床问题所包含的应力诱导骨重建过程。对骨应力重建仿真的深入研究，必将进一步拓展生物材料力学相容性的应用。

9.3 力刺激信号传导与细胞反应机制

真核动物细胞可以进行形态变化以适应组织器官中的不同形状和大小。这些细胞在移动、变形以及运动过程中都会受到机械力的作用。因此研究力学刺激的作用在基础细胞生物学、组织力学以及疾病生物学中发挥的作用极为重要。围绕这一问题，现阶段主要有两个研究方向：一是围绕细胞如何控制其自身的机械特性；二是力学如何调控细胞生化反应的过程，刺激细胞的信号转导。

力学生物学领域最基本的问题是活细胞如何在分子水平上进行力学的组织，以展现其特征形状和机械性能；细胞如何感知力，并将这些机械信号转化为细胞内生物化学和基因表达的变化。在过去的三十年的研究中，人们发现细胞能够利用自身的应力结构在分子水平上构建细胞稳定性，同时通过细胞内部的拉伸应力变化响应机械信号。因此研究应力的结构变化可以解释和预测活细胞受到力学刺激后的分子的行为，这对植入物等生物材料的研究起到关键作用[63]。

9.3.1　细胞骨架系统及其力学稳定性

细胞骨架系统（cytoskeleton system）是指真核细胞中的蛋白纤维形成的网架结构，既包括细胞质骨架也包括细胞核骨架，其主要是由微管（microtubule，MT）、微丝（microfilament，MF）及中间纤维（intermediate filament，IF）组成。细胞骨架在细胞中起到维持细胞形态，承受外力、保持细胞内部结构的有序性方面作用，而且还参与许多重要的生命活动，如：在细胞分裂中，细胞骨架牵引染色体分离；在细胞物质运输中，各类小泡和细胞器可沿着细胞骨架定向转运；在肌肉细胞中，细胞骨架和它的结合蛋白组成动力系统。此外，白细胞的迁移、精子的游动、神经细胞轴突和树突的伸展等方面都与细胞骨架有关[64]。

细胞的形状和机械稳定性也由细胞骨架控制。细胞骨架的机械特性来自包含细胞骨架分子的生物聚合物形成。其中一些细胞骨架聚合物，例如由分子马达驱动的收缩性肌动球蛋白丝能将三磷酸腺苷（ATP）的化学能转化为机械力，主动产生张力。肌动蛋白微丝、微管和中间丝构成细胞骨架的主要成分，它们通过各种交联蛋白相互连接（形成较大的纤维）并相互聚合（形成结构上的耦合网络）。其中丝状肌动蛋白（F-actin）由肌动蛋白单体组成，它可以在肌动蛋白丝或丝束中与肌球蛋白运动蛋白结合形成较大的收缩微丝，从而主动产生张力。微管则是是由 α-和 β-微管蛋白二聚体组成的带有空腔的聚合物[65]。

9.3.2　细胞基质和细胞间的相互作用

在人体中，细胞通常以组织作为为一个整体而存在。这些组织由不同类型的细胞组成，并通过特异性细胞表面受体蛋白的结合而附着在细胞外基质和其他细胞上。细胞主要使用整合素黏附至细胞外基质，整合素是由 α 和 β 亚基组成的异二聚糖蛋白。此外，整合素也可以聚集或成簇以形成不同大小或形状的聚集体，并与细胞外基质中胶原蛋白、纤粘连蛋白、层粘连蛋白等相互联系。在细胞与细胞间的黏附过程中，钙黏着蛋白作为钙敏感的跨膜表面蛋白，可将相同类型的细胞连接在一起，形成单层或多层组织，维持多细胞生物组织完整性。并通过 α-连环蛋白（α-catenin）和 β-连环蛋白（β-catenin）等接头蛋白连接到肌动蛋白微丝[66]。

9.3.3　细胞应力调控的信号转导

细胞感知外界环境中的力学刺激到其发生基因转录水平的变化称为力学信号转导（mechanical signal transduction）。在生物体内，细胞通过细胞骨架与邻近细胞、细胞外基质的直接接触，能够接收外部力学信号，从而指导细胞行为。

　　力学信号转导能使细胞感知外界力学刺激信号并对其做出应答，该过程涉及肌动蛋白细胞骨架的快速重构并激活特定基因，从而调控细胞的增殖、分化、迁移等生物学行为。同时有大量证据表明应力能够引起细胞表面整合素受体形成的黏着斑和黏附节的变化，从而将机械力作用转化为生物信号调节细胞骨架的结构和张力来适应细胞外的力学环境，从而维持细胞的稳态。例如在干细胞变为特定谱系的细胞的过程中，细胞外基质的硬度特性变化便会直接影响到细胞整体应力水平而影响干细胞分化。这种对基底硬度敏感的特异性分化可通过抑制丝状肌动蛋白的张力而被阻断，间接证明了细胞的信号转导能够受到力学的调控。近年来研究发现，Yes 相关蛋白（Yes-associated protein，YAP）受多种机械力学的调控。细胞在硬度较大的细胞外基质上生长时，YAP 发生去磷酸化并进入细胞核，从而启动目的基因的转录；相反，细胞在硬度较小的细胞外基质上生长时，YAP 发生磷酸化并滞留在胞质中，相关基因的表达被抑制[67, 68]。

　　除此之外，细胞还有感受机械应力的第二信使分子，比如 Ca^{2+}、cAMP、PKC 和 IP3 等。其中机械敏感离子通道中退化蛋白/上皮钠通道（DEG/ENaC）超家族和瞬时受体电位通道蛋白（TRP）家族主要参与无脊椎动物的机械转导，Piezo 离子通道则对哺乳动物的机械转导至关重要。Piezo1 通道通过直接的膜张力进行门控，所以任何改变膜张力的生理作用力，如戳刺、拉伸、流体剪切力等，都可激活该通道，并选择性通透 Na^+、K^+、Ca^{2+} 和 Mg^{2+}，其中略微偏向 Ca^{2+}。而钙离子是细胞内分布广泛的信号分子，作为重要的第二信使，可以将胞外的各种信号传递至细胞内，引起细胞内信号的级联反应，进而调节细胞增殖、分化、分泌等生物学效应，如 *c-los*、*c-an* 和 *c-myc* 等细胞增殖激活相关基因的调控都需要钙离子参与[69, 70]。

　　细胞调控其自身力学特性来适应所处微环境或感知外界微环境并对其做出响应的研究在细胞力学或组织工程的研究中具有重要意义和实际应用方向，如针对细胞力学响应特性设计的骨科和血管植入物，在考虑到细胞自身调控特性的同时，也需要关注其力学响应。通常情况下生物材料对细胞的力学刺激是持续的，影响其生物学行为，进而对所处组织、器官甚至系统产生深远影响。因此，深入探究细胞对力学信号的传导、响应，有利于从细胞层面解释、应用细胞这一特殊生理现象，并为人类所用。

（王贵学　邱菊辉　吴　江　文继锐　王艳霞）

参 考 文 献

[1] Pelleg J. Mechanical properties of materials[M]. Boston：Springer Science & Business Media，2012，（Chapter 8）：521-626.

[2] Ismail A F，Khulbe K C，Matsuura T. Reverse Osmosis[M]. Amsterdam：Elsevier，2019，（Chapter 3）：57-90.

[3]   Callister WD，Rethwisch DG. Materials science and engineering[M]. New York：John wiley & Sons，2011.

[4]   Vinogradov A. Mechanical properties of ultrafine-grained metals：New challenges and perspectives[J]. Advanced Engineering Materials，2015，17（12）：1710-1722.

[5]   Xin Q F. Durability and reliability in diesel engine system design[J]. Diesel Engine System Design，2013：113-202.

[6]   Niinomi M. Mechanical biocompatibilities of titanium alloys for biomedical applications[J]. Journal of the Mechanical Behavior of Biomedical Materials，2008，1（1）：30-42.

[7]   Niinomi M，Hattori T，Morikawa K，et al. Development of low rigidity β-type titanium alloy for biomedical applications[J]. Materials Transactions，2005，43（12）：2970-2977.

[8]   Niinomi M. Titanium alloys for biomedical，dental，and healthcare applications[C]. Proceedings of the 11th World Conference on Titanium. Tokyo：JIM，2008：1417-1424.

[9]   Zhang Y，Zhang C，Xu C，et al. Ultrasmall Au nanoclusters for biomedical and biosensing applications：A mini-review[J]. Talanta，2019，200：432-442.

[10]   Kim Y，Niinomi M，Hieda J，et al. Formation of L1₀-type ordered β′ phase in as-solutionized dental Ag-Pd-Au-Cu alloys and hardening behavior[J]. Materials Science & Engineering，2012，32（3）：503-509.

[11]   Fazel-Rezai R. Biomedical Engineering：From Theory to Applications[M]. Rijeka：InTech，2011.

[12]   Mitsuo N，Yi L，Masaki N，et al. Biomedical titanium alloys with Young's moduli close to that of cortical bone[J]. Regenerative Biomaterials，2016，3（3）：173-185.

[13]   Niinomi M，Fukui H，Hattori T，et al. Development of high biocompatible titanium alloy[J]. Materia Japan，2002，41（3）：221-223.

[14]   Valiev R Z，Islamgaliev R K，Alexandrov I V. Bulk nanostructured materials from severe plastic deformation[J]. Progress in Materials Science，2000，45（2）：103-189.

[15]   Saito Y，Utsunomiya H，Tsuji N，et al. Novel ultra-high straining process for bulk materials-development of the accumulative roll-bonding (ARB) process[J]. Acta Materialia，1999，47（2）：579-583.

[16]   Zhilyaev A P，Langdon T G. Using high-pressure torsion for metal processing：Fundamentals and applications[J]. Progress in Materials Science，2008，53（6）：893-979.

[17]   Fousová M，Vojtěch D，Kubásek J，et al. 3D printing as an alternative to casting，forging and machining technologies?[J]. Manufacturing Technology，2015，15（5）：809-814.

[18]   Cherry J A，Davies H M，Mehmood S，et al. Investigation into the effect of process parameters on microstructural and physical properties of 316L stainless steel parts by selective laser melting[J]. The International Journal of Advanced Manufacturing Technology，2015，76（5-8）：869-879.

[19]   Fung E S，Monnot A，Kovochich M，et al. Characteristics of cobalt-related cardiomyopathy in metal hip implant patients：An evaluation of 15 published reports[J]. Cardiovascular Toxicology，2018，18（3）：206-220.

[20]   Mavrogenis A F，Papagelopoulos P J，Babis G C. Osseointegration of cobalt-chrome alloy implants[J]. Journal of Long Term Effects of Medical Implants，2011，21（4）：349-358.

[21]   Ren L，Memarzadeh K，Zhang S，et al. A novel coping metal material CoCrCu alloy fabricated by selective laser melting with antimicrobial and antibiofilm properties[J]. Materials Science and Engineering：C，2016，67：461-467.

[22]   Wang Q，Ren Y，Shahzad M B，et al. Design and characterization of a novel nickel-free cobalt-base alloy for intravascular stents[J]. Materials Science and Engineering：C，2017，77：565-571.

[23]   Sangeetha K，Kumari A V J，Venkatesan J，et al. Degradable Metallic Biomaterials for Cardiovascular Applications//Thomas S，Balakrishnan P，Sreekala M S. Fundamental Biomaterials：Metals[M]. Cambridge：Woodhead Publishing，2018.

[24] Mochizuki A，Kaneda H. Study on the blood compatibility and biodegradation properties of magnesium alloys[J]. Materials Science and Engineering：C，2015，47：204-210.

[25] Trang T T T，Zhang J H，Kim J H，et al. Designing a magnesium alloy with high strength and high formability[J]. Nature communications，2018，9（1）：1-6.

[26] National Research Council. Trends in Usage of Magnesium[M]. Washington：The National Academies Press，1975.

[27] Mallick P K. Materials，Design and Manufacturing for Lightweight Vehicles[M]. Cambridge：Woodhead Publishing，2010.

[28] Chen J，Tan L，Yu X，et al. Mechanical properties of magnesium alloys for medical application：A review[J]. Journal of the Mechanical Behavior of Biomedical Materials，2018，87：68-79.

[29] Papanikolaou G，Pantopoulos K. Iron metabolism and toxicity[J]. Toxicology and Applied Pharmacology，2005，202（2）：199-211.

[30] Ganz T，Nemeth E. Hepcidin and disorders of iron metabolism[J]. Annual Review of Medicine，2011，62：347-360.

[31] Maines M D. The heme oxygenase system：Past，present，and future[J]. Antioxidants & Redox Signaling，2004，6（5）：797-801.

[32] Andrews N C. Molecular control of iron metabolism[J]. Best Practice & Research Clinical Haematology，2005，18（2）：159-169.

[33] Francis A，Yang Y，Virtanen S，et al. Iron and iron-based alloys for temporary cardiovascular applications[J]. Journal of Materials Science：Materials in Medicine，2015，26（3）：138.

[34] Huang T，Cheng J，Zheng Y F. *In vitro* degradation and biocompatibility of Fe-Pd and Fe-Pt composites fabricated by spark plasma sintering[J]. Materials Science and Engineering：C，2014，35：43-53.

[35] Liu B，Zheng Y F，Ruan L. *In vitro* investigation of $Fe_{30}Mn_6Si$ shape memory alloy as potential biodegradable metallic material[J]. Materials Letters，2011，65（3）：540-543.

[36] Moravej M，Purnama A，Fiset M，et al. Electroformed pure iron as a new biomaterial for degradable stents：*In vitro* degradation and preliminary cell viability studies[J]. Acta Biomaterialia，2010，6（5）：1843-1851.

[37] Chen K，Keaney J F. Evolving concepts of oxidative stress and reactive oxygen species in cardiovascular disease[J]. Current Atherosclerosis Reports，2012，14（5）：476-483.

[38] Drumright R E，Gruber P R，Henton D E. Polylactic acid technology[J]. Advanced Materials，2000，12（23）：1841-1846.

[39] Lopes M S，Jardini A L，Maciel Filho R. Poly(lactic acid) production for tissue engineering applications[J]. Procedia Engineering，2012，42：1402-1413.

[40] Inkinen S，Stolt M，Södergård A. Readily controllable step-growth polymerization method for poly(lactic acid) copolymers having a high glass transition temperature[J]. Biomacromolecules，2010，11（5）：1196-1201.

[41] Van de Velde K，Kiekens P. Biopolymers：Overview of several properties and consequences on their applications[J]. Polymer Testing，2002，21（4）：433-442.

[42] Garlotta D. A literature review of poly(lactic acid)[J]. Journal of Polymers and the Environment，2001，9（2）：63-84.

[43] Kaplan D L. Introduction to Biopolymers from Renewable resources//Kaplan D L. Biopolymers from Renewable Resources[M]. Berlin：Springer，1998.

[44] Perego G，Cella G D，Bastioli C. Effect of molecular weight and crystallinity on poly(lactic acid) mechanical properties[J]. Journal of Applied Polymer Science，1996，59（1）：37-43.

[45] Ajioka M，Enomoto K，Suzuki K，et al. Basic properties of polylactic acid produced by the direct condensation

polymerization of lactic acid[J]. Bulletin of the Chemical Society of Japan, 1995, 68 (8): 2125-2131.

[46] Lim L T, Auras R, Rubino M. Processing technologies for poly(lactic acid)[J]. Progress in Polymer Science, 2008, 33 (8): 820-852.

[47] Perego G, Cella G D, Bastioli C. Effect of molecular weight and crystallinity on poly(lactic acid) mechanical properties[J]. Journal of Applied Polymer Science, 1996, 59 (1): 37-43.

[48] Du R, Wang Y, Huang Y, et al. Design and testing of hydrophobic core/hydrophilic shell nano/micro particles for drug-eluting stent coating[J]. NPG Asia Materials, 2018, 10 (7): 642-658.

[49] Hu T, Lin S, Du R, et al. Design, preparation, and performance of a novel drug-eluting stent with multiple layer coatings[J]. Biomaterials Science, 2017, 5 (9): 1845-1857.

[50] Zhao Y, Du R, Zhou T, et al. Arsenic trioxide-coated stent is an endothelium-friendly drug eluting stent[J]. Advanced Healthcare Materials, 2018, 7 (15): 1800207.

[51] Wu X, Yin T, Tian J, et al. Distinctive effects of CD34- and CD133-specific antibody-coated stents on re-endothelialization and in-stent restenosis at the early phase of vascular injury[J]. Regenerative Biomaterials, 2015, 2 (2): 87-96.

[52] Yin T Y, Wang G X, Zhang D C, et al. Endothelialization and in-stent restenosis on the surface of glycoprotein IIIa monoclonal antibody eluting stent[J]. Journal of Biomedical Materials Research Part A, 2012, 100 (6): 1398-1406.

[53] Wang H G, Yin T Y, Ge S P, et al. Biofunctionalization of titanium surface with multilayer films modified by heparin-VEGF-fibronectin complex to improve endothelial cell proliferation and blood compatibility[J]. Journal of Biomedical Materials Research Part A, 2013, 101 (2): 413-420.

[54] Wu X, Zhao Y, Tang C, et al. Re-endothelialization study on endovascular stents seeded by endothelial cells through up-or downregulation of VEGF[J]. ACS Applied Materials & Interfaces, 2016, 8 (11): 7578-7589.

[55] Lin S, Ran X, Yan X, et al. Systematical evolution on a Zn-Mg alloy potentially developed for biodegradable cardiovascular stents[J]. Journal of Materials Science: Materials in Medicine, 2019, 30 (11): 122.

[56] Campana V, Milano G, Pagano E, et al. Bone substitutes in orthopaedic surgery: From basic science to clinical practice[J]. Journal of Materials Science-Materials in Medicine, 2014, 25 (10): 2445-2461.

[57] Albrektsson T, Hansson H A, Ivarsson B. Interface analysis of titanium and zirconium bone implants[J]. Biomaterials, 1985, 6 (2): 97-101.

[58] Dumont C, Fuchs M, Burchhardt H, et al. Clinical results of absorbable plates for displaced metacarpal fractures[J]. Journal of Hard Surgery-American Volume, 2007, 32 (4): 491-496.

[59] Pap T, Claus A, Ohtsu S, et al. Osteoclast-independent bone resorption by fibroblast-like cells[J]. Arthritis Research & Therapy, 2003, 5 (3): R163-173.

[60] Bragdon C R, Burke D, Lowenstein J D, et al. Differences in stiffness of the interface between a cementless porous implant and cancellous bone *in vivo* in dogs due to varying amounts of implant motion[J]. Journal of Arthroplasty, 1996, 11 (8): 945-951.

[61] Klokkevold P R, Johnson P, Dadgostari S, et al. Early endosseous integration enhanced by dual acid etching of titanium: A torque removal study in the rabbit[J]. Clinical Oral Implants Research, 2001, 12 (4): 350-357.

[62] Keselowsky B G, Collard D M, García A J. Integrin binding specificity regulates biomaterial surface chemistry effects on cell differentiation[J]. Proceeding of the National Academy of Science USA, 2005, 102 (17): 5953-5957.

[63] Fletcher D A, Mullins R D. Cell mechanics and the cytoskeleton[J]. Nature, 2010, 463: 485-492.

[64] Gardel M L, Schneider I C, Aratyn-Schaus Y, et, al. Mechanical integration of actin and adhesion dynamics in cell migration[J]. Annual Review of Cell and Development Biology, 2010, 6: 315-333.

[65] 翟中和，王喜忠，丁明孝. 细胞生物学[M]. 北京：高等教育出版社，2000.

[66] Gkretsi V，Stylianopoulos T. Cell Adhesion and matrix stiffness：Coordinating cancer cell invasion and metastasis[J]. Frontiers in Oncology，2018，8：145.

[67] Stossel T P，Condeelis J，Cooley L，et，al. Filamins as integrators of cell mechanics and signaling[J]. Nature Reviews Molecular Biology，2001，2：138-145.

[68] Piccolo S，Dupont S，Cordenonsi M. The biology of YAP/TAZ：Hippo signaling and beyond[J]. Physiology Reviews，2014，4：1287-1312.

[69] Zhu C，Bao G，Wang N. Cell mechanics：Mechanical response，cell adhesion，and molecular deformation[J]. Annual Review of Biomedical Engineering，2000，2：189-226.

[70] Huang S，Ingber D E. Cell tension，matrix mechanics，and cancer development[J]. Cancer Cell，2005，8（3）：175-176.

关键词索引

B

表面弛豫 ················· 25
表面重构 ················· 26
表面活性生物陶瓷 ········· 3
布拉维点阵 ··············· 24

C

材料反应 ················· 17
层粘连蛋白 ··············· 15

D

蛋白多糖 ················· 15
蛋白水解酶 ··············· 68
毒性作用 ················· 144
惰性生物陶瓷 ·············· 3

F

复合生物医学材料 ··········· 4

G

钙黏素 ·················· 118
高分子生物医学材料 ········· 4
谷胱甘肽 ················· 152
固体表面润湿 ············· 34

H

合成生物医学材料 ··········· 6

J

剂量-反应关系 ············· 150
剂量-效应关系 ············· 150
金属硫蛋白 ··············· 151
金属生物医学材料 ··········· 4
胶原纤维 ················· 14

K

可降解吸收生物陶瓷 ········· 3

L

力学相容性 ··············· 18
力学信号转导 ············· 225

M

酶促水解 ················· 54
酶促氧化 ················· 54
免疫反应 ················ 17, 20
免疫球蛋白超家族 ········· 119
免疫细胞浸润 ············· 181

N

内源性凝血途径 ·················· 135

R

溶血 ······························· 141
软骨粘连蛋白 ···················· 15

S

生物功能性 ······················ 15
生物相容性 ······················ 18
生物衍生材料 ···················· 6
生物医学材料 ···················· 2
宿主反应 ······················ 17, 19

T

弹性纤维 ························· 14
糖胺聚糖 ························· 15
天然生物医学材料 ··············· 5
透明质酸黏素 ···················· 120

W

外源性凝血途径 ·················· 135
网状纤维 ························· 14
无机生物医学材料 ··············· 3

X

细胞内液 ························· 12
细胞黏附 ························· 110

细胞黏附分子 ············· 110, 118
细胞铺展 ························· 110
细胞外基质 ······················ 14
细胞外液 ························· 13
细胞源性炎症介质 ··············· 183
纤维包膜的形成 ·················· 181
纤维粘连蛋白 ···················· 15
选择素 ··························· 119
血浆渗透压 ······················ 140
血浆源性炎症介质 ··············· 184
血栓形成 ························· 141
血液反应 ······················ 17, 19
血液相容性 ······················ 18

Y

异物反应 ························· 146
应力集中 ························· 222
应力遮挡 ························· 223

Z

杂化生物医学材料 ··············· 5
整合素家族 ······················ 120
组织反应 ······················ 17, 20
组织间隙液 ······················ 14
组织相容性 ······················ 18

其他

TLK 表面模型 ···················· 27
Vroman 效应 ····················· 90